国内名院、名科、知名专家临床病理"一书一网络平台"丛书

临床病理诊断与鉴别诊断
——内分泌系统疾病

主　　编 陈　杰

副主编 梁智勇　卢朝辉

编　者（以姓氏笔画为序）

于双妮　毛歆歆　卢朝辉　冯瑞娥　师　杰　师晓华

孙　健　李　媛　张　静　陈　杰　周炜洵　赵大春

钟定荣　姜　英　常晓燕　梁智勇　霍　真

编写秘书 常晓燕（兼）

人民卫生出版社

图书在版编目（CIP）数据

临床病理诊断与鉴别诊断. 内分泌系统疾病/陈杰
主编. —北京：人民卫生出版社，2020
ISBN 978-7-117-28682-4

Ⅰ.①临… Ⅱ.①陈… Ⅲ.①病理学-诊断学②鉴别
诊断 Ⅳ.①R446.8②R447

中国版本图书馆 CIP 数据核字（2019）第 134540 号

| 人卫智网 | www.ipmph.com | 医学教育、学术、考试、健康，购书智慧智能综合服务平台 |
| 人卫官网 | www.pmph.com | 人卫官方资讯发布平台 |

临床病理诊断与鉴别诊断——内分泌系统疾病

主　　编：陈　杰
出版发行：人民卫生出版社（中继线 010-59780011）
地　　址：北京市朝阳区潘家园南里 19 号
邮　　编：100021
E - mail：pmph @ pmph.com
购书热线：010-59787592　010-59787584　010-65264830
印　　刷：北京铭成印刷有限公司
经　　销：新华书店
开　　本：889×1194　1/16　印张：10
字　　数：338 千字
版　　次：2020 年 9 月第 1 版　2020 年 9 月第 1 版第 1 次印刷
标准书号：ISBN 978-7-117-28682-4
定　　价：159.00 元

打击盗版举报电话：010-59787491　E-mail：WQ @ pmph.com
质量问题联系电话：010-59787234　E-mail：zhiliang @ pmph.com

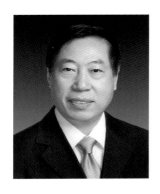

陈杰　医学博士，北京协和医学院病理系主任、博士研究生导师、教授、主任医师。中华医学会理事，教育部科学技术委员会生物与医学学部委员，国家病理质控中心主任及专家委员会主任委员，《中华病理学杂志》总编辑，中国医学装备协会病理装备分会会长。曾任中华医学会病理学分会主任委员、名誉主任委员，北京协和医院副院长、党委副书记，北京协和医院病理科主任。

从医40余年，1994年晋升主任医师（教授），同年被遴选为博士研究生导师。多次获国家自然科学基金，1996年获国家杰出青年基金和原国家教育委员会跨世纪人才基金。主持国家"十一五"科技支撑计划和国家行业基金课题。已发表学术论文300余篇，SCI收录论文100余篇。获国家科学技术进步奖二等奖1项，省部级一等奖2项、二等奖4项、三等奖3项。主编全国高等学校教材（供8年制及7年制临床医学等专业用）《病理学》（第1版至第3版），第2版获评教育部及北京市精品教材。主编国家卫生和计划生育委员会住院医师规范化培训教材《临床病理学》。曾获原国家教育委员会霍英东基金会青年教师奖一等奖、国家四部委"青年科技之星"、国务院政府特殊津贴、原卫生部有突出贡献中青年专家、全国抗击非典型肺炎先进科技工作者、北京协和医学院教学名师等荣誉。

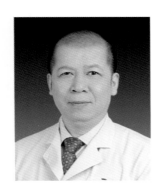

梁智勇 主任医师、教授、博士研究生导师，北京协和医院病理科主任。 现任中华医学会病理学分会候任主任委员，中国医疗保健国际交流促进会病理专业委员会常务副主任委员，中国医师协会病理科医师分会副会长，中国研究型医院学会病理专业委员会副主任委员，中华医学会病理学分会、中国抗癌协会肿瘤病理专业委员会及国家卫生健康委员会病理质控中心分子病理组组长，《诊断病理学杂志》总编辑，《中华病理学杂志》副总编辑，《临床与实验病理学杂志》、*Endocrine Pathology*、*Chronic Diseases and Translational Medicine* 编委。

从事临床病理诊断、教学及科研工作近 30 年，主要进行肿瘤病理及分子病理的相关研究工作。

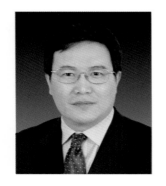

卢朝辉 医学博士、教授、主任医师，北京协和医院病理科副主任。

从事病理诊断 28 年，为北京协和医院知名会诊专家、国家卫生健康委员会远程病理会诊试点项目会诊专家。 擅长妇科疾病、淋巴瘤、消化系统疾病等的疑难病理诊断，对其他系统的疑难病理诊断也有大量涉及。 每年签发超过 5000 例来自全国各地及网络平台的疑难会诊报告，每年受邀在全国各地讲课 20 余次，在病理界有较高的学术声誉。

从事胰腺癌蛋白质组学及癌分子病理学研究，获教育部自然科学进步奖二等奖 2 次（分别为第 3 名、第 10 名）。 在国内外专业学术期刊发表学术论文 100 余篇，参编病理学教材及专著 10 余部。 组织全国免疫组化专项质控、常规质控项目 20 余次。 多次受国家卫生健康委员会委托起草行业管理规范。 在陈杰教授带领下成功推动国家食品药品监督管理总局对免疫组化等体外诊断试剂重新分类界定。 作为专家组成员参与制订行业指南及专家共识 10 余次。

出版说明

病理诊断是很多疾病明确诊断的主要依据,但即便是经验丰富的病理专家,在日常病理诊断中也经常会遇到以往从来没有见过的"疑难病变"。病理诊断水平的提升需要不断学习、反复实践,只有"见多"才能"识广"。从"见多"的角度来讲,由于人口基数大,国内病理专家所诊断的病例无疑是最丰富的,这方面的临床经验尤其值得总结和推广。

为了充分展现病理学"靠图说话、百闻不如一见"的特点,最大限度发挥互联网的载体优势,最大程度满足病理科医师临床诊疗水平提升的需求,进而更好地服务于国家"强基层""医疗卫生资源下沉"的医疗体制改革战略目标。人民卫生出版社决定邀请国内名院、名科的知名病理专家围绕病理诊断所涉及的各个领域策划出版临床病理"一书一网络平台"丛书,即围绕每个领域编写一本书(如"临床病理诊断与鉴别诊断——乳腺疾病"),搭建一个网络平台(如"中国临床病理电子切片库:乳腺疾病")。目的是对国内几十家名院病理专家曾经诊断的所有疾病进行系统的梳理和全面的总结。

希望该套丛书对病理科住院医师、专科医师的培养以及国内病理诊断水平的整体提升发挥重要的引领和推动作用。

登录中国临床病理电子切片库步骤

扫描下方的二维码

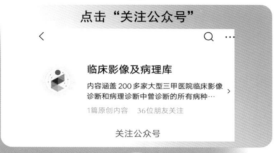

点击"关注公众号"

临床影像及病理库

内容涵盖 200 多家大型三甲医院临床影像
诊断和病理诊断中曾诊断的所有病种…

1篇原创内容　　36位朋友关注

关注公众号

点击"病理库"菜单，进入"中国临床病理电子切片库"

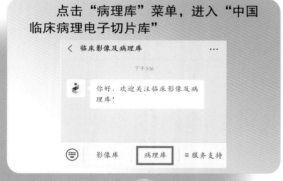

购书前免费试用

"登录"→"商城"→"产品试用"→成功开通"中国临床病理电子切片库"

购书后兑换使用权

"登录"→"商城"→"兑换"→输入激活码（刮开封底涂层获取激活码）→
"激活"→成功开通"中国临床病理电子切片库"

前　言

《临床病理诊断与鉴别诊断——内分泌系统疾病》是国内名院、名科、知名专家"临床病理诊断与鉴别诊断丛书"之一。本书是在汇集了北京协和医院病理科一批具有丰富临床病理经验的病理医师临床经验的基础上，结合国际上有关内分泌疾病、尤其是神经内分泌肿瘤的最新进展，挖掘协和医院多年来的珍贵资料编撰而成。全书共分十四章，既包含了传统内分泌器官的各种疾病，如垂体、甲状腺、甲状旁腺、内分泌胰腺、肾上腺皮质、肾上腺髓质的疾病，也包含了分布全身的弥漫神经内分泌系统的疾病，特别是神经内分泌肿瘤，如胃肠道、男性生殖系统、女性生殖系统、乳腺、皮肤、肝胆等部位的神经内分泌肿瘤。鉴于副神经节瘤也属于神经内分泌系统，本书也在肾上腺髓质疾病和副神经节疾病一章中进行了较为详细的阐述。每个系统均简述了有关疾病的临床特征，也较为简洁明了地阐述了每个疾病的大体特征、镜下特征、免疫组化、鉴别诊断，部分章节还特别阐述了有关的影像学特征、分子特征或超微结构特征等内容。本书力求全面、系统、简洁、实用、图文并茂，希望能成为对病理医师及有关科室临床医师有用的参考书。

在编写过程中，北京儿童医院的何乐健教授、北京协和医院放射科薛华丹教授、王怡宁教授为本书慷慨提供了有关图片，北京协和医院病理科常晓燕副教授作为本书的秘书做了大量的资料收集及编写的组织工作，正是有这些支持和帮助，才使本书能顺利面世，在此一并表示衷心感谢。

由于时间仓促，加之编写人员的水平有限，本书一定还有很多不足之处，很多罕见的疾病还未收录相应图片，内容上也一定存在一些错误和不足，敬请各位读者批评指正，以便再版时修订。

陈　杰

2020 年 1 月于北京

目　录

第一章

垂体疾病

第一节　垂体腺瘤

垂体腺瘤（pituitary adenomas）[1-31]位于鞍区，是由垂体前叶细胞构成的良性神经内分泌肿瘤。垂体腺瘤较常见，在 MRI 检查的垂体异常中垂体腺瘤占 1/5，垂体肿瘤中腺瘤占绝大部分，占整个颅内肿瘤的 10%～15%，在尸检中垂体微小腺瘤占 27%。垂体腺瘤好发于成年人，儿童少见。

一、概述

【临床特征】临床上，巨大垂体腺瘤表现为占位性，常见有视神经受压引起的视野缺损或失明，还有因肿瘤产生的激素所引起的相应症状和体征。

实验室检查：不同种类的垂体腺瘤，其血清学激素水平可出现增高；无功能性垂体腺瘤，激素水平可完全正常。

影像学检查：表现为蝶鞍扩大，部分出现蝶鞍骨质破坏，垂体部位出现结节影。

【病理所见】

1. 大体特征　垂体腺瘤很少获得完整的大体标本，大部分为手术吸取的破碎组织。在尸检过程中，常能观察到垂体的大体形态：腺垂体呈棕色，质地软；神经垂体位于后方，较小，呈灰白色，质地较韧，二者之间偶尔可以观察到小的裂隙［对应显微镜下的拉克氏裂（Rathke Cleft）］。垂体腺瘤大体上与正常腺垂体类似，略显灰白色，但与周围垂体略有界限，不同垂体腺瘤大体上也略有不同，将在下文分别叙述。

2. 镜下特征　组织学上，垂体腺瘤呈团巢状，富于毛细血管。瘤细胞核染色细腻，胞质 HE 染色可呈现不同的颜色，按胞质着色不同可分为：嗜酸性腺瘤、嗜碱性腺瘤、嫌色性腺瘤、混合性腺瘤，但这些分类没有把形态和功能结合起来，不能反映肿瘤的本质。垂体腺瘤可以偶见奇异的浓染核、核仁明显的巨大环状核，在术中印片或涂片

中更容易看到多形核和多核细胞；部分垂体腺瘤可见出血和坏死，但这些都不是恶性的证据。

3. 免疫组化　腺垂体细胞分泌 6 种激素：生长激素（growth hormone，GH）、催乳素（prolactin，PRL）、促肾上腺皮质激素（adrenocorticotrophic hormone，ACTH）、促甲状腺激素（thyrotropic-stimulating hormone，TSH）、卵泡刺激素（follicle stimulating hormone，FSH）、黄体生成素（luteinizing hormone，LH），这些激素均可通过免疫组化的方法在腺瘤细胞中显示出来，根据分泌激素的不同，垂体腺瘤分为不同的类型。

4. 电镜　根据内分泌颗粒的多少分为致密颗粒型和稀疏颗粒型垂体腺瘤。

【鉴别诊断】

1. 正常或增生的腺垂体　正常或增生的腺垂体在手术切除的标本中时常遇到，较难与垂体腺瘤有效区分，但把握几条原则能帮助我们：垂体腺瘤网织纤维会显著减少，血管也会减少，对周围正常垂体应是推挤性改变；分泌的激素以 1 种为主，很少超过 3 种。

2. 不典型垂体腺瘤或垂体癌　垂体腺瘤的镜下特征包括偶见奇异的浓染核、核仁明显的巨大环状核，在术中印片或涂片中更容易看到多形核和多核细胞；部分垂体腺瘤可见出血和坏死，但这些都不能作为诊断垂体癌的证据。只有出现了脑、脊髓或颅外转移时才能明确是垂体癌。对于有的肿瘤具有累及骨、神经、血管等侵袭性生物学行为，或出现核分裂增多和 Ki-67 标记指数大于 3% 及 P53 阳性等表现，但无转移的证据时，可诊断不典型腺瘤。而镜下浸润硬脑膜一般不作为侵袭性指标，侵犯大脑组织是否作为恶性标准目前还存在争论。

3. 转移性神经内分泌肿瘤　由于腺垂体本身是一种神经内分泌器官，其发生的肿瘤是神经内分泌肿瘤，因此该部位发生的转移性神经内分泌肿瘤诊断异常困难，只能根据如下内容进行鉴别：一是以前的病史，二是特殊的激素表达，三是与部位相关的特殊蛋白的表达，如乳腺神经内分泌癌常表达 ER、PR，胃肠道神经内分泌肿瘤常表

达 CEA,肺神经内分泌肿瘤常表达 TTF-1。

【治疗与预后】 对于巨大垂体腺瘤,能手术切除应该立即手术切除,不能手术者,应该应用放疗或药物等手段缩小肿瘤体积,争取手术机会;对于微小腺瘤,有临床症状和体征者,可以选择可控制其发展的药物,如溴隐亭或善龙等药物,控制不良且临床症状太重时也可选择手术切除治疗。

垂体腺瘤绝大部分是良性的,完整切除后不易复发。但经鼻腔的微创手术,潜在切除不完整,有复发可能性;极少数不典型垂体腺瘤,容易复发;极个别的垂体癌,可以出现远处转移,且往往是在出现转移时才得以诊断。

二、生长激素腺瘤

生长激素腺瘤(growth hormone producing adenoma)是由分泌生长激素的腺垂体细胞形成的良性内分泌肿瘤。常见与分泌催乳素的腺垂体细胞混合存在,形成混合性泌乳素-生长激素(PRL-GH)生成性腺瘤、泌乳促生长素腺瘤和嗜酸性干细胞腺瘤。生长激素腺瘤占全部手术切除垂体腺瘤的 25%~30%。泌乳素-生长激素腺瘤好发于年轻人并引起巨人症,稀疏颗粒的生长激素腺瘤稍多见于年轻男性,而肢端肥大症多见于 25~35 岁之间的患者。

【临床特征】 临床上,功能性的生长激素细胞腺瘤的临床表现与发病年龄相关:青春期前发病常引起巨人症,青春期后发病者常表现为肢端肥大症。血清生长激素(GH)水平与肿瘤组织学激素染色相关性不明确。实验室检查:血清学检测生长激素(GH)升高。

【影像学检查】 生长激素腺瘤经典的显像是 MRI 3mm T_1 加权像,冠状面和矢状面能很好地显示病变,不仅能观察到鞍区内的微小腺瘤,还能观察到巨大腺瘤对海绵窦和颈动脉的累及情况。微小腺瘤 MRI T_1 像较周边正常垂体信号低,最初的对比强化要差些,而大腺瘤以浓密的对比增强为特征,可扩展到蝶鞍外。

【病理所见】

1. 大体特征 生长激素腺瘤一般质软,色白至灰红色。微腺瘤境界清晰,大腺瘤能浸润脑膜和海绵窦,侵犯蝶鞍和蝶窦骨质。

2. 镜下特征 组织学上,GH 细胞腺瘤分为致密颗粒型和稀疏颗粒型,前者与伴有肢端肥大症的形态学"嗜酸性腺瘤"相对应,细胞表现为胞质丰富、颗粒状,染色强嗜酸性。

3. 免疫组化 GH 免疫染色,瘤细胞呈弥漫阳性表达。

4. 电镜 超微结构特征是具有丰富的直径为 300~600nm 的大球形分泌颗粒。稀疏颗粒型 HE 染色是嫌色性的,GH 免疫染色阴性,电镜下分泌颗粒直径为 100~300nm。两型 GH 细胞腺瘤都可以出现毛细血管内皮细胞内的管网状包涵体和淀粉样沉积物。

5. 除致密颗粒型和稀疏颗粒型生长激素腺瘤外,还有以下亚型:

(1) 混合性 PRL-GH 细胞腺瘤(mixed PRL-GH cell adenomas) 肢端肥大症是一组产生 GH 和 PRL 的异质性垂体腺瘤的临床表现,一般认为产生 GH 细胞的腺瘤可以转化为泌乳促生长激素细胞,进而转化为催乳激素细胞。

混合性 PRL-GH 细胞腺瘤比单纯的 GH 细胞腺瘤更具有侵袭性。患者有血清 GH 水平升高和不同程度的高催乳素血症。免疫组织化学染色显示为双重性肿瘤,因为 GH 和 PRL 是由不同细胞产生的,而这些细胞随机分布。产生两种激素的双重激素细胞可以用双标免疫金技术显示。最常见的组合是致密颗粒型 GH 细胞和稀疏颗粒型 PRL 细胞同时存在(图 1-1)。

(2) 泌乳促生长激素腺瘤(mammosomatotroph adenomas) 是一种特殊的混合性 PRL 和 GH 生成性腺瘤,应用免疫电镜双标技术显示同一细胞的分泌颗粒中含有 GH 和 PRL 两种激素。患者伴有肢端肥大症和轻度高催乳素血症,肿瘤生长缓慢。该肿瘤细胞免疫组化染色显示 GH 强阳性,而 PRL 反应不一。超微结构显示瘤细胞的分泌颗粒大而多形,排出的分泌物质保持高电子致密度的特点。

(3) 嗜酸性干细胞腺瘤(acidophilic stem cell adenoma) 具有 GH 和 PRL 生成细胞的超微结构特征。超微结构显示瘤细胞有巨大线粒体、纤维体、发育不好的粗面内质网、分泌颗粒排出、发达的高尔基体和嗜酸细胞转化。内分泌学方面,这些肿瘤可以是无功能的,也可引起高催乳素血症,偶尔它们也可以产生 GH。多数肿瘤有 PRL mRNA 表达且 PRL 免疫反应阳性,提示这种腺瘤是一种比较接近于催乳素细胞系的未成熟细胞分支。

【治疗与预后】 生长激素腺瘤以手术切除为主,对于不能切除者可以考虑放疗。致密颗粒型 GH 细胞腺瘤生长缓慢,分化程度高,常发生于年纪较大的患者,手术后复发率低;稀疏颗粒型体积较大,发生在较年轻患者,生长较快,常见局部浸润和复发。有研究指出腺瘤的 Ki-67 指数一般低于 3%,稀疏颗粒型腺瘤标记指数稍高,有人主张大于 3% 增殖指数的腺瘤可有侵袭性生物学行为。

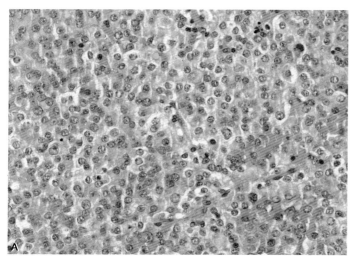
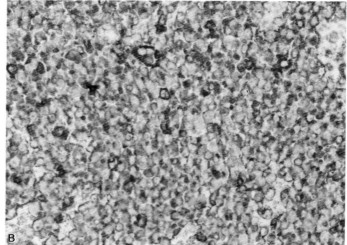
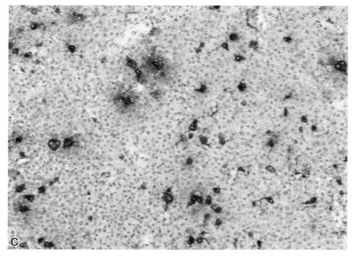

图 1-1 混合性 PRL-GH 细胞腺瘤

A. 肿瘤细胞胞质丰富、颗粒状,嗜伊红,细胞核空泡状,可见小核仁(HE 染色,高倍放大);B. GH 免疫组化染色胞质弥漫阳性;C. PRL 免疫组化染色散在阳性

三、催乳素细胞腺瘤

催乳素细胞腺瘤(prolactin cell adenoma)是由腺垂体中分泌催乳素的细胞构成的良性垂体肿瘤。催乳素细胞腺瘤占尸解中偶然发现肿瘤的 50%,占手术切除垂体肿瘤的 11%~26%。男女皆可发生,但多发于生育期妇女。76% 的女性患者和 40% 的男性患者发生在 21~40 岁之间,手术标本中男女比例为 1:26,而尸检为 1:0.6。

【临床特征】临床上,表现为高催乳素血症,常伴有泌乳-停经综合征(chiari-Frommel 综合征或 Forbes-Al-bright 综合征),PRL 血清水平通常与肿瘤大小相一致。在育龄期妇女,催乳素瘤通常处于微小腺瘤阶段,而在男性和较年长的女性,催乳素瘤可以体积很大,侵犯脑膜多见,通常超过蝶鞍的范围。

【影像学检查】大部分为微小腺瘤,偶见大腺瘤,腺瘤在 MRI T₁ 像中较周边正常垂体信号低,大腺瘤中可以观察到出血、坏死和蝶鞍外扩散。

【病理所见】

1. **大体特征** 质软,红褐色,大腺瘤可出现纤维化和囊性变。

2. **镜下特征** 肿瘤是嫌色性的或轻度嗜酸性的,一般呈弥散排列,少数为乳头型,一些肿瘤出现显著的间质玻璃样变,常见刚果红染色阳性的淀粉样物质沉积,大约 1/5 的病例伴有微小钙化。偶尔可见粗大的无机盐沉积和骨化,并伴有"垂体石"形成。

3. **免疫组化** 瘤细胞 Syn、CgA、PRL 阳性。

4. **电镜** 电镜下分为致密颗粒型和稀疏颗粒型 PRL 腺瘤。

【治疗与预后】药物治疗或手术后患者血清催乳素水平恢复正常是预后良好的临床指标,术后激素回升和 MRI 提示再次出现占位表明复发;男性、大腺瘤患者复发率相对较高;肿瘤中血管生成明显、Ki-67 指数超过 5%、

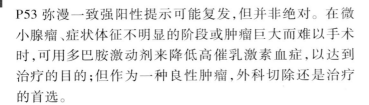

P53 弥漫一致强阳性提示可能复发,但并非绝对。在微小腺瘤、症状体征不明显的阶段或肿瘤巨大而难以手术时,可用多巴胺激动剂来降低高催乳激素血症,以达到治疗的目的;但作为一种良性肿瘤,外科切除还是治疗的首选。

四、糖蛋白激素生成腺瘤

糖蛋白激素生成腺瘤(glycoprotein hormone-producing adenomas)是由腺垂体中生成糖蛋白激素的细胞形成的内分泌肿瘤,根据分泌具体的激素分为促甲状腺激素腺瘤(thyrotroph adenomas,TSH adenomas)和促性腺腺瘤(gonadotroph adenomas,FSH/LH adenomas)。其中促甲状腺激素腺瘤是最少见的垂体腺瘤类型,仅占垂体腺瘤的1%。促性腺腺瘤约占全部垂体腺瘤的6%。患者的发病年龄及性别因病例少,所知甚少,一组16例TSH腺瘤患者的年龄范围是23~62岁,男女性别比约为1:3。

【临床特征】 TSH腺瘤通常分泌过多的TSH,表现为甲状腺肿和甲状腺功能亢进,与格雷夫斯病(Graves病)临床难以鉴别,少数可表现为原发性肢端肥大症或出现泌乳、闭经的症状和体征。大多数FSH/LH腺瘤是无激素活性的。有资料显示72%的患者表现为视力障碍,61%的患者表现为垂体功能低下、36%的患者表现为头痛,很少出现血清促性腺激素水平增高。一般体积大,且垂体卒中较其他垂体腺瘤常见。

糖蛋白激素生成腺瘤常有异常激素合成导致大量α亚单位生成,这可以作为该类肿瘤诊断指标和治疗后的监测指标。

【影像学检查】 大部分在诊断时为大腺瘤,少部分为微小腺瘤。有内分泌活性的TSH大腺瘤常有明显的侵袭性。

【病理所见】

1. **大体特征** TSH腺瘤大体质地较硬,有纤维化和侵袭性倾向。FSH/LH腺瘤体积大,富于血管,质地软,呈棕褐色,可见出血和坏死区。

2. **镜下特征** 光镜下,TSH腺瘤呈实性、窦隙状结构,瘤细胞呈嫌色性,细胞界限不清,具有不同程度的核异型,间质纤维化常见。PAS染色阳性(对应胞质中的溶酶体结构)。

FSH/LH腺瘤细胞呈窦隙状排列并围绕血管形成假菊形团,部分呈乳头状排列,少数弥漫排列。瘤细胞一般呈嫌色性和PAS染色阴性,有时可见嗜酸性胞质。

3. **免疫组化** TSH腺瘤免疫组化显示TSH阳性,有时生长激素或催乳素呈阳性;促性腺腺瘤多为FSH和LH均阳性,部分FSH单阳性,单纯的LH阳性罕见。

4. **电镜** 在超微结构方面,大多数TSH肿瘤分化好,细胞有微小的颗粒,与非腺瘤增生的TSH颗粒很相似。超微结构下分泌颗粒平均直径为150nm。

【预后】 TSH腺瘤因诊断较晚而体积较大,常有侵袭性,高Ki-67标记指数提示生长迅速;促性腺腺瘤生长缓慢,Ki-67指数低,但大腺瘤手术后复发是常见的。

五、促肾上腺皮质激素腺瘤

促肾上腺皮质激素腺瘤(ACTH producing adenoma)是由腺垂体中分泌促肾上腺皮质激素的细胞构成的内分泌肿瘤。该肿瘤年发病率为(1~10)例/100万人,伴有库欣病的腺瘤占垂体肿瘤的10%~15%。其高峰发病年龄30~40岁,男女性别比约为1:8。促肾上腺皮质激素腺瘤在临床和生物学行为方面异质性较大。

【临床特征】 临床上大部分患者表现为库欣病,少部分表现为Nelson综合征或无功能性(激素沉默)。

【影像学检查】 大约80%的库欣病患者MRI显示微小腺瘤,5%显示为大腺瘤,10%~20%没有异常发现。

【病理所见】

1. **大体特征** 肿瘤较小(直径3~10mm),多局限于前叶中央部;大体观察呈红色,质软;极少数大腺瘤可侵犯蝶窦和发生坏死。

2. **镜下特征** 肿瘤细胞排列成有特色的小梁状或窦状结构,嗜碱性,很少呈嫌色性,很多腺瘤PAS强阳性(图1-2)。

3. **免疫组化** 通常是单激素分泌,除常规内分泌标记(CgA,Syn)阳性外,ACTH阳性,约6%的嗜碱性致密颗粒型腺瘤ACTH免疫反应阴性,其功能或激素释放缺乏的原因尚不清楚。

4. **电镜** 超微结构,分泌颗粒直径200~700nm不等,沿细胞膜聚积或在胞质中散在分布;核周有直径为70nm的微丝是促肾上腺皮质激素腺瘤的重要诊断特征,可能与持续高皮质醇血症和糖皮质激素治疗有关。

【预后】 其预后与肿瘤进展无关,而与皮质功能亢进所致的心血管并发症和手术是否伤及瘤旁垂体有关。肿瘤进展与肿瘤大小和Ki-67标记指数有关。无功能性腺瘤通常更具侵袭性,表现为Nelson综合征的肿瘤生长迅速。

六、无功能细胞腺瘤和嗜酸细胞腺瘤

无功能细胞腺瘤和嗜酸细胞腺瘤(null cell adenoma and oncocytoma)是临床或生化证据表明没有激素生成的腺瘤,因而激素免疫反应无或很微弱,电镜检查缺乏已知腺垂体细胞的任何一种特征,仅有初级的高尔基体和稀

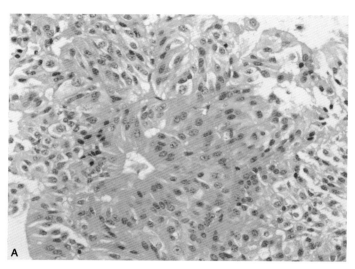
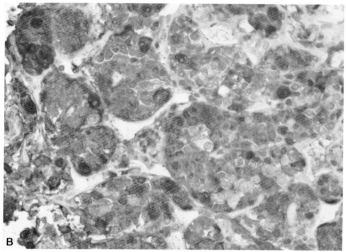

图 1-2　促肾上腺皮质激素腺瘤

A.肿瘤细胞排列呈小梁状、假腺样,胞质嗜碱或呈嫌色性(HE 染色,高倍放大);B.免疫组化 ACTH 染色胞质弥漫阳性

少的分泌颗粒。无功能细胞腺瘤和嗜酸细胞腺瘤常发生于 40 岁以上者,平均手术年龄在 60 岁以上,男性略多于女性。因高敏感性的免疫组织化学技术增加了腺瘤的分类能力,故该类腺瘤的发病率下降。

【临床特征】　肿瘤位于蝶鞍或鞍上,生长缓慢,好发于因进行性视力丧失和垂体功能减退而就诊的老年人。个别患者因垂体柄效应而出现轻微高催乳素血症。

【影像学检查】　无特殊,MRI 显示肿瘤实性区有强化且有异质性,大腺瘤可侵犯海绵窦或向蝶窦扩展。

【病理所见】

1. **大体特征**　棕黄色,质软,可见出血、囊性变。

2. **镜下特征**　通常为嫌色性的,也可表现出不同程度的嗜酸性,这些细胞呈弥漫性或乳头状排列,常伴假

菊形团形成(图 1-3)。在无功能且具有相同形态学和免疫组化特征的腺瘤中,50% 以上细胞具有嗜酸细胞形态学改变时被称为垂体嗜酸细胞腺瘤。这种腺瘤很可能是一组异质性肿瘤,但是许多可转变成无功能细胞腺瘤。

3. **免疫组化**　共同的神经内分泌标记物如 CgA 和 Syn 阳性,但垂体前叶激素及其转化因子的免疫反应阴性,可局灶性 FSH、LH、TSH 和 α-亚单位免疫反应阳性。在组织培养中的细胞能释放促性腺激素,二者支持无功能细胞腺瘤可能属于促性腺激素细胞系肿瘤。

4. **电镜**　肿瘤细胞胞质 50% 的区域被线粒体占据。

【预后】　生长缓慢,手术完全切除预后良好。

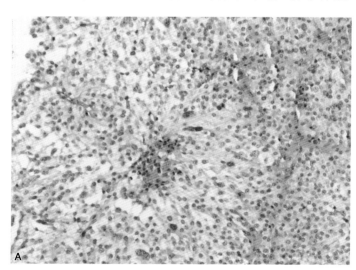
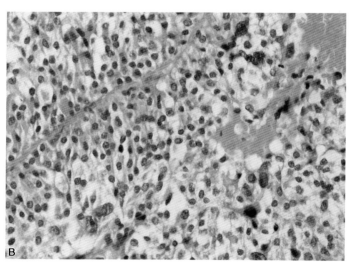

图 1-3　无功能细胞腺瘤

A.肿瘤细胞排列成假菊形团样,中央可见纤维血管轴心(HE 染色,低倍放大);B.肿瘤细胞胞质呈嫌色性,略嗜酸,染色质细颗粒状,部分细胞可见小核仁(HE 染色,中倍放大)

七、多种激素腺瘤

多种激素腺瘤(plurihormonal adenoma)指生成 2 种或 2 种以上激素的垂体腺瘤。可以是同一个肿瘤细胞产生多种激素,或者可以由多种细胞克隆构成,每种细胞产生不同的激素。这类肿瘤不包括与 GH、PRL、FSH/LH 和 TSH 联合表达的腺瘤。多激素 *PIT-1*(垂体特异 POU 类同源结构域转录因子 1)阳性腺瘤既往也称静止性第三亚型腺瘤。多种激素腺瘤罕见,无性别差别,女性好发于 20~35 岁之间,男性无好发年龄。

【临床表现】 取决于腺瘤产生的激素种类。因诊断时肿瘤较大,表现出的临床症状常为肿瘤占位所致,如垂体柄受压产生的相关症状及体征。

【影像学检查】 可表现为高侵袭性,伴有蝶鞍上部和周围的扩展。

【病理所见】

1. 镜下特征 瘤细胞呈嫌色性或轻微嗜酸性,PAS 染色阴性。静止性第三亚型腺瘤的特征为由梭形细胞和纤维化间质构成,富于血管。可见瘤细胞的多形性和核分裂。

2. 免疫组化 为避免交叉反应引起的假阳性标记,建议使用单克隆抗体。可见到任何腺垂体激素的联合表达。

3. 电镜 静止性第三亚型腺瘤超微结构特征为高分化糖蛋白生成激素腺瘤的特点。

【预后】 多种激素腺瘤一般体积大,临床进展较迅速,特别是静止性第三亚型腺瘤,具有高度侵袭性,生长迅速,复发率高。

第二节 不典型垂体腺瘤与垂体癌

一、不典型垂体腺瘤

不典型垂体腺瘤(atypical pituitary adenoma)指腺垂体来源的潜在恶性肿瘤,表现为生长活跃或伴有 *P53* 基因突变。由于各自掌握的标准不太统一,发病率尚不清楚。可累及任何年龄的成人,没有性别差异。2017 版的 WHO 内分泌肿瘤分类虽不建议再用不典型垂体腺瘤的名称,以评估肿瘤的增殖指数代之,如核分裂和 Ki-67 指数以及 MRI 等影像学及术中所能评估的侵袭程度,但对病理医师而言,将侵袭性较强或增殖指数较高的垂体腺瘤称为不典型垂体腺瘤仍不失为一种诊断选择。

【临床特征】 不典型垂体腺瘤的临床表现与垂体腺瘤相似,容易出现对周围组织的侵袭性改变。

【影像学检查】 CT 和 MRI 提示超出蝶鞍和侵入蝶鞍周围的侵袭性病变。

【病理所见】

1. 大体特征 同普通腺瘤。

2. 镜下特征 表现为侵袭性生长,高分裂指数(图1-4),Ki-67 指数往往高于 3%,P53 广泛阳性。

3. 免疫组化 与各类垂体腺瘤相似,表达共同的神经内分泌标记物 CgA 和 Syn。

【预后】 容易复发,极少部分可能转变为垂体癌。

二、垂体癌

垂体癌(pituitary carcinoma)为腺垂体来源的恶性肿

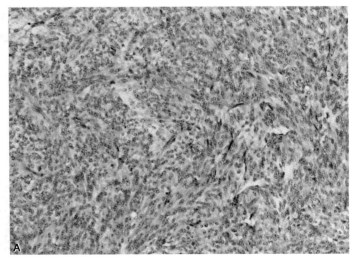
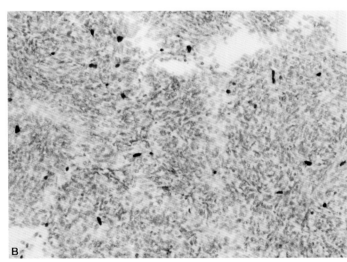

图 1-4 不典型垂体腺瘤
A.细胞排列呈巢状或假菊形团样,可见纤维血管轴心,细胞椭圆形或短梭形,染色质空泡状,可见小核仁(HE 染色,低倍放大);B. 免疫组化 Ki-67 指数约 5%

瘤,伴有脑脊液和(或)全身的转移。很罕见,约占手术切除垂体肿瘤的 0.2%。可累及任何年龄的成人,没有性别差异。

【临床特征】 最初的临床表现与垂体腺瘤相似,出现并经证实为转移后方可诊断垂体癌。

【影像学检查】 CT 和 MRI 提示超出蝶鞍和侵入蝶鞍周围的侵袭性病变,并显示转移灶,但目前尚无提示转移潜能和行为的独特影像学特征。

【病理所见】

1. 大体特征 同侵袭性大腺瘤。在蛛网膜下腔中出现不连续结节或出现其他部位的转移灶是垂体癌的特征改变。

2. 镜下特征 无诊断性的组织学特征,侵袭性、细胞多形性、核异形、核分裂、出血坏死等都不能作为诊断指标,只有依赖于被证实的转移灶。

3. 免疫组化 与各类垂体腺瘤相似,表达共同的神经内分泌标记物 CgA 和 Syn。

【预后】 预后差,平均生存期 2 年(0.25~8 年)。

第三节　垂体部位的非腺垂体性肿瘤病变

垂体部位的非腺垂体性肿瘤病变[33-60]均比较罕见,包括如下一些肿瘤:

一、垂体细胞瘤

垂体细胞瘤(pituicytoma)[33]是一种非常罕见的起源于神经垂体或漏斗部胶质细胞的低级别梭形细胞肿瘤。以前的文献中常常将垂体细胞瘤与鞍区的颗粒细胞瘤、毛细胞星形细胞瘤等混在一起。根据最新的 2016 年中枢神经系统肿瘤 WHO 分类介绍[32],至今文献中描述的真正的垂体细胞瘤仅约 70 例。垂体细胞瘤发生于成人,约 2/3 发生在 40~60 岁之间,男:女为1.5:1。

【临床特征】临床表现为没有激素活性的占位性病变,常导致头痛、视野缺损和垂体功能减退。

【影像学检查】 在 CT 或 MRI 表现为均匀一致、界限清楚的占位,且常常均一强化,极少出现非均一强化,或者出现囊性改变。

【病理所见】

1. 大体特征 肿瘤表现为实性,质地韧,呈象皮样,与垂体腺瘤明显不同。

2. 镜下特征 肿瘤组织学方面表现为梭形及卵圆形细胞,排列呈束状、编织状,甚至出现车辐状结构,部分区域可表现为室管膜瘤样结构;肿瘤细胞具有丰富的嗜酸

性胞质,清楚的细胞界限,轻微的核异型性。

3. 免疫组化及特殊染色 肿瘤细胞表达 Vimentin、S-100、TTF-1、GFAP(弱阳性)、EMA(弱阳性),不表达垂体腺瘤所表达的神经内分泌标记物和垂体相关激素;特殊染色 PAS 阴性。

【预后】 垂体细胞瘤生物学行为为良性,WHO I 级,手术切除后预后良好,次全切后也生长缓慢。

二、垂体颗粒细胞瘤

发生于神经垂体或漏斗部的颗粒细胞瘤[39]的组织学、超微结构特征和组织化学与发生在其他部位者(如皮肤、舌头、乳腺、胃肠道者)相似,但缺乏 S-100 的表达和垂体细胞的分化,而表达组织细胞的标记,目前仍被认为组织起源未定类肿瘤。垂体颗粒细胞瘤(granular cell tumor of the pituitary)患者有症状者少见,常在尸检中被偶然发现,有报道高达五分之一的尸检出现了该类肿瘤。主要发生于成年人,女性更多见。

【临床特征】 偶尔引起激素紊乱和视野缺损,也可因高颅压引起头痛和呕吐。

【影像学检查】 该肿瘤 CT 表现为界限清楚、均一密度的占位,MRI 上表现为等信号,有对比增强,但影像上很难与垂体腺瘤和脑膜瘤彻底区分开来。

【病理所见】

1. 大体特征 该肿瘤大体上表现质地韧,棕灰色,边界清楚但缺乏包膜,呈象皮样结节状外观,与垂体腺瘤明显不同;肿瘤体积小的时候常位于垂体后叶(神经垂体)部位,当其增大后可累及垂体前叶(又称为腺垂体)。

2. 镜下特征 紧密排列的多边形细胞,呈片状或境界不清的小叶状,瘤细胞胞质丰富、颗粒状。该瘤细胞虽然起源有争议,但其组织学形态很有特征性。

3. 免疫组化及特殊染色 肿瘤细胞可以表达 S-100 和 GFAP,但一些病例也可阴性,导致对其神经鞘细胞和垂体细胞分化的怀疑。肿瘤细胞稳定表达 CD68、α1 抗胰蛋白酶、α1 抗胰凝乳蛋白酶和组织蛋白酶 B,而这些都是富含溶酶体的细胞标记,也有人认为是组织细胞的分化标记。该肿瘤细胞还表达 galectin-3 和 TTF-1,不表达 NF、AE1/AE3、Syn、CgA、SMA、Desmin 和各类垂体激素。肿瘤细胞 PAS 染色阳性,且淀粉酶消化后的 PAS 染色仍呈阳性。

【预后】 良性肿瘤,以手术切除为主,若肿瘤小无症状,可以随诊观察。

三、梭形细胞嗜酸性腺瘤

梭形细胞嗜酸性腺瘤(spindle cell oncocytoma)为腺

垂体发生的梭形或上皮样嗜酸性细胞非神经内分泌性良性肿瘤。首次报道于 2002 年，认为其起源于垂体前叶滤泡星状细胞。梭形细胞嗜酸性腺瘤非常罕见，具体发病率不清楚。所报道的病例均发生于成年人，未见性别差异。

【临床特征】 均为鞍内或鞍上占位，临床表现类似于非功能性垂体腺瘤。

【影像学检查】 该类肿瘤边界非常清楚，实性、有强化，可以伴随颅骨底部的破坏。

【病理所见】

1. 大体特征 病例少，经验有限，对比垂体腺瘤，该类肿瘤质地韧、实性。

2. 镜下特征 具有丰富嗜酸性胞质的梭形细胞、上皮样细胞呈交织状、束状排列，具有轻-中度的细胞异型性、核分裂少见，最近有报道出现了显著的细胞异型性和明显的核分裂，可能与淋巴细胞浸润有关。

3. 免疫组化 该类肿瘤表达 Vimentin、S-100、EMA，有人报道表达 TTF-1、galectin-3，不表达 AE1/AE3、Syn、CgA 和所有腺垂体激素，同时也不表达 GFAP、CD34、Bcl-2、SMA 和 Desmin，Ki-67 指数通常较低，但也有高表达病例的报道。

【预后】 通常被认为是良性肿瘤，但有局部侵袭性。不完整切除后，具有高 Ki-67 指数的病例可能具有更强的侵袭性。

四、鞍区胶质瘤

累及垂体或鞍区的胶质瘤比较少见，鞍区胶质瘤（glioma of the sellar region）由神经胶质细胞构成，包括胶质母细胞瘤、星形细胞瘤、少突胶质细胞瘤、室管膜瘤等，但该部位最常见的是毛细胞星形细胞瘤，又被称为视神经胶质瘤。因鞍区胶质瘤比较少见，文献中尚无确切发病率介绍。毛细胞星形细胞瘤常发生在儿童和青少年，无性别差异。

【临床特征】 临床表现类似于垂体腺瘤，表现为鞍区占位，肿瘤导致的组织破坏可引起下丘脑性垂体功能低下，也可因对 PRL 的多巴胺性抑制降低引起高催乳素血症，患者还可因肿瘤压迫出现视野缺损、糖尿病、肥胖、性早熟等。

【影像学检查】 因具体肿瘤类型不同，影像学表现有差异。低级别胶质瘤为低密度且没有强化，对比增强提示恶性转化。毛细胞星形细胞瘤常位于鞍上视交叉部位，沿神经分布呈纺锤形占位，可有囊性变，明显对比增强，可有少量钙化。

【病理所见】

1. 大体特征 最常见的毛细胞星形细胞瘤大体表现边界清楚，但镜下常有浸润，可以出现囊性变和局部出血。

2. 镜下特征 胶质母细胞瘤、星形细胞瘤、少突胶质细胞瘤、室管膜瘤等各自有其不同组织学形态，在此介绍一下毛细胞性星形细胞瘤。毛细胞性星形细胞瘤细胞密度低，组织双相型（由致密区和疏松区组成，致密区含 Rosenthal 纤维的梭形细胞，疏松区由多极细胞伴微囊和颗粒细胞构成）。发生在婴幼儿的肿瘤组织学表现为细胞围绕血管生长，伴有广泛的黏液变性，现被 WHO 命名为毛黏性星形细胞瘤。

3. 免疫组化 胶质细胞来源的肿瘤表达 GFAP、Vimentin，室管膜瘤还表达 EMA，Ki-67 指数随肿瘤的级别高低不同而不同。

【预后】 儿童的视交叉前视神经胶质瘤预后良好，肿瘤生长缓慢。视交叉的胶质瘤有一定侵袭性，而发生在成年人的散发性视神经胶质瘤通常不是毛细胞性，而是 WHO Ⅲ/Ⅳ 级的高级别胶质瘤。

五、鞍区脑膜瘤

鞍区脑膜瘤（sellar meningioma）为发生在鞍区部位，来源于蛛网膜及其颗粒的肿瘤。纯粹的鞍区脑膜瘤罕见，较常见的是鞍上鞍结节脑膜瘤。从发生学上来讲凡起源于鞍结节、蝶骨平板、鞍膈、前床突的、解剖范围直径<3cm 的脑膜瘤统称为鞍结节脑膜瘤。鞍区脑膜瘤多见于中年及老年人，女性患者多见，确切比例不确定。

【临床特征】 当肿瘤增大压迫视神经时，多以单眼视力减退为首发症状，在晚期，特别是鞍膈脑膜瘤，可因压迫垂体而出现内分泌异常。

【影像学检查】 MRI 显示蝶鞍上区圆形或类圆形肿块，肿瘤可向各个方向生长，腺垂体常可保持正常形态，但少部分向鞍内生长的鞍结节脑膜瘤（如鞍膈脑膜瘤）可压迫或浸润腺垂体，使其结构难以分辨。

【病理所见】

1. 大体特征 脑膜瘤质地韧，呈象皮样，因常有沙砾体性钙化，切开时常有沙砾感；肿瘤周边常变细，沿脑膜生长；肿瘤可压迫邻近的组织，也可累及硬脑膜和骨组织。

2. 镜下特征 该部位脑膜瘤以上皮型、纤维型和混合型为主，但也可出现其他组织类型，绝大部分为良性，偶见不典型脑膜瘤（细胞量增多并失去典型排列，小细胞化伴核/质比例增高，显著核仁和灶状或大片状坏死）或恶性脑膜瘤（核分裂显著增多、高度核异型、广泛坏死）。

3. 免疫组化 同其他部位的脑膜瘤，表达 EMA、Vimentin、SSTR-2、PR。

【预后】 治疗以手术切除为主,对于良性的1级脑膜瘤,预后良好,2级脑膜瘤有较高的复发率,3级脑膜瘤呈现侵袭性过程,中位生存时间常少于2年。

六、神经元肿瘤

神经元肿瘤(neuronal tumors)是下丘脑和鞍内罕见的肿瘤,它们分化良好、生长缓慢,由类似下丘脑神经节细胞的成熟神经元和胶质间质构成,能产生下丘脑的肽类物质。有的被称为错构瘤或节细胞神经瘤、节细胞瘤。非常少见,发病率无准确报道。常发生在儿童,偶尔发生在成年人。

【临床特征】 鞍内、鞍上或下丘脑的肿块可导致占位效应。下丘脑的破坏可引起体温和食欲的调节紊乱,还可引起强直阵挛性癫痫及精神发育迟滞。鞍上病变可引起垂体功能低下或高催乳素血症、视野缺损。鞍区病变导致部分或全部垂体功能低下。在儿童可出现Pallister-Hall综合征[38],儿童下丘脑神经元错构性病变常伴有青春期早熟综合征和痴笑性癫痫。

【影像学检查】 CT显示境界清楚的实性占位,偶尔为囊性。MRI T_1 加权像为低信号,T_2 加权像为高信号,对比增强弱或无对比增强。

【病理所见】

1. **大体特征** 大体上可表现为结节状、带蒂或无蒂的、实性或囊性的肿块,颜色可为灰白、粉色、棕色或红色,偶可见坏死和局灶钙化。

2. **镜下特征** 胶质纤维背景下见随机分布的、大的成熟节细胞和普通神经元,神经元的大小和形态变化很大,常常有大的神经元和明显核仁,偶尔可见双核和多核细胞。含不成熟神经元的下丘脑肿瘤则被称为错构母细胞瘤。

3. **免疫组化** 神经元表达Syn、NF、MAP2及NeuN,胶质成分表达GFAP,节细胞胶质瘤表达CD34,神经元肿瘤Ki-67增殖指数往往很低。

【预后】 手术完整切除可达到治愈的效果。当不能完整切除时,预后差别较大,对于增殖活性低的肿瘤,预后往往较好,一些病例可能导致严重的下丘脑破坏、甚至死亡。放疗能改善激素的过度分泌,但不能阻止肿瘤的生长。

七、颅咽管瘤

颅咽管瘤(craniopharyngioma)[40-45]来源于Rathke囊肿残余,是儿童鞍区最常见的良性肿瘤。人群发病率不明确,但占颅内肿瘤的1.2%~4.6%,占儿童中枢神经肿瘤的10%。颅咽管瘤可发生在任何年龄,但大多发生于10~20岁的患者(第一个发病高峰),偶发于70~90岁,第二个发病高峰是50~60岁。患者性别无差异。

【临床特征】 大约75%的患者表现为头痛和视野缺损,其次是心理改变、恶心和呕吐、嗜睡,或者是垂体激素缺乏引起的症状。

【影像学检查】 大约50%患者表现为蝶鞍增大或破坏,50%的患者表现为鞍上钙化。颅咽管瘤经常囊性变或囊性实性混合,极少病例无囊性改变。MRI对于显示囊性和实性成分最为理想,脂性成分在 T_1 加权像表现为高信号但缺乏对比增强,而实性成分和附壁结节表现为等信号或异源性,周边往往伴有对比增强。

【病理所见】

1. **大体特征** 囊性变是极常见的,囊内容是黏稠的液体,并有胆固醇结晶。局灶性钙化很常见,约75%的病例钙化很显著。

2. **镜下特征** 显微镜下类似颌骨的造釉细胞瘤,以外层细胞栅栏状排列,中心以星芒状细胞互相吻合构成的上皮岛为特征,可见局灶性鳞化伴有实性角化片巢形成,常见混合性炎症反应(可以是肉芽肿性炎症)。在邻近的脑组织中,常见胶质增生伴Rosenthal纤维形成,以致容易被误认为是毛细胞星形细胞瘤。颅咽管瘤诊断最重要的特征是基底层细胞呈栅栏状,缺乏角化珠,角蛋白的层状团块和星网状结构。大约10%的病例(仅见于成年人)肿瘤肉眼呈乳头状,缺乏钙化和角蛋白结节,镜下为实性分化好的假乳头状排列的鳞状上皮,伴有单个细胞角化。颅咽管瘤恶性变是罕见的。

3. **免疫组化** 表达低分子量和高分子量角蛋白。

【预后】 治疗方案是外科手术全部切除或次全切除,有的随后还进行放射治疗。据统计,治疗后患者复发率在20%~30%。据报道乳头状颅咽管瘤治疗效果较好。

八、鞍区生殖细胞肿瘤

鞍区生殖细胞肿瘤(germ cell tumors)[45-47]被认为是来源于沿中线异常迁移的生殖细胞的肿瘤,非常少见。肿瘤可以是良性的成熟性畸胎瘤,但更多的是恶性的生殖细胞瘤、胚胎性癌、卵黄囊瘤等。

鞍区生殖细胞肿瘤占颅内肿瘤的比例不足1%,但在儿童中这个比例高达6.5%,在亚洲人群中尤为多见,该部位的生殖细胞瘤发生率仅比松果体区低。鞍区生殖细胞肿瘤最常发生在20岁以下的年轻人,位于鞍区的生殖细胞瘤以女性青少年相对多见,这一点不同于松果体区(松果体区生殖细胞肿瘤男性远多于女性)。

【临床特征】 突出的首发临床表现是视力障碍,然后出现头痛、呕吐、多饮多尿及垂体功能低下。

【影像学检查】 影像学提示鞍上区肿块，常累及漏斗。最常见的生殖细胞肿瘤——生殖细胞瘤表现为界线清楚、实性、等信号或高信号占位，且伴有对比增强，而畸胎瘤则表现为脂肪密度和钙化影。

【病理所见】

1. **大体特征** 大体与身体其他部位（如卵巢）的生殖细胞肿瘤一致。

2. **镜下特征** 生殖细胞瘤表现为镜下单一的原始生殖细胞，泡状核，胞质透亮富含糖原，间质常有多少不等的 T 淋巴细胞。该部位还可发生胚胎性癌、卵黄囊瘤、成熟性和未成熟性畸胎瘤等生殖细胞源性肿瘤，其镜下特征与卵巢的生殖细胞肿瘤相同。

3. **免疫组化** 生殖细胞瘤表达 PLAP、CD117、OCT3/4、SALL4、D2-40。胚胎性癌表达 CD30，卵黄囊瘤表达 AFP。

【预后】 手术很难彻底治愈，仅有成熟性畸胎瘤易于切除。生殖细胞瘤对放疗极其敏感，是唯一对放疗敏感且可长期缓解的肿瘤，有效比例达 85% 以上。而胚胎性癌、卵黄囊瘤、非成熟性畸胎瘤或绒癌常常侵袭性更强，手术、放疗和化疗也可能疗效不佳，经常会复发、转移，大剂量的化疗能改善高级别非生殖细胞瘤患者的预后。

第四节　垂体的炎症性病变

垂体的炎症性病变[61-79]非常少见，分为淋巴细胞性垂体炎和肉芽肿性垂体炎，有人认为它们为同一疾病的不同阶段。垂体炎在临床表现为鞍区占位性病变。

一、淋巴细胞性垂体炎

淋巴细胞性垂体炎（lymphocytic hypophysitis）[61-64]是罕见的自身免疫性内分泌疾病，目前约有 50 多例报道，主要累及妊娠晚期或刚刚分娩后的妇女，这种疾病很少发生于男性患者。

淋巴细胞性垂体炎可表现为垂体体积增大的症状和（或）不同程度的垂体功能减退。

病理检查显示有纤维组织和大量多克隆的淋巴细胞、浆细胞浸润，伴垂体前叶细胞的破坏。垂体前叶表现为岛状分布的嗜伊红上皮细胞，其 CgA、Syn 和腺垂体的各类激素等均呈阳性表达（图 1-5）。

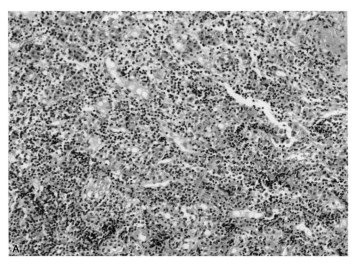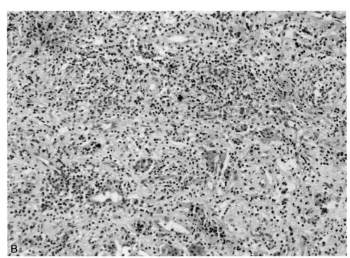

图 1-5 淋巴细胞性垂体炎

A. 垂体前叶组织，腺体萎缩，可见较多淋巴细胞及浆细胞浸润（HE 染色，低倍放大）；B. 垂体前叶腺体萎缩明显，伴淋巴细胞、浆细胞浸润，纤维组织增生（HE 染色，低倍放大）

淋巴细胞性垂体炎的鉴别诊断比较困难，主要依赖组织学分析，应与结节病、肉芽肿和组织细胞增生症等进行鉴别。

淋巴细胞性垂体炎用皮质醇类药物治疗可能有益，有些病例可能需要外科手术减压和治疗遗留的垂体功能减退症的替代疗法，有一些病例可以自行消退。

二、垂体脓肿

垂体脓肿（abscess of the pituitary）一般为全身性疾病垂体部位的表现，比较少见。多发生在应用免疫抑制剂的患者，有蝶窦炎的患者易发生，约 50% 的患者能找到感染源。

90%患者表现为头痛,70%患者有蝶鞍区占位症状及内分泌低下症状,可表现为脑膜炎。

影像学上可见蝶鞍扩大或破坏,与肿瘤鉴别困难。病理上形态简单,表现为成片退变的中性粒细胞。使用大量抗生素如效果不好,可考虑经蝶窦手术引流。

三、结节病

结节病(sarcoidosis)[72]原发在鞍区罕见,但其可以累及脑脊髓软脑膜并通过蝶鞍旁区影响丘脑前部,导致垂体功能减退[72,73]。

镜下表现为非坏死性肉芽肿性结节,偶尔可见星状体。

四、巨细胞肉芽肿性垂体炎和黄色瘤性垂体炎

巨细胞肉芽肿性垂体炎和黄色瘤性垂体炎(giant cell granulomatous hypophysitis and xanthomatous hypophysitis)均为垂体前叶组织的非坏死性肉芽肿。前者组织中含有多核巨细胞,而后者含有大量颗粒性泡沫状细胞。这些细胞不同于朗格汉斯细胞组织细胞增生症中的细胞,不表达CD1a、S-100,但表达CD68,在作出该类诊断之前应首先排除结核、螺旋体以及其他细菌、真菌和寄生虫感染。

五、Rosai-Dorfman 病

Rosai-Dorfman 病(Rosai-Dorfman disease)[77-79]又称为窦性组织细胞增多症伴广泛淋巴结病变,是一种少见的、起源不明的组织细胞增多症,常见多个淋巴结累及伴体重下降、贫血、白细胞增多、血沉增快和免疫球蛋白增高。原发于淋巴结外的独立病变少见,目前文献报道中枢神经系统有50余例,其中鞍区或累及鞍区的10余例。

显微镜下表现为以淋巴细胞和浆细胞为主的暗区和以组织样细胞为主的明区,可出现纤维组织增生和少量嗜酸性细胞的浸润,还有一重要特征是组织样细胞的胞质中吞噬有淋巴细胞、浆细胞,这一特征在结内病变明显,结外病变有时可见到(图1-6)。

免疫组化表现为组织样细胞联合表达CD68和S-100。

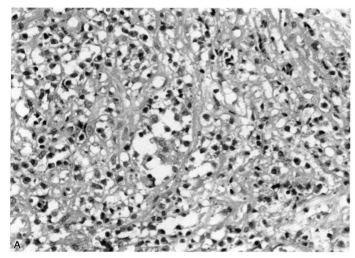
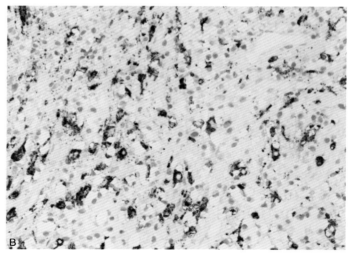

图 1-6 Rosai-Dorfman 病

A. 镜下见大量增生的组织细胞和浆细胞,组织细胞胞质空亮,典型者胞质内可见吞噬的淋巴细胞及红细胞(HE 染色,中倍放大);B. 免疫组化 CD68 组织细胞阳性

第五节 2017 版 WHO 垂体肿瘤 分类病理介绍

WHO 最新版内分泌系统肿瘤分类(2017 版)中关于垂体神经内分泌肿瘤的分类发生了一些重大变化,主要集中在以下几方面[80,81]:①取消了"非典型垂体腺瘤"的术语;②引入了"垂体母细胞瘤"这一新的肿瘤实体;③垂体腺瘤的命名发生了改变:不再以分泌激素类型来命名,而是采用组成腺瘤的肿瘤细胞分化谱系来命名,如:废用生长激素腺瘤这一命名,而采用生长激素细胞腺瘤来命名;④根据转录因子表达情况重新定义一些旧的实体肿瘤,如零细胞腺瘤;⑤强调了五种"高危型垂体腺瘤",包括稀疏颗粒型生长激素细胞腺瘤、多激素 PIT-1 阳性腺瘤(既往称静止性第三亚型腺瘤)、静止性促肾上腺皮质激素细胞腺瘤、Crooke 细胞腺瘤和男性泌乳素细胞腺瘤;⑥指出了转录因子与垂体腺瘤的关系,进而使垂体腺瘤的分类不再常规依赖超微结构分析;⑦强烈建议通过评

估肿瘤增殖潜能(计数核分裂和 Ki-67 指数)和对周围组织侵犯情况等临床影像学参数来综合评估腺瘤是否具有侵袭性。

同时也提及了垂体后叶来源的非神经内分泌肿瘤分类的变化[80,81],在旧版仅提及颗粒细胞瘤[82]基础上加入了垂体细胞瘤、梭形细胞嗜酸细胞瘤(这部分变化与2016年 WHO 中枢神经系统肿瘤[83]分类一致),并新增加了鞍区室管膜瘤。同时,对于鞍区发生的其他肿瘤(颅咽管瘤、神经元和副神经节源性肿瘤、间叶组织肿瘤、生殖细胞肿瘤和造血系统肿瘤)及继发性肿瘤也进行了详细介绍。

一、优势

2017 版 WHO 垂体肿瘤分类的优势有:

1. 强调了免疫组化染色在垂体腺瘤诊断和分型中的作用 新版指出了对垂体腺瘤诊断和分型有意义的免疫组化染色[80,81],特别是一些腺瘤亚型的识别,包括垂体激素(GH、PRL、ACTH、β-TSH、β-LH、β-FSH 和糖蛋白的 α-亚单位)、垂体转录因子(PIT-1、SF-1、T-PIT)、低分子量角蛋白(如 CAM5.2、CK8 或 CK18 等)和 ERα。

目前有三种具有重要意义的垂体转录因子,包括:诱导生长激素细胞、泌乳素细胞和促甲状腺激素细胞三种嗜酸性谱系分化的 PIT-1(垂体特异性 POU-同源结构域转录因子,旧版有提及),调节促性腺激素细胞分化的 SF-1(类固醇生成因子 1,旧版有提及),阿片-促黑素细胞皮质激素(POMS)谱系与促肾上腺皮质激素细胞分化的 T-PIT(T-box 家族成员 TBX19)[84,85]。应用三种转录因子,可以将垂体腺瘤进行分化谱系分类,而在常规病理诊断中利用垂体激素(GH、PRL、ACTH、β-TSH、β-LH、β-FSH 和糖蛋白的 α-亚单位)免疫组化染色可以将大多数腺瘤进行分类,并不必要进行上述垂体转录因子的染色。对于某些特定的垂体腺瘤,需要加做垂体转录因子及辅助因子 ERα 染色,如多激素 PIT-1 阳性腺瘤的诊断依赖 PIT-1 的阳性表达,对于仅局灶或弱表达促性腺激素的腺瘤,SF-1 的强阳性表达提示促性腺激素的细胞谱系分化,而零激素腺瘤的病理诊断建立在既无各种激素的表达又无上述三种转录因子的表达之上。

低分子量角蛋白(如 CAM5.2、CK8 或 CK18 等)和 ERα 免疫组化在一些腺瘤亚型的识别中也具有意义[80,81]。CK 在稀疏颗粒型生长激素细胞腺瘤和嗜酸性干细胞腺瘤中仅呈点状表达(可以很好地与致密颗粒型生长激素细胞腺瘤鉴别,后者 CK 呈核周阳性),在促肾上腺皮质激素细胞腺瘤中 CK 呈弥漫表达,而在 Crooke 细胞腺瘤中 CK 呈环状表达。ERα 是在泌乳素细胞和促性

腺激素细胞中表达的一种类固醇受体,泌乳生长激素细胞腺瘤中 ERα 阳性,而一些伴有灶性 PRL 表达的生长激素细胞腺瘤则 ERα 阴性,此类肿瘤预后要差于致密颗粒型生长激素细胞腺瘤。

2. 对垂体腺瘤的侵袭性进行了更为客观地阐述 新版分类综合了多个研究结果[86-88],认为"非典型垂体腺瘤"与垂体腺瘤的侵袭性缺乏一致的相关性,因而删除了这一诊断。关于垂体癌的诊断依然沿用以往的诊断标准。新版并没有将浸润纳入垂体腺瘤分类指标中,更加客观地强调垂体腺瘤诊断应如实计数核分裂、Ki-67 指数以及对周边软组织和骨骼的浸润,认为这些指标和肿瘤更具侵袭性有关。对于临床医师而言,需要结合临床表现、病理改变及影像学来得出肿瘤侵袭性的综合判断。肿瘤对海绵窦或斜坡的浸润是临床区分侵袭性和非侵袭性腺瘤具有统计学意义的参数。

新版明确了五种具有侵袭性或易复发的垂体腺瘤类型[80,81],包括稀疏颗粒型生长激素细胞腺瘤、多激素 PIT-1 阳性腺瘤、静止性促肾上腺皮质激素细胞腺瘤、Crooke 细胞腺瘤和男性泌乳素细胞腺瘤。这些亚型的侵袭性问题在旧版[82]中或多或少提及到,但都是只言片语,新版系统性地将这部分肿瘤列表进行了详细地阐述,明确了这类肿瘤诊断的临床意义,提醒临床医师注意这些特定的诊断类型。

3. 更全面地阐述了垂体及鞍区发生的肿瘤种类 垂体母细胞瘤是 2017 版 WHO 垂体肿瘤分类中新加入的实体肿瘤,是腺垂体发生的罕见的原始恶性肿瘤,主要发生于 2 岁以内的婴儿,患者具有库欣病的症状和体征[80,81,89]。镜下可见类似于未成熟 Rathke 上皮的菊形团样结构的腺上皮、类似胚状体的小而原始的细胞和类似于腺垂体细胞的大嗜碱性分泌性上皮细胞三种成分。肿瘤细胞表达神经内分泌标志物,大多数病例中肿瘤细胞表达 ACTH。

新版 WHO 丰富了垂体的非神经内分泌肿瘤,包括垂体细胞瘤、神经垂体的颗粒细胞瘤、梭形细胞嗜酸细胞瘤和非常罕见的鞍区室管膜瘤。该类肿瘤显示出相同的免疫组化特征,即甲状腺转录因子-1(TTF-1)弥漫核阳性表达,类似于垂体细胞 TTF-1 的表达,目前推测这类肿瘤是起源于垂体细胞谱系的特殊形态变异体[80,81,83]。

对于鞍区发生的其他肿瘤,WHO 新版描述的种类丰富而全面。增加了颅咽管瘤,并强调了造釉细胞型和乳头型具有各自独特的分子学特征;增加了淋巴造血系统肿瘤和生殖细胞肿瘤。神经元和副神经节源性肿瘤在旧版只提及神经节细胞瘤,新版增加了混合性神经节细胞瘤-腺瘤、神经细胞瘤、副神经节瘤和神经母细胞瘤。间

叶性肿瘤中对脊索瘤的亚型增加了描述,即软骨样和去分化脊索瘤两种,并新增加了神经鞘瘤和孤立性纤维性肿瘤/血管外皮瘤,并对孤立性纤维性肿瘤/血管外皮瘤进行了三级分类(与2016年WHO中枢神经系统肿瘤分类一致)。

二、存在的不足

1. 免疫组化虽然对垂体腺瘤的分型重要,但目前部分抗体缺乏相应的商业化的产品,如T-PIT,此外部分抗体性能不稳定,需要各实验室逐渐摸索。

2. 病理组织形态学在判断肿瘤侵袭性方面缺乏有效突破,仅能沿用传统的增殖活性(核分裂和Ki-67指数)给临床提供参考。

3. 在分子生物学进展方面缓慢,仅在大约40%的散发性生长激素细胞腺瘤发现GNAS基因的体细胞突变,在30%~60%的散发性促肾上腺皮质激素细胞腺瘤中发现UPS8基因的体细胞突变,还有待更多新的研究成果。

总之,WHO新版垂体肿瘤分类时隔十三年问世,较旧版更为全面的认识了垂体及鞍区发生的常见及少见肿瘤。强调了垂体转录因子与特异性细胞谱系分化的关系及免疫组化在辅助垂体腺瘤诊断和分类中的作用,并指出了五种确定的潜在侵袭性腺瘤,识别这些高危型腺瘤非常必要。删除了非典型腺瘤这一诊断,更强调客观描述核分裂和Ki-67指数并结合临床和影像学表现综合判断肿瘤的侵袭性;增加了垂体母细胞瘤,并丰富了少见的垂体非内分泌肿瘤及鞍区发生的其他肿瘤。

(李媛 钟定荣)

参 考 文 献

1. 郑思竞. 系统解剖学. 第3版. 北京:人民卫生出版社,1994,19-33.

2. 张克文,吕国士,陈燕萍. 鞍结节脑膜瘤的MRI特征及其鉴别诊断. 中华现代影像学杂志,2005,2(1):22-24.

3. Kanter SL,Mickle P,Hunter SB,et al. Pituitary adenomas in pediatric patients. Are they more invasive? Pediatr Neurosci,1987,12:202-204.

4. Mukai K,Seljeskog L,Dehner LP. Pituitary adenomas in patients under 20 years old. A clinicopathological study of 12 cases. J Neurooncol,1986,4:79-89.

5. Kane LA,Leinung MC,Scheithauer BW,et al. Pituitary adenomas in childhood and adolescence. A clinicopathologic study of the Mayo Clinic experience. Endocr Pathol,1992,3:517-518.

6. Hardy J,Vezina JL. Transsphenoidal neurosurgery of intracranial neoplasms In Thompson RA,Green JR(eds):Advances In Neurology. New York:Raven Press,1976,261-274.

7. Mohr G,Hardy J,Comtois R,et al. Surgical management of giant pituitary adenomas. Can Neurol Sci,1990,17:62-66.

8. 黄文清. 神经肿瘤病理学. 上海:上海科学技术出版社,1982,291-300.

9. Cynthia TC,William P,Dillon H. Magnetic Resonance Imaging of Nervous System Tumors. In:Michael Prados. American Cancer Society Atlas of Clinical Oncology Brain Cancer. London:BC Decker Inc Hamilton,2002,104-128.

10. Bilbao JM,Ang LC. Pituitary gland. In:Juan Rosai Rosai and Ackerman's Surgical Pathology. 9th ed. MOSBY an affiliate of Elsevier Inc,2004,2683-2712.

11. Kovacs K,Horvath E. Tumors of the pituitary gland. In Hartmann WH:Atlas of Tumor Pathology,Series 2,fasc. XXI. Washington:Armed Forces Institute of Pathology,1986,1-264.

12. Robert F. Electron microscopy of pituitary tumors. In TindalI GT,Collins WF (eds):Clinical Management of Pituitary Disorders. New York:Raven Press,1979,113-131.

13. Bassetti M,Spada A,Arosio M,et al. Morphologic studies on mixed growth hormone (GH) and prolactin (PRL) secreting human pituitary adenomas. Coexistence of GH and PRL in the same secretory granule. J Clin Endocrinol Metab,1986,62:1093-1100.

14. Halmi NS. Occurrence of both growth hormone- and prolactin- immunoreactive material in the cells of human somatotropic pituitary adenomas containing mammotropic elements. Virchows Arch,1982,398:19-31.

15. Horvath E,Kovacs K,Singer W,et al. Acidophil stem cell adenoma of the human pituitary. Clinicopathological analysis of 15 cases. Cancer,1981,47:761-771.

16. Li J,Stefaneanu L,Kovacs K,et al. Growth hormone (GH) and prolactin (PRL) gene expression and immunoreactivity in GH- and PRL-producing human pituitary adenomas. Virchows Archiv,1993,422:193-201.

17. McNicol AM,Walker E,Farguharson MA,et al. Pituitary macroadenomas associated with hyperprolactinaemia:immunocytochemical and in situ hybridization studies. Clin Endocrinol,1991,35:239-244.

18. Robert F,Hardy J. Human corticotroph cell adenomas. Semin Diagn Pathol,1986,3:34-41.

19. Thapar K,Smith MV,Elliot E,et al. Corticotroph adenomas of the pituitary. Long term results of operative treatment. Endocr Pathol,1992,3:551-553.

20. Klibanski A,Zervas N. Diagnosis and management of hormone-secreting pituitary adenomas. N Engl J Med,1991,324:822-831.

21. McCutcheon IA,Weitraub BE,Oldfield EH. Surgical treatment of thyrotropin-secreting pituitary adenomas. J Neurosurg,1990,73:674-683.

22. Trouillas J,Girod C,Sassolas G,et al. The human gonadotropic ade-

noma：pathologic diagnosis and hormonal correlations in 26 tumors. Semin Diagn Pathol，1986，3：42-57.

23. Giannattasio G，Bassetti M. Human pituitary adenomas. Recent advances in morphological studies. J Endocrinol Invest，1990，13：435-454.

24. Kovacs K，Horvath E，Asa SL，et al. Pituitary cells producing more than one hormone. Human pituitary adenomas. Trends Endocrinol Metab，1989，1：104-107.

25. Lloyd RV，Cano M，Chandler WF，et al. Human growth hormone and prolactin secreting pituitary adenomas analyzed by in situ hybridization. Am J Pathol，1989，134：605-613.

26. Thapar K，Stefaneanu L，Kovacs K，et al. Plurihormonal pituitary tumors. Beyond the one cell-one hormone theory. Endocr Pathol，1993，4：1-3.

27. Kovacs K，Horvath E，Ryan N，et al. Null cell adenoma of the human pituitary. Virchows Arch，1980，387：165-174.

28. Asa SL，Cheng Z，Ramyar L，et al. Human pituitary null cell adenomas and oncocytomas in vitro：effects of adenohypophysiotropic hormone and gonadal steroids on hormone secretion and tumor cell morphology. J Clin Endocrinol Metab，1992，74：1128-1134.

29. Kontogeorgos G，Kovacs K，Horvath E，et al. Null cell adenomas，oncocytomas and gonadotroph cell adenomas of the human pituitary. An immunocytochemical and ultrastructural analysis of 300 cases. Endocr Pathol，1993，4：20-27.

30. Landolt AM，Oswald UW. Histology and ultrastructure of an oncocytic adenoma of the human pituitary. Cancer，1973，31：1099-1105.

31. Scheithauer BW，Horvath E，Kovacs K，et al. Tumors of the adenohypophysis. In：Histological Typing of Endocrine Tumors，Solcia E，Kloppel G，Sobin LH. ，2nd ed. Springer：Geneva，2000，15-28.

32. Brat DJ，Wesseling P，Fuller GN，et al. WHO Classification of Tumours of the Central Nervous System. International Agency for Research on Cancer，Lyon，2016，p：332-333.

33. 钟定荣，周炜洵，马文斌. 伴有 Cushing 综合征的垂体细胞瘤一例报告. 中国现代神经病学杂志，2007，7（6）：556-557.

34. Asa SL，Scheithauer BW，Bilbao JM，et al. A case for hypothalamic acromegaly：a clinicopathological study of six patients with hypothalamic gangliocytomas producing growth hormone-releasing factor. J Clin Endocrinol Metab，1984，58：796-803.

35. Fischer EG，Morris JH，Kettyle WM. Intrasellar gangliocytoma and syndromes of pituitary hypersecretion. Case report. J Neurosurg，1983，59：1071-1075.

36. Kurosaki M，Saeger W，Ludecke DK，Intrasellar gangliocytoma associated with acromegaly. Brain Tumor Pathol，2002，19：63-67.

37. 钟定荣，乔广宇，桂秋萍. 下丘脑错构瘤 2 例. 诊断病理学杂志，2002，9（3）：169.

38. Pallister PD，Hecht F，Herrman J. Three additional cases of the congenital hypothalamic "hamartoblastoma"（Pallister-Hall）syn-drome（letter）. Am J Med Genet，1989，33：500-501.

39. Nishioka H. Immunohistochemical study of granular cell tumors and granular pituicytes of the neurohypophysis. Endocr Pathol，1993，4：140-145.

40. Hoffman HJ. Craniopharyngiomas. CanJ Neurol Sci，1985，12：348-352.

41. Lederman GS，Recht A，Loeffler JS，et al. Craniopharyngioma in an elderly patient. Cancer，1987，60：1077-1080.

42. Petito CK，DeGirolami U，Earle KM. Craniopharyngiomas. A clinical and pathological review. Cancer，1976，37：1944-1952.

43. Giangaspero F，Burger PC，Osborne DR，et al. Suprasellar papillary squamous epithelium（"papillary craniopharyngioma"）. Am J Surg Pathol，1984，8：57-64.

44. Adamson TE，Wiestler OD，Kleihues P，et al. Correlation of clinical and pathological features in surgically treated craniopharyngiomas. J Neurosurg，1990，73：12-17.

45. 王忠诚. 神经外科学. 武汉：湖北科学技术出版社，1998，39-52.

46. 罗世祺，李德泽，董京飞，等. 儿童鞍上生殖细胞瘤. 中华神经外科杂志，1991，3：165~167.

47. Hoffman HJ，Otsuro H，Hendrick EB，et al. Intracranial germ-cell tumors in children. J Neurosurg，1991，74：544-551.

48. Wallner KE，Gonzales MF，Edwards MSB，et al. Treatment results of juvenile pilocytic astrocytoma. J Neurosurg，1988，69：171-176.

49. 陈莲，汪寅，朱雄增. 毛细胞黏液样型星形细胞瘤的临床病理学观察. 中华病理学杂志，2006，35（12）：727-730.

50. Perone TP，Robinson B，Holmes SM. Intrasellar schwannoma. Case report. Neurosurgery，1984，14：71-73.

51. Wilberger JE. Primary intrasellar schwannoma. Case report. Surg Neurol，1989，32：156-158.

52. Dhanani AN，Bilbao JM，Kovacs K. Multiple myeloma presenting as a sellar plasmacytomas mimicking a pituitary tumor. Report of a case and review of the literature. Endocr Pathol，1990，1：245-248.

53. Belza J. Double midline intracranial tumors of vestigial origin. Contiguous intrasellar chordoma and suprasellar craniopharyngioma. Case report. J Neurosurg，1966，25：199-204.

54. Mathews W，Wilson CB. Ectopic intrasellar chordoma. Case report. J Neurosurg，1974，40：260.

55. Brat DJ，Scheithauer BW，Staugaitis SM，et al. Third ventricular chordoid glioma：a distinct clinicopathologic entity. J Neuropathol Exp Neurol，1998，57：283-290.

56. Kattah JC，Silgals RM，Manz H，et al. Presentation and management of parasellar and suprasellar metastatic mass lesions. J Neurol Neurosurg Psychiatry，1985，48：44-49.

57. Cormick PC，Post KD，Kandji AD，et al. Metastatic carcinoma to the pituitary gland. Br J Neurosurg，1989，3：71-79.

58. Kimmel DW，O'Neill BP. Systemic cancer presenting as diabetes insipidus. Clinical and radiographic features of 11 patients with a review of metastatic-induced diabetes insipidus. Cancer，1983，52：

2355-2358.

59. Gurling KJ, Scott GBD, Baron DN. Metastasis in pituitary tissue removed at hypophysectomy in women with mammary carcinoma. Br J Cancer, 1957, 11: 519-523.

60. Teears RJ, Silverman EM. Clinicopathologic review of 88 cases of carcinoma metastatic to the pituitary gland. Cancer, 1975, 36: 216-220.

61. 钟定荣, 桂秋萍, 马林. 淋巴细胞性垂体炎 1 例. 诊断病理学杂志, 2004, 11(3): 188.

62. Flanagan DE, Ibrahim AE, Ellison DW, et al. Inflammatory hypophysitis: the spectrum of disease. Acta Neurochir, 2002, 144(1): 47-56.

63. Nussbaum CE, Okawara SH, Jacobs LS. Lymphocytic hypophysitis with involvement of the cavernous sinus and hypothalamus. Neurosurgery, 1991, 28: 440-444.

64. Megrail KM, Beyerl BD, Black PM, et al. Lymphocytic adenohypophysitis of pregnancy with complete recovery. Neurosurgery, 1987, 20: 791-793.

65. Ahmed M, Rifai A, A1-Jurf M, et al. Classical pituitary apoplexy. Presentation and follow-up of 13 patients. Horm Res, 1989, 31: 125-132.

66. Shirataki K, Chihara K, Shibata Y, et al. Pituitary apoplexy manifested during a bromocriptine test in a patient with a growth hormone and prolactine producing pituitary adenoma. Neurosurgery, 1988, 23: 395-398.

67. Sbuangshoti S, Netsky MG, Nashold BS. Epithelial cysts related to sella turcica. Proposed origin from neuroepithelium. Arch Pathol, 1970, 90: 444-450.

68. Yoshida J, Kobayashi T, Kageyama N, et al. Symptomatic Rathke's cleft cyst. Morphological study with light and electron microscopy and tissue culture. J Neurosurg, 1977, 47: 451-458.

69. Midha R, Jay V, Smyth HS. Transsphenoidal management of Rathke's cleft cysts. A clinicopathological review of 10 cases. Surg Neurol, 1991, 35: 446-454.

70. Favara BE, Jaffe R. Pathology of Langerhans cell histiocytosis. Hematol Oncol Clin North Am, 1987, 1: 75-97.

71. Ober KP, Alexander E, Challa VR, et al. Histiocytosis X of the hypothalamus. Neurosurgery, 1989, 24: 93-95.

72. Scott IA, Stocks AE, Saines N. Hypothalamic/pituitary sarcoidosis. Aust NZ J Med, 1987, 17: 243-245.

73. Vesley DL. Hypothalamic sarcoidosis. A new cause of morbid obesity. South Med J, 1989, 82: 758-761.

74. Scanarini M, Avella D, Rotilio A, et al. Giant cell granulomatous hypophysitis. A distinct clinicopathological entity. J Neurosurg, 1989,

71: 681-686.

75. Yamada S, Sawano S, Aiba T, et al. Idiopathic giant-cell granuloma of the pituitary with unusual clinical and histologic features. Endocrine Pathol, 1993, 4: 169-173.

76. Folkerth RD, Price DL, Schwartz M, et al. Xanthomatous hypophysitis. Am J Surg Pathol, 1998, 22: 736-74.

77. 印洪林, 周小军, 卢光明, 等. 原发性颅内 Rosai-Dorfman 病. 临床与实验病理学杂志, 2004, 20(6): 676-677.

78. 高翔, 陈宏, 汪寅, 等. 中枢神经系统 Rosai-Dorfman 病的诊断. 中国临床神经科学, 2006, 14(3): 159-262.

79. 王绍天, 余新光, 周定标, 等. 鞍膈结外 Rosai-Dorfman 病 1 例. 中华神经外科杂志, 2005, 21(7): 442.

80. M. Beatriz S. Lopes. The 2017 World Health Organization classification of tumors of the pituitary gland: a summary. Acta Neuropathol, 2017, 134(4), 521-535.

81. Lloyd RV, Osamura RY, Klöppel G, et al. WHO classification of tumours of endocrine organs, 4th ed. IARC Press, Lyon, 2017.

82. Lloyd RV, Kovacs K, Young WF Jr, et al. Pituitary tumors: introduction. In: DeLellis RA, Lloyd RV, Heitz PU, et al. World health organization classification of tumours: pathology and genetics of tumours of endocrine organs, 3rd ed. IARC Press, Lyon, 2003, 10-13.

83. Brat DJ, Wesseling P, Fuller GN, et al. Pituicytoma. In: Louis DN, Ohgaki H, Wiestler OD, et al (eds). WHO classification of tumours of the central nervous system, revised, 4th ed. IARC Press, Lyon, 2016, 332-333.

84. Scully KM, Rosenfeld MG. Pituitary development: regulatory codes in mammalian organogenesis. Science, 2002, 295: 2231-2235.

85. Zhu X, Rosenfeld MG. Transcriptional control of precursor proliferation in the early phases of pituitary development. Curr Opin Genet Dev, 2004, 14: 567-574.

86. Yildirim AE, Divanlioglu D, Nacar OA, et al. Incidence, hormonal distribution and postoperative follow up of atypical pituitary adenomas. Turk Neurosurg, 2013, 23: 226-231.

87. Chiloiro S, Doglietto F, Trapasso B, et al. Typical and atypical pituitary adenomas: a single-center analysis of outcome and prognosis. Neuroendocrinology, 2015, 101: 143-150.

88. Miermeister CP, Petersenn S, Buchfelder M, et al. Histological criteria for atypical pituitary adenomas—data from the German pituitary adenoma registry suggests modifications. Acta Neuropathol Commun, 2015, 3: 50.

89. Scheithauer BW, Kovacs K, Horvath E, et al. Pituitary blastoma. Acta Neuropathol, 2008, 116: 657-666.

第二章

甲状腺疾病

第一节　甲状腺先天性异常

一、甲状舌管囊肿

甲状舌管囊肿（thyroglossal duct cysts）是甲状舌管局限性持续存在的结果，从舌根到甲状腺之间残留的甲状舌管可形成囊肿或瘘管。

【临床特征】　可发生在任何年龄，甲状舌管囊肿通常位于颈部中线舌骨的部位。偶尔发生癌，多数为乳头状甲状腺癌。

【病理所见】

1. **大体特征**　囊肿多数直径 1～4cm，表面光滑；囊肿可继发感染穿破皮肤形成窦道。

2. **镜下特征**　囊肿内衬假复层纤毛或鳞状上皮，间质内常见黏液腺体或甲状腺滤泡，继发炎症常见。囊肿可合并感染，囊肿被覆上皮消失被肉芽组织代替，可见脓性及坏死物质。

【鉴别诊断】　需要与发生在甲状腺的其他良性囊肿鉴别，如表皮样囊肿：表皮样囊肿被覆鳞状上皮，没有淋巴滤泡。

二、异位甲状腺组织

异位甲状腺组织（ectopic thyroid tissue）可发生在甲状腺下降沿线位于或接近中线的任何部位，最常见部位是舌底，其他部位可位于舌前、颌下区、喉、气管、纵隔和心脏，更远处包括十二指肠壁、胆囊、肾上腺、卵巢等都有报道。任何部位的异位甲状腺组织均可发生甲状腺的疾病，包括炎症、增生和肿瘤。乳头状甲状腺癌淋巴结转移时在淋巴结内常见到正常的甲状腺组织，尤其是出现在颈静脉周的淋巴结。

第二节　甲　状　腺　炎

一、急性甲状腺炎

急性甲状腺炎（acute thyroiditis）是以白细胞浸润为特点的甲状腺急性炎症。

【临床特征】　急性甲状腺炎常见致病菌包括溶血性链球菌、金黄色葡萄球菌和肺炎球菌，常发生在婴儿、老年人和免疫功能损伤的患者。患者通常伴有寒战、精神萎靡、发热及颈部疼痛症状。甲状腺可有不同程度肿大伴压痛。

【病理所见】

1. **大体特征**　甲状腺体积可正常或轻度增大，局灶或弥漫脓肿形成。

2. **镜下特征**　可见中性粒细胞浸润和组织坏死，仔细寻找可能发现细菌或真菌巢。特殊染色有助于诊断。

【鉴别诊断】　需要与亚急性甲状腺炎及缺血性坏死鉴别。

二、肉芽肿性甲状腺炎

肉芽肿性甲状腺炎（granulomatous thyroiditis）是以肉芽肿形成为特点的甲状腺炎性疾病。

【临床特征】　感染原因通常为病毒感染，包括科萨奇病毒、麻疹病毒及流感病毒。女性患者多见，患者多表现为发热、萎靡不振、颈痛、血沉加快。

【病理所见】

1. **大体特征**　病变可局限于甲状腺的一部分或累及一侧甲状腺或累及双侧甲状腺。病变甲状腺通常不规则肿大，质实，象皮样；切面呈结节状，灰白色或灰黄色。

2. **镜下特征**　间质可见多量的多核巨细胞、淋巴细胞、浆细胞及组织细胞，可见片状急性炎细胞浸润及不同程度的纤维化。

疾病的早期阶段可见滤泡及胶质的破坏，胶质溢出及甲状腺激素分泌增多导致甲亢症状，可出现急性炎症伴微脓肿形成，这个时期也可看到多量的多核巨细胞；随着疾病进展，滤泡上皮消失，出现甲状腺激素低下，表现为混合型炎，可见到巨噬细胞、多核巨细胞、淋巴细胞及浆细胞，巨噬细胞常吞噬胶质；愈合期特点是滤泡上皮再生和间质纤维化。

三、自身免疫性甲状腺炎

（一）桥本氏甲状腺炎

桥本氏甲状腺炎（Hashimoto thyroiditis），又称桥本氏病（Hashimoto disease），是因抗甲状腺球蛋白抗体及抗甲状腺过氧化物酶抗体导致的自身免疫性甲状腺炎。

【临床特征】中年女性常见，同时也是儿童散发性甲状腺肿最常见原因。桥本氏甲状腺炎常与其他的自身免疫性疾病共存，包括恶性贫血、慢性活动性肝炎、Graves病等。患者常表现为结节性甲状腺肿及甲亢。

【病理所见】

1. 大体特征 桥本氏甲状腺炎通常表现为双侧甲状腺弥漫性肿大，质实。切面灰白灰黄色，分叶状，可伴明显的纤维化。

2. 镜下特征 镜下最典型的两个特征为滤泡上皮的嗜酸样变性及淋巴细胞、浆细胞浸润，主要为T细胞及淋巴滤泡形成。嗜酸细胞的细胞核可明显增大、深染，核仁明显，边界不规则，不应认为是恶性指征。可见滤泡细胞鳞化，滤泡萎缩，间质纤维化。淋巴细胞可扩散到周围骨及肌肉组织，相邻淋巴结通常增大伴滤泡增生（图2-1）。

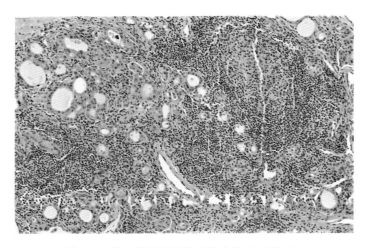

图2-1 桥本氏甲状腺炎（HE染色，中倍放大）

【鉴别诊断】桥本性甲状腺炎的细胞核可有核重叠及近似毛玻璃样的外观，而当桥本氏甲状腺炎伴有弥漫性增生及结节状增生时，可伴有乳头形成，都需与乳头状癌鉴别。同时需与甲状腺淋巴瘤、木样甲状腺炎、Graves病等相鉴别。

（二）Graves病

又名弥漫性毒性甲状腺肿，是一种自身免疫性甲状腺炎，表现为弥漫性甲状腺肿、甲状腺毒症及突眼，有时有皮肤局限性水肿。

【临床特征】Graves病为一种自身免疫性疾病，最主要的自身抗体为抗TSH受体抗体。患者表现为甲状腺弥漫性增生肿大、甲亢、突眼及皮肤病，最常见的临床表现还包括神经性焦虑、出汗增多、怕热、心悸、易疲劳、心动过速、肌肉萎缩及体重下降。Graves病可发生在任何年龄，高峰为30~40岁，女性多见。

【病理所见】

1. 大体特征 病变甲状腺弥漫性对称性增大，包膜光滑，重50~150g。切面红棕色肌肉样，质实，无结节。

2. 镜下特征 滤泡上皮细胞为高柱状，核位于基底，可有核分裂，无不典型性，高柱状上皮形成许多无分支的乳头突入滤泡腔内。滤泡内胶质明显减少，稀薄色浅。胶质周围有许多空泡。间质血管充血，间质内有多量淋巴细胞浸润和具生发中心的淋巴滤泡形成。

【鉴别诊断】Graves病应与乳头状甲状腺癌相鉴别，因为前者同样可看到具有纤维血管轴心的乳头及沙砾体；但缺乏增大且相互重叠的细胞核、核沟及胞质内陷。高功能腺瘤及原发或继发的滤泡性腺瘤也可有甲状腺毒性表现，但组织学上与无功能肿瘤表现相似，因此较易鉴别。毒性结节性甲状腺肿也表现为甲亢，大体上呈多结节状，局灶表现为毒性结节而不是弥漫性病变。

（三）木样甲状腺炎

木样甲状腺炎（Riedel thyroiditis）为甲状腺内及相邻颈部组织发生的致密硬化的炎症。

【临床特征】因纤维组织增生活跃并广泛侵袭甲状腺及甲状腺外组织，而在临床上与恶性肿瘤很难鉴别。木样甲状腺炎发生原因至今不明。发生木样甲状腺炎的病例可同时合并特发性纵隔或腹膜后纤维化、硬化性胆管炎和眶内假瘤，表现为这种系统性病变的病例多为IgG4相关性疾病，甲状腺病变可能是系统性病变的一部分。

【病理所见】

1. 大体特征 甲状腺局灶或弥漫结节伴纤维化，腺体坚硬，纤维化常累及相邻肌肉及软组织。切面灰白、木样、缺乏血管，没有正常腺体分叶状结构。

2. 镜下特征 镜下改变很典型，广泛纤维化，伴有明显的淋巴细胞、浆细胞浸润，可见中性粒细胞及嗜酸性粒细胞。残留的滤泡呈不同程度萎缩及变性。

【鉴别诊断】木样甲状腺炎应与甲状腺未分化癌的梭形细胞型相鉴别，后者细胞异型性明显，核分裂多见，可见坏死。桥本氏甲状腺炎纤维化明显时也应与木样甲状腺炎鉴别，后者纤维化明显、无嗜酸性细胞、缺乏抗体等特点可用于鉴别。

第三节　甲　状　腺　肿

一、结节性甲状腺肿

结节性甲状腺肿(nodular goiter)为甲状腺增大,结节形成程度不一,与甲亢及甲低无关。

【临床特征】绝大多数患者甲状腺功能正常,甲状腺呈多结节样,增大的腺体可引起呼吸困难或食管堵塞。结节内出血可导致腺体突然增大及疼痛,同时伴有甲状腺功能亢进时又称为毒性结节性增生。

甲状腺肿形成原因多样,化学诱导因素可能是因为进食了包含硫氰酸盐和高氰酸盐的食物,从而影响了碘摄取路径导致缺碘;药物诱导因素如磺胺类药物可抑制碘的有机化。甲状腺肿的病理形成机制可能与甲状腺激素合成途径受损有关,导致TSH分泌增加,从而继发引起甲状腺激素合成增加,引起甲状腺体积增大及甲状腺激素合成能力增强。

【病理所见】

1. 大体特征　体积增大,重者可超过2000g,结节包膜完整,切面多结节状,在大结节中出血、钙化、囊性变常见。一些结节可包有厚的纤维结缔组织包膜,大体上似滤泡性肿瘤。一些结节可部分或完全与腺体脱离。

2. 镜下特征　结节内滤泡大小不等,含不等量的胶质,可呈囊性。滤泡上皮扁平、立方或柱状。部分囊肿的被覆上皮可形成乳头样结构(假乳头)。可见胆固醇结晶、不同程度的纤维化、营养不良性钙化及骨化。一些结节可见完整的包膜包裹,形似腺瘤(图2-2)。

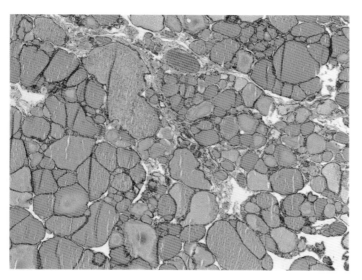

图2-2　结节性甲状腺肿(HE染色,中倍放大)

【鉴别诊断】有些乳头可呈分支状并有纤维血管轴心,此时与乳头状癌很难鉴别。也需与甲状腺腺瘤及激素合成障碍性甲状腺肿相鉴别。腺瘤通常为单发,有完整的包膜包绕,压迫邻近组织;而结节性甲状腺肿包膜通常不完整,结节内滤泡大小不同,不压迫相邻实质。

二、激素合成障碍性甲状腺肿

激素合成障碍性甲状腺肿(dyshormonogenetic goiter)是由于先天性甲状腺代谢障碍、甲状腺激素量低,导致TSH持续升高和腺体代偿性增生。多发生于年轻人,常伴有甲状腺功能减退。

【病理所见】

1. 大体特征　甲状腺增大、多结节状,重量可达600g。可见囊性变、纤维化及新鲜或陈旧性出血。切面质实平坦多结节样。

2. 镜下特征　由形态多样的富于细胞的结节组成,以实性和微滤泡结构为主,伴有乳头形成。可见黏液样变,纤维化很常见。结节间的纤维组织增生可导致结节的边缘不规则似包膜浸润。增生的结节之间可见到奇异核。

【鉴别诊断】与结节性甲状腺肿及甲状腺癌相鉴别。激素合成障碍性甲状腺肿胶质减少,缺乏结节间的正常成分,奇异核只存在于结节间的组织。同时,激素合成障碍性甲状腺肿缺乏真性的癌的证据,如血管或甲状腺外侵犯,没有远处转移。

第四节　原发性肿瘤

一、滤泡性肿瘤

(一)滤泡性腺瘤

滤泡性腺瘤(follicular adenoma,FA)为良性、有包膜的肿瘤,呈滤泡上皮细胞分化。

【临床特征】滤泡性腺瘤发病率在3%~4.3%之间。发病率与食物中碘的摄入量无直接相关性,但也有报道在碘缺乏的地区更易发现甲状腺单发实性结节。伴有Cowden综合征的患者更易发生甲状腺腺瘤,同时结节性甲状腺肿的发病率也有上升。

滤泡性腺瘤多见于成年人,女性多见。大多数患者表现为甲状腺功能正常及颈部的无痛肿块。大的肿块可导致气管压迫症状。短期内迅速生长导致的肿瘤内出血可引起疼痛症状。多数患者伴有甲状腺球蛋白升高,但很少表现为甲亢症状。同位素扫描滤泡性腺瘤通常是"冷结节"(低功能),少数可为"热结节"(高功能)。

【病理所见】

1. **大体特征** 滤泡性腺瘤呈圆形、椭圆形,常被覆薄层纤维包膜,有时包膜较厚。出现过厚的不规则的包膜要考虑滤泡癌的可能性。腺瘤大小不一,直径通常为1~3cm,偶尔很大,重几百克。质地胶样或实性,切面均质无分叶状。通常实性/小梁型生长方式的腺瘤及透明小梁亚型的腺瘤呈灰白色,而滤泡中胶质沉积多的腺瘤呈棕褐色。继发性改变如出血、纤维化、钙化、骨化及囊性变等不常见于腺瘤。

2. **镜下特征** 滤泡性腺瘤形态学表现多样,但在单一病灶内趋于相同的形态学表现,取决于细胞数量、滤泡大小及非滤泡成分的生长方式。传统上将滤泡性腺瘤分为小梁/实性型、微滤泡型、正常滤泡型、大滤泡型,大多数腺瘤通常表现为前两种形态。尽管形态学表现差异明显,但临床意义不大。唯一有用的临床学意义可能是,滤泡结节细胞量越大,其恶性可能性越大。

肿瘤细胞呈多边形,细胞核圆形、椭圆形,边界光滑(这一点可用于与滤泡型乳头状癌进行鉴别)。核分裂少或无,胞质嗜酸或双嗜性。细胞边界明显。

腺瘤的纤维性包膜呈连续性,包膜内可见直径不一的血管。与滤泡性腺瘤相比较,滤泡癌具有较厚的纤维包膜。腺瘤周围的甲状腺组织经常有压迫和萎缩。腺瘤中央区间质成分可以更丰富。肿瘤可有退行性改变,如出血、血栓形成、水肿、黏液样变、纤维化及玻璃样变、钙化、骨化及囊性变(图2-3)。

【亚型】

1. **伴怪异核的腺瘤(follicular adenoma with bizarre nuclei)** 在一些腺瘤中可以出现成群的怪异核瘤细胞,形状不规则,染色质深染。

2. **腺脂瘤和腺软骨瘤(adenolipoma and adenochondroma)** 腺脂瘤中的滤泡腺瘤被成熟的脂肪组织分隔。有学者认为这种肿瘤不是上皮与间质混合的肿瘤,而是腺瘤的间质成分发生脂肪变性,这种脂肪变性同样可见于正常的甲状腺、结节性增生、乳头状癌,并且更常见于伴淀粉样变的甲状腺肿。

腺软骨瘤的间质成分由成熟的软骨成分构成。

3. **非典型腺瘤(包括梭形细胞腺瘤)(atypical follicular adenoma, spindle cell follicular adenoma)** 大体上,非典型腺瘤更有肉质感、更实性。WHO将这类肿瘤描述为富于细胞、核异形或有不寻常的组织学形态。

有些腺瘤的非典型成分由梭形细胞构成,可以称之"梭形细胞腺瘤"。梭形细胞来源于滤泡,可用免疫组化证实。鉴别诊断包括所有可以发生在甲状腺的梭形细胞肿瘤,例如施万细胞瘤、纤维瘤等。

4. **伴乳头样增生的腺瘤(follicular adenoma with papillary hyperplasia)** 乳头组织短钝、不分支,很少形成或缺乏乳头中心的纤维血管轴心,被覆的滤泡细胞呈立方形或柱状,细胞核在基底规则排列。

5. **毒性腺瘤(toxic adenoma)** 也称为高功能腺瘤或Plummer腺瘤,是一种伴有甲状腺功能亢进的腺瘤,在放射性碘扫描中表现为"热"结节,但并不是所有的热结节都表现为"毒性"。

6. **透明变性梁状肿瘤(hyalinizing trabecular tumour)** 2017年新版WHO将旧版WHO中属于滤泡性腺瘤的透明变性梁状肿瘤的恶性度升级,其新的国际疾病分类为ICDO-1。透明变性梁状肿瘤属于高分化甲状腺滤泡上皮肿瘤。

大体上,透明变性梁状腺瘤呈黄色,有包膜包裹,与传统腺瘤区别不大。镜下,最主要的特点是玻璃样外观

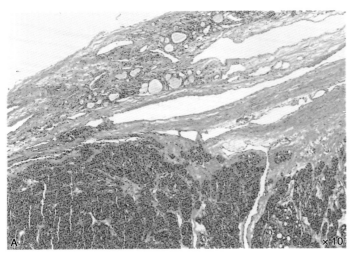
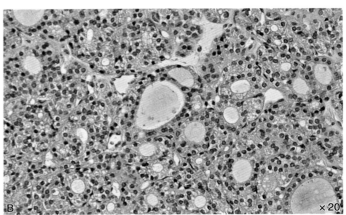

图2-3 甲状腺滤泡性腺瘤
A.可见腺瘤周边的纤维包膜(HE染色,×10);B.滤泡样的生长方式,细胞核圆形、椭圆形(HE染色,×20)

表现(细胞外玻璃样变是因血管周围的胶原纤维沉积,细胞内玻璃样变是因富含中丝),肿瘤细胞排列成梁状。很少或不形成滤泡结构;细胞核圆形、椭圆形或长形,有些核内可见假包涵体或核周空泡。胞质嗜酸性、双嗜性或透明样,细胞边界清晰。另一个在几乎所有病例里都可见的形态学特点是所谓的"胞质黄色小体",直径 2 ~ 5μm,球形、轻微折射,有时引起胞质压痕和核折叠。分子遗传学提示该肿瘤与乳头状癌相关。

免疫组化显示甲状腺球蛋白、TTF-1、Keratin 阳性,calcitonin 阴性,部分肿瘤 NSE、CgA、neurotension 阳性。Galectin-3 表达不一。另一个特点就是 MIB-1(Ki-67)为细胞膜阳性。

【鉴别诊断】　滤泡性腺瘤需与甲状腺结节状增生、微浸润的滤泡癌、滤泡型乳头状癌等进行鉴别。

【治疗及预后】　滤泡性腺瘤如能完全切除,没有进一步恶变的风险。

(二)甲状腺滤泡癌

甲状腺滤泡癌(follicular carcinoma)是呈滤泡细胞分化的恶性甲状腺上皮性肿瘤,缺少诊断乳头状癌的细胞核特征。

【临床特征】　滤泡癌占所有甲状腺恶性肿瘤的5%~15%[1-2],碘缺乏地区可上升到30%~40%。女性多见,发病年龄较乳头状癌平均大10岁[3-4]。放射性碘扫描通常表现为实性"冷"结节。偶然情况下,远处转移成为发现疾病的最初表现[5]。

【病理所见】　滤泡癌的诊断必须有明确(完整)的包膜或血管浸润并且无乳头状癌的细胞核特征。包膜浸润指肿瘤细胞完全穿透厚包膜,而包膜不规则或者只有部分肿瘤细胞插入包膜都不是诊断恶性的足够证据。血管浸润是指被浸润的血管应位于包膜内或包膜外(而不是肿瘤内部),是静脉并且有可辨认的血管内皮细胞,浸润

的肿瘤细胞与血管壁相连[6]。2017 年新版 WHO 将 2004 年旧版 WHO 中的微小浸润型的有限包膜侵犯和有限血管侵犯独立开来,将滤泡癌分三型:①微小浸润型;②包裹型血管浸润型;③广泛浸润型。

1. 大体特征　滤泡癌与腺瘤大体相似,呈圆形,大小不一,可见出血、囊性变及纤维化。广泛浸润型可显示出广泛的肿瘤浸润。

2. 镜下特征　细胞学特征可与良性腺瘤相似,实性、小梁状、微滤泡或不典型的生长方式是怀疑恶性的指征[7]。核分裂多见,核大、有明显核仁,可见坏死(图 2-4)[8]。

2017 年新版 WHO 中新增一组交界性包裹性滤泡型肿瘤,包括恶性潜能未定的滤泡性肿瘤(follicular tumor of uncertain malignant potential,FT-UMP)、恶性潜能未定的高分化肿瘤(well differentiated tumor of uncertain malignant potential,WDT-UMP)、具有乳头状癌细胞核特点的非浸润性甲状腺滤泡型肿瘤(noninvasive follicular thyroid neoplasm with papillary nuclear features,NIFTP)。

恶性潜能未定的滤泡性肿瘤滤泡细胞分化好,肿瘤包膜或血管浸润情况不能确定,缺乏乳头状癌核的特征(图 2-5);恶性潜能未定的高分化肿瘤:肿瘤有包膜或境界清楚,由高分化滤泡细胞组成,肿瘤细胞全部或部分有乳头状癌核特征改变,可疑包膜或血管浸润的分化好;具有乳头状癌细胞核特征的非浸润甲状腺滤泡型肿瘤:有完整包膜的滤泡细胞源性肿瘤,具有滤泡结构及乳头状癌核特征。

【鉴别诊断】　微小浸润型滤泡癌的鉴别诊断包括滤泡性腺瘤、结节性甲状腺肿、滤泡型乳头癌、滤泡亚型的髓样癌[9-10]。

【预后】　微小浸润型滤泡癌的总体预后很好,广泛浸润型滤泡癌更易循血道发生远处转移,多见于肺和骨组织,也可转移至脑和肝脏,预后与甲状腺低分化癌相似。

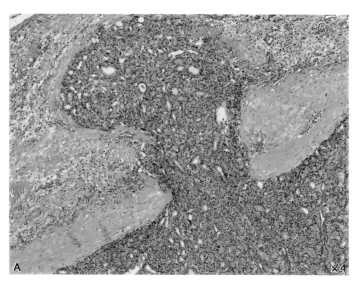

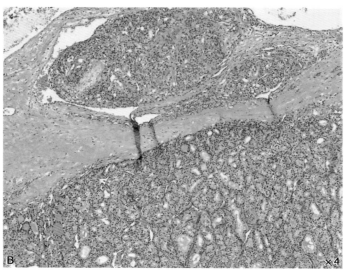

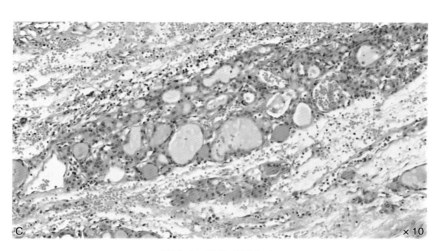

图 2-4　甲状腺滤泡癌

A. 微小浸润型滤泡癌,可见肿瘤细胞包膜侵犯(HE 染色,×4);B. 滤泡癌血管侵犯(HE 染色,×4);C. 可见明显的脉管瘤栓(HE 染色,×10)

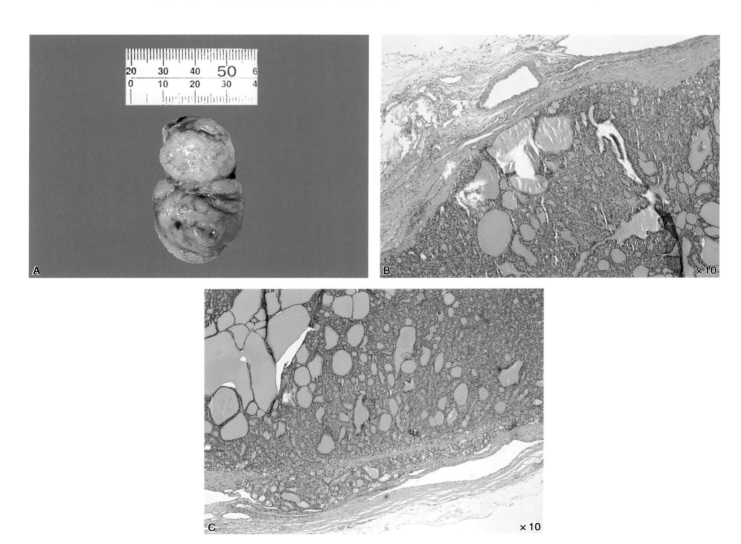

图 2-5　恶性潜能未定的滤泡性肿瘤

A. 甲状腺恶性潜能未定的滤泡性肿瘤;B. 肿瘤细胞侵犯包膜但未完全穿透(HE 染色,×10);C. 不明确的包膜侵犯(HE 染色,×10)

（三）乳头状甲状腺癌

乳头状甲状腺癌（papillary carcinoma）是向滤泡细胞分化的恶性甲状腺上皮性肿瘤，具有特征性的细胞核，有乳头结构或无。

【临床特征】 乳头状甲状腺癌是最常见的甲状腺恶性肿瘤[11]，高碘摄入区发病率更高[12]。女性高发，患者平均年龄31~49岁。放射性碘扫描为"冷结节"。临床上，几乎所有患者都会表现为颈部肿块[13]。预后良好。

【病理所见】

1. 大体特征　典型的乳头状癌表现为边界不清的浸润型肿瘤，实性，切面呈颗粒状、灰白色，可见钙化。肿物大小不等，肿瘤直径小于1.5cm的患者发病率在13.7%~64%之间[14]。

2. 镜下特征　乳头状癌的2个诊断特征即为乳头样的外观及细胞核的特征性改变（图2-6）。

（1）乳头样外观：乳头中心含纤维血管轴心，被覆肿瘤上皮细胞。分化好的乳头较长，呈复杂的树枝样外观。

有些乳头细长，平行排列；有些乳头短、粗钝；乳头多由疏松纤维结缔组织构成，少见病例中乳头水肿明显，有时可见淋巴细胞、巨噬细胞浸润。可见沙砾体或其他钙化小体。沙砾体不是乳头状癌特有的，但在甲状腺良性病变中非常少见，因此对乳头状癌的存在有提示作用[15]。沙砾体常存在于乳头结构内，也可见于淋巴管内瘤栓或滤泡之间的间质。

（2）细胞核特征：细胞核圆形或椭圆形，胞质透明或毛玻璃样，常见核沟及核内假包涵体，可见小的核仁。核内假包涵体是胞质内陷入胞核的结果，呈嗜酸性、圆形、边界较光滑。核沟常与核的长轴平行，有时可见2个或2个以上的核沟同时存在于一个核内。

乳头状甲状腺癌中很少见到核分裂，如果发现有核分裂或核分裂很多应考虑其他分化差的肿瘤。有文献报道，微乳头结构与更具侵袭性的生物学行为相关[16-17]。除了乳头状结构和滤泡样结构，乳头状癌也可呈实性或小梁状的生长方式，通常只是局灶性的改变，不能作为未分化或分化差的肿瘤的证据。间质纤维化很常见，可见

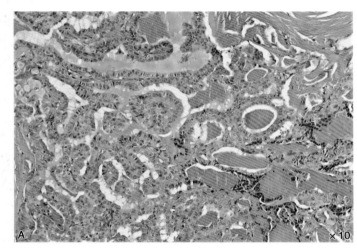
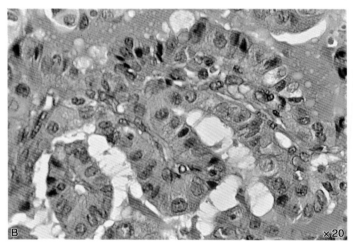
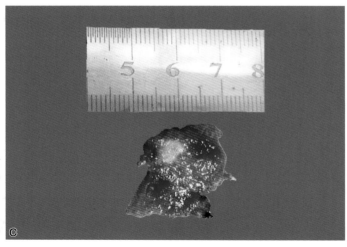

图2-6　乳头状甲状腺癌
A. 经典型乳头状癌，可见纤维乳头轴心（HE染色，×10）；B. 肿瘤细胞核圆形椭圆形，可见核沟及核内包涵体（HE染色，×20）；C. 乳头状甲状腺癌

广泛的透明样变穿插于肿瘤细胞之间。间质内可见明显的淋巴细胞浸润。常见鳞化、囊性变。

3. 亚型

（1）滤泡亚型（follicular variant）：肿瘤完全或几乎完全由滤泡构成，可找到少量形成不良的（abortive）乳头。大部分病例与经典型乳头状癌的形态学表现相似：无包膜形成，核重叠毛玻璃样，可有核沟和核内包涵体，间质浸润明显，可见散在的沙砾体形成。此型可呈弥漫性，或呈散在多结节性或灶性分布，即在腺瘤或结节中有灶性滤泡型乳头状癌，常位于包膜下，易漏诊（图2-7）。

（2）包裹亚型（encapsulated variant）：占乳头状癌的10%。一种以肿瘤组织完全被纤维组织包裹为特征的肿瘤，包膜可完整或部分被侵犯。需要与伴有乳头状增生的滤泡型腺瘤相鉴别，预后好（图2-8）。

（3）实性/小梁型（solid/trabecular variant）：少见，主要在儿童肿瘤中常见。肿瘤细胞主要排列成实性、梁状或巢状结构（>50%），细胞核具有明显的乳头状癌的特点，少数病例周围可见一些经典型乳头状结构，偶见沙砾体。

（4）弥漫硬化型（diffuse sclerosing variant）：癌组织呈现弥漫性纤维组织增生及硬化，含大量沙砾体，有不典型的乳头形成，可有鳞化，纤维化明显，有灶性或弥漫性淋巴细胞浸润。淋巴细胞主要为B和T淋巴细胞、浆细胞及朗格汉斯细胞。女性患者多见，淋巴管内瘤栓多见，因此患者确诊时几乎都已有淋巴结转移，常有肺转移。虽然转移率高但预后与一般乳头状癌类似（图2-9）。

（5）嗜酸细胞亚型及Warthin样亚型（oncocytic and Warthin-like variant）：嗜酸细胞亚型瘤细胞为嗜酸性滤泡上皮细胞，核具有典型的乳头状癌样的特点。生长方式可与滤泡亚型、包裹型及实性/小梁亚型相同。此型应与乳头状许特莱细胞肿瘤［Hürthle（oncocytic）cell tumours］相鉴别，后者无乳头状癌的细胞核的特点，预后较乳头状癌差（图2-10）。

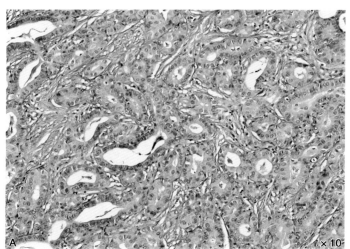
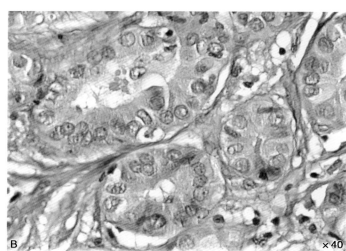

图2-7　滤泡型乳头状癌
A.肿瘤细胞滤泡型生长方式，无乳头形成（HE染色，×10）；B.与经典型乳头状癌相似的核表现（HE染色，×40）

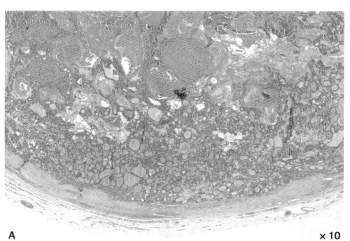
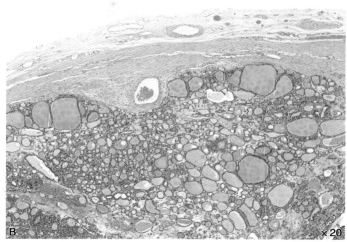

图2-8　包裹亚型乳头状癌
A.可见明显的纤维组织包裹（HE染色，×10）；B.纤维组织包膜被肿瘤细胞侵犯（HE染色，×20）

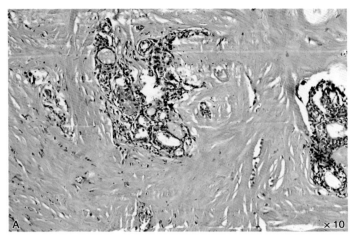
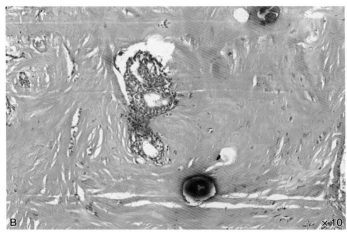

图 2-9 弥漫硬化型乳头状癌
A.弥漫硬化型,弥漫的纤维组织增生(HE 染色,×10);B.间质中沙砾体沉积(HE 染色,×10)

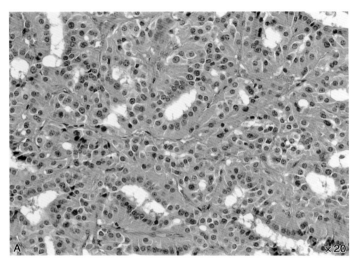
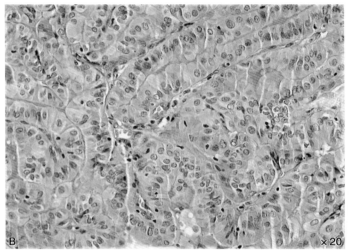

图 2-10 嗜酸细胞亚型和高细胞亚型乳头状癌
A.嗜酸细胞亚型(HE 染色,×20);B.高细胞亚型(HE 染色,×20)

Warthin 样亚型乳头状癌与嗜酸亚型的乳头状癌关系密切,这一点得到了分子遗传学证实[18]。形态学与涎腺的 Warthin 瘤相似,常伴淋巴细胞性甲状腺炎。特点是肿瘤中心囊肿形成。乳头被覆嗜酸性细胞,胞质颗粒状,具有乳头状癌核的特点,乳头轴心内有多量淋巴细胞、浆细胞浸润。生物学行为与乳头状癌相同,甚至好于经典型。

(6) 高细胞亚型及柱状细胞亚型(tall cell and columnar cell variant):高细胞亚型多数病例肿瘤较大(>5cm)。多见于老年人,预后差。乳头被覆高柱状上皮,细胞的高度为宽度的 3 倍或更多。癌细胞胞质丰富,嗜酸性,核位于基底部。核具有典型的乳头状癌特征。常见甲状腺外浸润及多中心性生长,脉管浸润也更常见。

柱状细胞亚型的乳头被覆假复层柱状上皮,可有核上或核下胞质空泡,与分泌期子宫内膜相似。核缺乏典

型的乳头状癌样核特征。胞质透明,有梭形细胞灶和微小滤泡形成(图 2-10)。

(7) 筛状/桑葚样亚型(cribriform-morular variant):罕见,所报道的病例均为女性。1%~2%家族性腺瘤样息肉病(FAP)合并此瘤。常为筛状、滤泡型、乳头型、小梁型及实性生长模式的混合。核具乳头状癌的特点。约10%可转移至甲状腺外。

(8) 鞋钉样型(hobnail variant):少见,以>30%的细胞具有鞋钉样表现为特征。组织学上,可见乳头及微乳头结构,被覆胞质嗜酸的滤泡细胞,核质比增大,细胞黏附性差。可见沙砾体、坏死、核分裂、甲状腺外浸润都很常见。常发生复发、淋巴结及远处转移。

(9) 乳头状癌伴纤维瘤病样/筋膜炎样间质(papillary thyroid carcinoma with fibromatosis/fasciitis-like stroma):少见,乳头状癌间质丰富,似纤维瘤病样、结节性筋膜炎

样或肌纤维母细胞样间质。

（10）乳头状微小癌（papillary microcarcinoma）：肿瘤直径≤1cm，由于肿瘤直径小，大体检查常被忽略。肿瘤常定位在靠近甲状腺被膜处。有的肿瘤完全被厚的纤维包膜包裹，局灶可见钙化。细胞核表现为乳头状癌特点。预后极佳。

4. 免疫组化　乳头状甲状腺癌的癌细胞 Thy、TTF-1、keratin、Vimentin、galecyin-3、HBME-1 阳性。

【预后】乳头状癌预后好，10 年生存率超过 90%。

（四）低分化癌

2004 年 WHO 版"内分泌器官肿瘤分类"中将岛状癌归入甲状腺低分化癌（poorly differentiated carcinoma），即起源于甲状腺滤泡细胞的低分化癌。

【临床特征】据报道在意大利发病率高，达 4% ~ 6.7%[19]。患者女性多见，发病年龄平均在 55 岁[20]。区域淋巴结或远处转移常见。生物学行为介于分化好的甲状腺癌（乳头状癌和滤泡癌）与未分化癌之间。

【病理所见】

1. 大体特征　肿瘤实性灰白色，多数可见浸润性的肿瘤边界，部分可见部分或完全的包膜，甲状腺外浸润常见。

2. 镜下特征　肿瘤细胞排列成岛状或巢状，主要呈实性生长，可夹杂有乳头和（或）小滤泡，血管丰富。细胞较小、均匀一致，胞质少，核圆形深染。间质有时出现人为裂隙，形似类癌样，核分裂多见。常见脉管浸润及坏死，小片坏死常出现在岛状区域中央，而较大片的坏死常围绕在血管周围形成环血管状（图 2-11）。低分化甲状腺癌的形态学标准：①岛状、梁状或实性生长结构；②肿瘤细胞不具有典型的乳头状甲状腺癌的细胞核特点；③至少出现如下 3 种形态学特征之一：核扭曲、核分裂≥3/10HPF、肿瘤性坏死。

3. 免疫组化　Keratin、Thy、TTF-1 阳性，calcitonin 及 CgA 阴性，MIB-1（Ki-67）指数高。

【鉴别诊断】髓样癌或其他神经内分泌肿瘤。

【预后】预后差，多数报道中 5 年生存率大约占 50%。

（五）甲状腺未分化癌

甲状腺未分化癌（undifferentiated thyroid carcinoma）是高度恶性肿瘤，组织学表现全部或部分由未分化细胞构成，免疫组织化学和超微结构特征表明肿瘤细胞是向

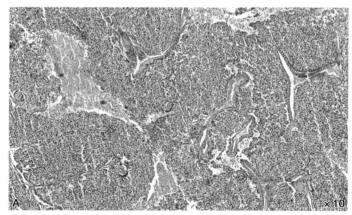
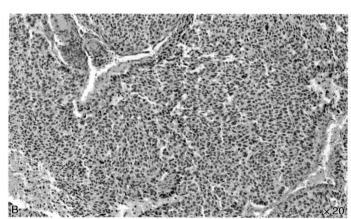
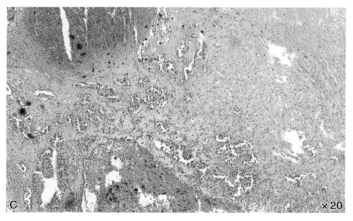

图 2-11　甲状腺低分化癌

A. 低分化癌，肿瘤细胞排列成岛状（HE 染色，×10）；B. 肿瘤细胞大小较一致，岛中央可见坏死（HE 染色，×20）；C. 肿瘤性坏死区域（HE 染色，×20）

上皮分化的肿瘤。

【临床特征】　老年患者常见，多见于女性。中位发病年龄 60~65 岁，少数患者低于 50 岁，年轻患者诊断时需谨慎。临床多表现为迅速增大的颈部肿块，半数患者可出现呼吸困难、吞咽困难、声音嘶哑。少数病例首发症状在皮肤、肠、骨组织[21-22]等处的转移灶。放射性碘扫描为"冷结节"。

【病理所见】

1. **大体特征**　未分化癌通常体积较大，伴有广泛浸润。常见出血及坏死。多数病例甲状腺被肿瘤组织取代，并侵及周围软组织。

2. **镜下特征**　形态学表现多样，主要由鳞状细胞、梭形细胞及巨细胞混合而成。鳞状细胞形态学与原发于肺或宫颈的鳞癌相似，细胞多形性生长，胞质宽，嗜酸性。梭形细胞呈肉瘤样外观，肿瘤细胞呈树状或席纹状排列时与软组织的纤维肉瘤或多形性肉瘤相似，出现黏液样改变时与软组织的黏液纤维肉瘤相似，可见广泛的凝固性坏死伴不规则边缘和栅栏状结构。梭形细胞区常有大量血管形成，肿瘤细胞排列成血管外皮瘤样结构，或形成不规则吻合的肿瘤细胞，类似血管肉瘤的形态。巨细胞由大量的多形性巨细胞构成，细胞核怪异、深染，胞质双嗜性。肿瘤细胞间常见大量炎细胞存在，尤其是巨细胞及鳞状细胞区。当中性粒细胞明显时与软组织的多形性肉瘤的炎症亚型相似。未分化癌病理性核分裂多见，可见大片坏死，有时可见到破骨样巨细胞。常发生甲状腺内及甲状腺外的浸润。

3. **免疫组化**　未分化癌为 thyroglobulin 和上皮细胞标记阳性，LCA 阴性，calcitonin 阴性。未分化癌的梭形细胞及巨细胞高分子量角蛋白阴性表达，低分子量角蛋白表达不一，梭形细胞区域可同时表达 Vimentin。

【鉴别诊断】　主要与肉瘤、淋巴瘤、甲状腺髓样癌鉴别。

【预后】　未分化癌为高度侵袭性恶性肿瘤，5 年生存率低，不足 14%。

二、伴有嗜酸细胞特点的甲状腺肿瘤

（一）嗜酸细胞腺瘤

甲状腺嗜酸细胞腺瘤（oncocytic adenoma），也称为 Hürthle 细胞腺瘤，全部或主要（超过 75%）由嗜酸细胞组成。

【病理所见】

1. **大体特征**　肿瘤完全由包膜包裹，圆形或椭圆形，多数为实性，切面棕褐色，也可出现钙化、出血及囊性变。有时肿瘤可出现大片的梗死灶。

2. **镜下特征**　这种腺瘤与普通腺瘤的镜下表现绝大多数一致。多数呈滤泡性生长，也可出现小梁状或实性生长，但若绝大多数区域呈这两种方式生长则应考虑恶性可能。滤泡内胶质嗜碱性，而乳头状癌的滤泡亚型的肿瘤性胶质多为深红色。滤泡中心可见似沙砾体的圆形钙化，其与真正沙砾体的区别在于这种钙化位于滤泡腔内，呈嗜碱性。这种钙化出现的频率并无统一，无明确的诊断意义。细胞核大小较均一，也可出现核增大、核深染的异型性表现，这些不能作为诊断恶性的依据（图 2-12）。

3. **免疫组化**　Thyroglobin 通常阳性，但比正常的滤泡细胞表达弱。上皮标记通常阴性，但 CK14 阳性。TTF-

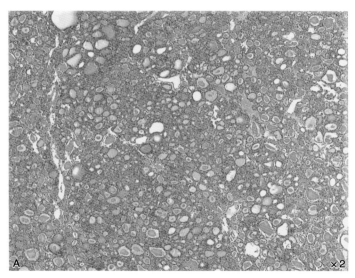
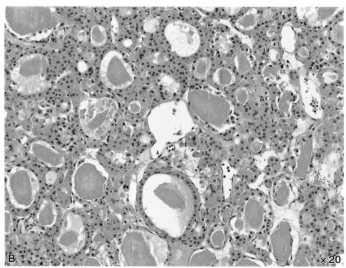

图 2-12　甲状腺嗜酸细胞腺瘤
A. 嗜酸细胞腺瘤，呈滤泡性生长（HE 染色，×2）；B. 细胞核大小一致（HE 染色，×20）

1表达阳性。

（二）嗜酸细胞癌

甲状腺嗜酸细胞癌（oncocytic carcinoma），也称 Hürthle 细胞癌（Hürthle cell carcinoma），是全部或主要（大于75%）由嗜酸细胞组成的恶性肿瘤。

【临床特征】 嗜酸细胞癌占全部甲状腺恶性肿瘤的2%~3%，占滤泡源性恶性肿瘤的20%[23]。女性患者与男性患者比例约为2:1，而嗜酸细胞腺瘤这一比例约为8:1[24]。患者平均年龄55岁。

【病理所见】

1. 大体特征 体积上常较良性肿瘤大，实性，切面与嗜酸细胞腺瘤相似为棕褐色。常为单灶性肿块，可继发出血、坏死，可见中央瘢痕。微小浸润性嗜酸细胞癌大体上有完整包膜，因此不易与嗜酸细胞腺瘤相鉴别。广泛侵袭性肿瘤边缘不规则，常侵犯甲状腺周围组织，可以形成独特的卫星结节而形成多结节外观。

2. 镜下特征 嗜酸细胞癌与嗜酸细胞腺瘤可以非常相似，可以呈分化好的滤泡性生长，也可以为实性或小梁状生长。肿瘤细胞呈高立方形或柱状，核分裂较多，核深染。嗜酸细胞癌诊断依据为包膜和（或）血管侵犯（图 2-13）。

【鉴别诊断】 微小浸润性嗜酸细胞癌应与滤泡性腺瘤、结节性甲状腺肿相鉴别。鉴别诊断还包括嗜酸细胞亚型乳头状癌、嗜酸细胞亚型髓样癌及甲状旁腺癌。

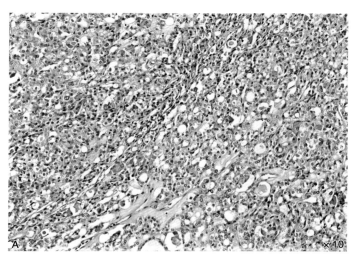
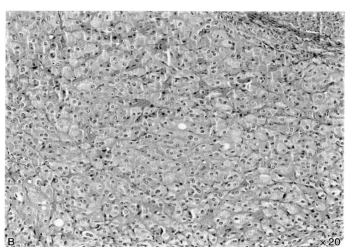
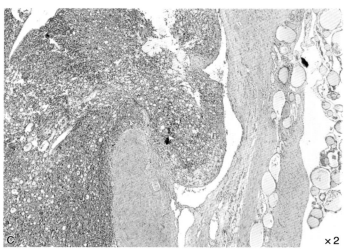

图 2-13 甲状腺嗜酸细胞癌
A. 嗜酸细胞腺癌，实性生长（HE 染色，×10）；B. 嗜酸细胞腺癌（HE 染色，×20）；C. 嗜酸细胞腺癌，包膜侵犯（HE 染色，×2）

三、C 细胞源性肿瘤

（一）髓样癌

甲状腺髓样癌（medullary thyroid carcinoma）是一种显示 C 细胞分化的恶性肿瘤。

【临床特征】 髓样癌占甲状腺恶性肿瘤的10%左右[25]，约75%的病例为散发病例。散发病例在全世界不同区域的发病率相似。遗传性病例为常染色体显性遗传[26]。甲状腺髓样癌在2型多发性内分泌肿瘤（MEN）综合征患者中高发，约90%的 *RET* 原癌基因功能性种系突变的患者会继发甲状腺髓样癌[27]。散发性髓样癌多见于成年人,稍多见于女性。在放射性同位素扫描中为"冷结节",约75%的患者表现为颈部结节,15%的患者出现吞咽困难、呼吸困难等局部症状。绝大多数的髓样癌会释放降钙素。

【病理所见】

1. **大体特征** 肿瘤边界清楚,通常无包膜包裹。少数病例可有纤维膜包绕。切面质硬,灰白、灰粉色。散发性病例常为单侧,家族性病例常为多发或双侧。典型髓样癌常好发于腺叶的中1/3,即正常情况下C细胞分布最多的地方。

2. **镜下特征** 组织学形态多样,可呈滤泡性、乳头型或未分化癌的生长方式。实际上,很多髓样癌的病例中都可以见到不同程度的滤泡结构。典型结构包括小叶状、梁状、岛状或片状。很多髓样癌大体上呈局限性生长,而在镜下发现肿瘤细胞已经浸润了周围正常的甲状腺组织。细胞圆形、多角形或梭形,细胞核圆形或椭圆形,染色质粗。双核细胞多见,可见多核巨细胞[28]。核仁多不明显,核分裂少。胞质嗜酸或双嗜性,有些病例胞质透明。在较大的肿瘤中坏死及出血较常见。90%的病例间质有淀粉样物沉积,刚果红染色在偏光镜下呈苹果绿的双折光。直径小于1cm的髓样癌病例为微小癌,肿瘤细胞排列成巢状、小梁状、弥漫生长,大多数微小癌预后很好(图2-14)。

3. **亚型**

(1)**乳头亚型**(papillary variant):偶有病例包含纤维血管轴心的真性乳头。假性乳头的病例更加常见,是由人为因素造成肿瘤细胞与血管分离,导致肿瘤细胞与间质之间形成假空白区。

(2)**滤泡亚型**(follicular variant):髓样癌可以全部或部分呈滤泡样结构,相似滤泡源性肿瘤。滤泡腔内是空的或含有嗜酸性物质。免疫组化calcitonin不同程度阳

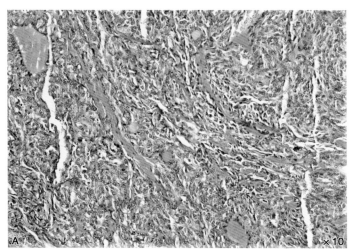
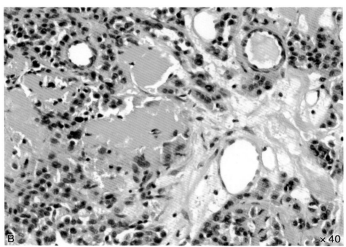
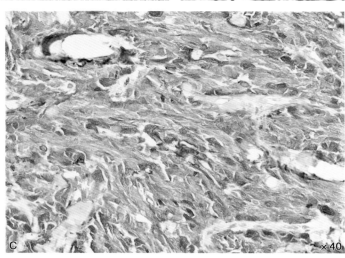

图2-14 甲状腺髓样癌

A. 甲状腺髓样癌,肿瘤呈小叶状生长(HE染色,×10);B. 甲状腺髓样癌,淀粉样物沉积(HE染色,×40);C. calcitonin阳性(IHC染色,×40)

性,thyroglobulin 阴性。

（3）小细胞亚型（small cell variant）：小细胞亚型的特点是肿瘤含有圆形或椭圆形的深染核,胞质很少,与小细胞癌类似。免疫组化 calcitonin 阳性,calcitonin 基因相关多肽证实其 C 细胞来源。小细胞亚型呈实性、梁状或弥漫性的生长方式。核分裂常见,可见坏死。免疫组化 Calcitonin 可阴性,CEA 染色通常强阳性。

（4）巨细胞亚型（giant cell variant）：偶见,核大,胞质嗜酸性。通常与典型的髓样癌混合存在。免疫组化 calcitonin 阳性。

（5）透明细胞亚型（clear cell variant）：透明细胞黏液卡红染色阴性,不包含糖元。免疫组化 calcitonin 阳性。

（6）产生黑色素亚型（melanotic variant）：有文献报道髓样癌病例中肿瘤细胞同时包含黑色素小体及 calcitonin 分泌颗粒,该肿瘤 HMB-45 表达高[29]。

（7）嗜酸细胞亚型（oncocytic variant）：偶见,60%~70%含有嗜酸细胞的髓样癌病例均含有典型的髓样癌特征,嗜酸细胞呈梁状排列,被不含有淀粉样变的纤维分割。免疫组化 calcitonin、CgA、CEA 阳性,thyroglobulin 阴性。

（8）鳞状细胞亚型（squamous variant）：髓样癌中可见局灶的鳞化。

（9）双分泌（amphicrine variant）：有文献报道肿瘤中含有约 30%的印戒样细胞,阿尔新蓝及嗜银染色显示约 5%的细胞同时嗜酸性及嗜银性。

（10）副神经节瘤样（paraganglioma-like variant）：偶见,肿瘤细胞排列成梁状,间质无淀粉样变,似透明变性小梁状肿瘤。免疫组化 calcitonin 阳性。

（11）血管肉瘤样亚型（angiosarcoma-like variant）：偶见,有假肉瘤样特征。

4. **免疫组化** 80%~90%的髓样癌 calcitonin 阳性,TTF-1 阳性,thyroglobin 阴性,低分子量角蛋白阳性,且 CK7（+）/CK20（-）。神经内分泌肿瘤标记包括 CgA、Syn 阳性。

【鉴别诊断】 需与滤泡癌、乳头状癌和未分化癌鉴别。免疫组化染色,髓样癌为 calcitonin 阳性、thyroglobulin 阴性。滤泡癌、乳头状癌和未分化癌均为 thyroglobulin 阳性、calcitonin 阴性。

【治疗及预后】 髓样癌首选手术切除肿瘤。年龄较大、男性及局部肿瘤侵犯范围与生存率下降相关。

（二）混合性髓样-滤泡癌

混合性髓样-滤泡癌（mixed medullary and follicular cell carcinoma）是一种同时具有呈降钙素（Calcitonin）阳性的髓样癌特征及甲状腺球蛋白（thyroglobulin）阳性的滤泡癌或乳头状癌特征的肿瘤。

【临床特征】 多见于成年人,稍多见于男性。在放射性同位素扫描中为"冷结节"。髓样癌瘤体与滤泡癌或乳头状癌瘤体可以是相互独立存在的肿瘤,也可以混合存在。混合性髓样癌-滤泡癌非常少见,约占所有甲状腺肿瘤的 0.15%。

【病理所见】

1. **大体特征** 绝大多数肿瘤实性、灰白、无包膜,直径 3~4cm。

2. **镜下特征** 特征是髓样癌及滤泡源性肿瘤成分以不同比例混合存在,其滤泡源性肿瘤部分滤泡细胞增大,细胞核可深染,免疫组化 thyroglobulin 阳性。肿瘤中的乳头状癌成分细胞核增大,有核沟及核内包涵体形成。髓样癌部分则为免疫组化 Calcitonin、CgA、Syn 阳性。偶有混合性髓样癌及嗜酸细胞癌、低分化癌及未分化癌的病例报道[30]。在转移淋巴结中可同时发现髓样癌与滤泡源性肿瘤成分。

【鉴别诊断】 混合性髓样-滤泡癌需要与包绕滤泡的髓样癌相鉴别,通常情况下,包绕的甲状腺滤泡在肿瘤的边缘区域。同时也需要与髓样癌的乳头亚型或滤泡亚型相鉴别,后两种肿瘤免疫组化 calcitonin 阳性而 thyroglobulin 阴性。

（三）C 细胞增生

甲状腺 C 细胞增生（C cell hyperplasia）是甲状腺滤泡中可见多灶的 C-细胞增生状态。

【临床特征】 C 细胞增生不常见,在遗传性甲状腺髓样癌的患者群体中研究的最多,发现 C 细胞增生与 RET 原癌基因突变相关。患有 MEN2 综合征的患者中,发现 C 细胞增生是一种逐渐发展成髓样癌的癌前病变。而在散发性髓样癌患者群中,伴有 C 细胞增生（继发性或生理性增生）未发现 RET 原癌基因突变[31]。继发性 C 细胞增生可能与老年患者[32]、桥本氏甲状腺炎[33]、高钙血症[34]、高胃泌素血症相关。

【病理所见】

1. **大体特征** 一般无异常表现。

2. **镜下特征** 镜下要求一个低倍视野（×100）可见至少 50 个 C 细胞[35]。细胞圆形或椭圆形,染色质粗,细胞核不明显。

四、肉瘤

肉瘤（sarcomas）是甲状腺的间质成分发生的恶性肿瘤。缺乏上皮标记并且有明显的肉瘤分化证据。

【临床特征】 已报道有多种肉瘤可发生于甲状腺组

织,包括血管肉瘤、纤维肉瘤、脂肪肉瘤、平滑肌肉瘤、骨肉瘤、尤因肉瘤/PNET、滤泡树突细胞瘤。绝大多数的甲状腺肉瘤自然病程及治疗方法与未分化癌无明显区别。血管肉瘤是原发于甲状腺呈血管内皮细胞分化的恶性肿瘤。甲状腺血管肉瘤最多见于欧洲部分国家,老年患者多见,多发生在长期结节性甲状腺肿的患者中。临床表现为疼痛、血胸等。

【病理所见】

1. **大体特征** 肿瘤较大,坏死及出血常见。切面常为结节状、有包膜,常呈侵袭性。

2. **镜下特征** 与软组织血管肉瘤相似,可见互相吻合的管腔被覆异型内皮细胞的乳头状凸起。肿瘤细胞胞质丰富,核圆形,核仁大边缘规则。可见大量核分裂。

3. **免疫组化** CD31、CD34、Ⅷ因子阳性(图 2-15)。

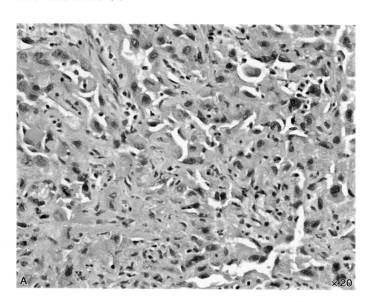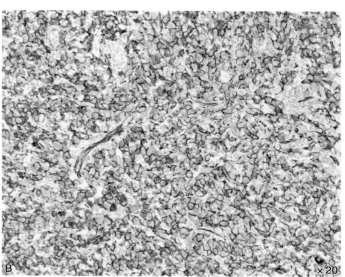

图 2-15 甲状腺血管肉瘤
A. 血管肉瘤,肿瘤细胞异型性明显(HE 染色,×20);B. CD31 染色阳性(IHC 染色,×20)

五、淋巴瘤及相关造血组织肿瘤

甲状腺原发淋巴瘤(primary malignant lymphoma)是甲状腺内的恶性淋巴细胞形成的肿瘤,约占甲状腺恶性肿瘤的 8%。超过 80% 的甲状腺淋巴瘤在非肿瘤区域呈自身免疫性甲状腺炎如桥本氏甲状腺炎表现。患者多见于中老年人,女性多见。多表现为甲状腺肿大,质硬。多数患者甲状腺功能正常,甲状腺核素扫描表现为一个或多个"冷结节"。

【病理所见】

1. **大体特征** 呈实性结节,切面灰白,鱼肉样外观,肿瘤边界清楚,无包膜。位于甲状腺包膜附近肿瘤可侵及甲状腺被膜及周围软组织。坏死及出血不常见。

2. **镜下特征** 常见类型包括非霍奇金淋巴瘤,主要为弥漫大 B 细胞淋巴瘤、MALToma、霍奇金淋巴瘤、浆细胞瘤和 Langerhans 细胞组织细胞增生症等(图 2-16)。

六、杂类肿瘤

(一)甲状旁腺肿瘤

甲状腺内甲状旁腺肿瘤(intrathyroid parathyroid

tumors)非常少见,仅占甲状腺肿瘤的 0.2%[36]。

【病理所见】

1. **大体特征** 甲状腺内甲状旁腺肿瘤可与原发性的甲状腺肿瘤非常相似,因此给病理医生造成困扰。

2. **镜下特征** 甲状腺内甲状旁腺肿瘤可形成滤泡腔内的胶质物质,似滤泡源性肿瘤;伴有嗜酸细胞或透明细胞的甲状腺内甲状旁腺肿瘤应与甲状腺的嗜酸细胞肿瘤或透明细胞肿瘤相鉴别。镜下甲状腺内甲状旁腺肿瘤更多见杂乱的血管结构,可形成巢状或梁状,内皮细胞明显。胞质内糖原 PAS 染色阳性。

3. **免疫组化** thyroglobulin、TTF-1、FLI-1 阴性,PTH、Syn 阳性。

(二)副神经节瘤

甲状腺副神经节瘤(paraganglioma of the thyroid)与其他部位副交感神经的副神经节瘤形态学一致。

【病理所见】 镜下显示分叶状或巢状的生长方式,S-100 阳性的支持细胞围绕 CgA 阳性的肿瘤生长。甲状腺的副神经节瘤需与发生在颈动脉体或其他颈部的副神经节瘤相鉴别,只能依靠术中大体所见。同时,副神经节瘤可以作为多种综合征的一部分出现。

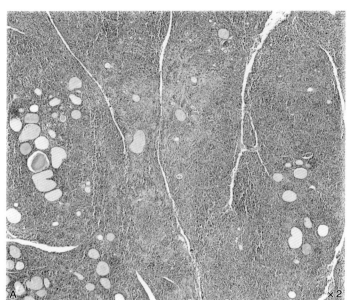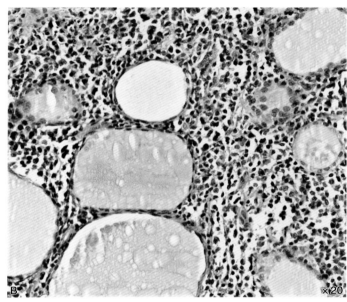

图 2-16　淋巴瘤及相关造血组织肿瘤
A. 黏膜相关淋巴组织淋巴瘤(HE 染色,×2);B. 甲状腺黏膜相关淋巴组织淋巴瘤(HE 染色,×20)

【鉴别诊断】 需与甲状腺原发副神经节瘤、髓样癌的副神经瘤亚型鉴别。

（三）畸胎瘤

甲状腺畸胎瘤(teratomas)通常发生于中轴位置,体积可很大。

【病理所见】

1. **大体特征** 多呈囊性结构伴有小灶实性部分。

2. **镜下特征** 与其他部位畸胎瘤的形态特征一样,可见外、中、内胚层成分。据报道几乎所有发生在新生儿和儿童的病例都是成熟性畸胎瘤,预后好;而成年人组多是恶性肿瘤,预后差。

（四）孤立性纤维性肿瘤

甲状腺孤立性纤维性肿瘤(solitary fibrous tumor)生物学行为通常为良性,也有恶性病例报道[37]。

【病理所见】

1. **镜下特征** 镜下与软组织肿瘤形态学相似。典型特征为血管外皮瘤样生长,细胞丰富区和细胞稀少区混合。

2. **免疫组化** 免疫组化 CD34、CD99、Bcl-2 阳性。

（五）异位胸腺瘤

异位胸腺瘤(ectopic cervical thymoma)是最常见的纵隔肿物。女性患者多见。

【病理所见】

1. **大体特征** 甲状腺异位胸腺瘤通常位于颈前外侧,深至胸锁乳突肌;也可紧邻或位于甲状腺下极。在胸腺瘤周围常可见残留的异位胸腺组织。与纵隔内胸腺瘤一样,异位甲状腺胸腺瘤可有包膜包裹或呈浸润样生长。

2. **镜下特征** 镜下组织学与纵隔胸腺瘤形态一致,多数属于 WHO 分类的 AB 型胸腺瘤。

（六）显示胸腺样分化的梭形上皮肿瘤

显示胸腺样分化的梭形上皮肿瘤(spindle epithelial tumor with thymus-like differentiation)主要发生在儿童及青少年(平均年龄 15 岁)。

【病理所见】

1. **大体特征** 肿瘤有包膜包裹,局灶境界清楚或呈浸润样生长。切面实性,灰白或棕褐色,略呈分叶状;可见小囊腔。周围可见残留的甲状腺组织。

2. **镜下特征** 肿瘤呈富于细胞性,由纤维间隔分隔呈不完全的小叶结构。梭形细胞核较长,染色质细,核仁不明显,胞质少。

（七）甲状腺内胸腺癌

甲状腺内胸腺癌(intrathyroid thymic caraincoma)成年患者多见(平均年龄 48.5 岁),形成甲状腺内结节。

【病理所见】

1. **大体特征** 切面实性、质硬、分叶状,灰白色或灰粉色。

2. **镜下特征** 肿瘤被纤维组织分割成不规则的叶状或岛状,常见淋巴细胞、浆细胞浸润。肿瘤细胞细胞核空泡状,核仁明显,胞质淡染,细胞边界不清,局灶可呈典型的鳞状细胞癌分化。

3. **免疫组化** CK、CD5 阳性,thyroglobin 阴性。

【鉴别诊断】 包括甲状腺未分化癌或转移癌。

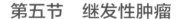

第五节　继发性肿瘤

咽、喉、气管、食管及甲状旁腺的恶性肿瘤可直接侵犯甲状腺组织，形成继发性肿瘤（secondary tumors）。环状软骨及喉的声门下区肿瘤易通过甲状软骨侵犯甲状腺[38]。绝大多数肿瘤都是鳞状细胞癌，甲状腺原发的鳞状细胞癌非常少见，因此甲状腺活检发现鳞癌时要考虑转移的可能性。通过血液转移至甲状腺的肿瘤常见，包括黑色素瘤及来自肾、肺、乳腺、胃肠道、头颈区、子宫的癌[39]。

大体上，继发性肿瘤常呈多灶性生长；镜下滤泡被肿瘤细胞围绕挤压，有明显的间质浸润，偶尔出现广泛的滤泡浸润，似甲状腺原发性肿瘤。

（毛歆歆　梁智勇）

参 考 文 献

1. Cuello C, Correa P, Eisenberg H. Geographic pathology of thyroid carcinoma. Cancer, 1969, 23: 230-239.

2. Williams ED. Pathology and natural history//Duncan W. Thyroid cancer. Berlin: Springer-Verlag. 1980: 47-55.

3. Williams ED, Doniach I, Bjarnason O, et al. Thyroid cancer in an iodide rich area: histopathologic study. Cancer, 1977, 39: 215-222.

4. Grebe SK, Hay ID. Follicular thyroid cancer. Endocrinol Metab Clin North Am, 1995, 24: 761-801.

5. Borhm T, Rothouse L, Wartofsky L. Metastatic occulit follicular thyroid carcinoma. JAMA, 1976, 235: 2420-2421.

6. Mete O, Asa SL. Pathological definition and clinical significace of vascular invasion in thyroid carcinomas of follicular epithelial derivation. Mod Pthol, 2011, 24: 1545-1552.

7. Franssila KO, Ackerman LV, Brown CL, et al. Follicular carcinoma. Semin Diagn Pathol, 1985, 2: 101-122.

8. Arif S, Patel J, Blanes A, et al. Cytoarchitectural and kinetic features in the histological evalution of follicular thyroid neoplasm. Histopatholgy, 2007, 50: 750-763.

9. Fonseca E, Soares P, Caedoso-Oliveira M, et al. Diagnostic criteria in well-differentiated thyroid carcinoma. Endocr pathol, 2006, 17: 109-117.

10. Baloch ZW, Livolsi VA. Follicular-patterned afflictions of the thyroid gland: reappraisal of the most discussed entity in endocrine pathology. Endocr Pathol, 2014, 25: 2-20.

11. Lieberman PH, Foote FW Jr, Schottenfeld D. A study of the pathology of thyroid cancer, 1930-1960. Clin Bull (MSKCC), 1972, 2: 7-12.

12. Williams ED, Doniach I, Bjarnason O, et al. Thyroid cancer in an iodine rich area: a Histopathological study. Cancer, 1977, 39: 215-222.

13. Mazzaferri EL, Young RL. Papillary thyroid carcinoma: a 10 year follow-up report of the impact of therapy in 576 patients. Am J Med, 1981, 70: 511-518.

14. Frauenhoffer CM, Patchefsky AS, Cobanoglu A. Thyroid carcinoma: A clinical and pathologic study of 125 cases. Cancer, 1979, 43: 2414-2421.

15. Patchefsky AS, Hoch WS. Psammoma bodies in diffuse toxic goiter. Am J Clin Pathol, 1972, 57: 551-556.

16. Asioli S, Erickson LA, Righi A, et al. Papillary thyroid caecinoma with hobnail features: histopathological criteria to predict aggressive behavior. Hum Pathol, 2013, 44: 320-328.

17. Lubitz CC, Economopoulos KP, Pawlak AC, et al. Hobnail variant of papillary thyroid carcinoma: an institutional case series and molecular profile. Thyroid, 2014, 24: 958-965.

18. D'Antonio A, De Chiara A, Santoro M, et al. Warthin-like tumous of the thyroid gland: RET/PTC expression indicates it is a variant of papillary carcinoma. Histopathology, 2000, 36: 493-498.

19. Hedinger CE, Williams ED, Sobin LH. Histological classification of tumors. WHO international classification of tumors, 2nd ed. Berlin: Springer-Verlag, 1988.

20. Carcangiu ML, Zampi G, Rosai J. Pooly differentiad ("insular") thyroid carcinoma. A reinterpretation of langhans "wuchernde Struma." Am J Surg Pathol, 1984, 8: 655-668.

21. Barr R, Dann F. Anaplastic thyroid carcinoma metastatic to skin. J Cutan Pathol, 1974, 1: 201-206.

22. Phillips DL, Benner KG, Keeffe EB, et al. Isolated metastasis to small bowel from anaplastic thyroid carcinoma. With a review of extra-abdominal malignancies that spread to the bowel. J Clin Gastroenterol, 1987, 9: 563-567.

23. Máximo V, Rios E, Sobrinho-Simoes M. Oncocytic lesions of the thyroid, Kidney, salivary glands, adrenal cortex, and parathyroid glands. Int J Surg Pathol, 2014, 22: 33-36.

24. Carcangiu ML, Bianchi S, Savino D, et al. Follicular Hürthle cell neoplasms of the thyroid gland. Cancer, 1991, 68: 1944-1953.

25. Mayias-Guiu X, DeLellis RA, Moley JF, et al. Medullary thyroid carcinoma//DeLellis RA, Lloyd RV, Heitz PU, et al. Pathology and genetics of tumors of endocrine organs (WHO Classification of Tumors). Lyon: IARC Press, 2004, 86-91.

26. Lips CJ, Vasen HF, Lamers CB. Multiple endocrine neoplasia syndromes. Crit Rev Oncol Hematol, 1988, 2: 117-184.

27. Gimm O, Morrison CD, Suster S, et al. Mutiple endocrine neoplasia type2//Delellis RA, Lloyd RV, Heitz PU, et al. Pathology an genetics of tumors of endocrine organs (WHO Classification of Tumors). 2004, 211-217.

28. KAkudo K, Miyauchi A, Ogihara T, et al. Medullary carcinoma of the thyroid. Giant cell type. Arch Pathol Lab Med, 1978, 102: 445-447.

29. Singh K, Sharma MC, Jain D, et al. Melanotic medullary carcinoma

of the thyroid-report of a case with brief review of literature. Diagn Pathol, 2008, 3:2.

30. Papotti M, Bussolati G, Komminoth P, et al. Mixed medullary and follicular cell carcinoma//Delellis RA, Lioyd RV, Heita PU, Eng C, et al. Pathology and genetics of tumours of endocrine organs (WHO Classification of Tumors). 2004, 92-93.

31. Saggiorato E, Rapa I, Garino F, et al. Absence of RET gene point mutations in sporadic thyroid C-cell hyperplasia. J Mol Diagn, 2007, 9:214-219.

32. O'Toole K, Rapa I, Garino F, et al. Absence of RET gene point mutation in sporadic histologic and biologic entities. Cancer, 1996, 77: 750-756.

33. Biddinger PW, Brennan MF, Rosen PP. Symptomatic C-cell hyperplasia associated with chronic lumphocytic thyroiditis. Am J Surg Pathol, 1991, 15:599-604.

34. Albores-Saavedra J. C-cell hypeplasia. Am J Surg Pathol, 1989, 13: 987-989.

35. Wells SA Jr, Pacini F, Robinson BG, et al. Multiple endocrine neoplasia type 2 and familial medullary thyroid carcinoma. Cancer, 2014, 120:1920-1931.

36. Akerstrom G, Malmaeus J, Bergdtrom R. Surgical anatomy of human parathyroid glands. Surgery, 1984, 95:14-21.

37. Rodriguez I, Ayala E, Caballero C, et al. Solitary fibrous tumor of the thyroid gland: report of seven cases. Am J Surg Pathol, 2001, 25:1424-1428.

38. Harrison DF. Thyroid gland in the management of larygopharyngeal cancer. Arch Otolaryngol, 1973, 97:301-302.

39. Nakhjavani Mk, Gharib H, Goellner JR, et al. Metastasis to the thyroid gland. A report of 43 cases. Cancer, 1997, 79:584-588.

第三章

甲状旁腺疾病

第一节　甲状旁腺肿瘤性疾病

一、甲状旁腺腺瘤

甲状旁腺腺瘤(parathyroid adenoma)是一种良性的甲状旁腺肿瘤,由主细胞、嗜酸细胞以及过渡型嗜酸细胞中的一种或几种构成。

【临床特征】甲状旁腺腺瘤占原发性甲状旁腺功能亢进病因的85%左右,在多发性内分泌肿瘤综合征1型(MEN1)、多发性内分泌肿瘤综合征2A型(MEN2A)、甲状旁腺功能亢进症-颌骨肿瘤综合征(HPT-JT)以及家族性孤立性甲状旁腺功能亢进患者中发病率较高。可发生于任意年龄段人群中,高峰年龄为50~60岁。男女发病比例2:1~3:1。肿瘤大部分累及单个腺体,也存在多发的情况。约75%的肿瘤位于下方的腺体中,15%位于上方腺体,另有10%可异位发生,可发生于纵隔、甲状腺、食管周围等部位。患者多伴有原发性甲状旁腺功能亢进。实验室检查见血钙及甲状旁腺激素升高[1]。

【病理所见】

1. 大体特征　腺瘤大小重量差异较大,大部分为难以触诊到的小结节。肿瘤多为卵圆形,可略呈分叶状,外被纤细的纤维组织包膜。切面灰白或灰褐色,局部可见出血、钙化、囊性变等继发改变。

2. 镜下特征　显微镜下肿瘤富于细胞,外被纤维包膜,部分病例可见周围被挤压的正常甲状旁腺组织。肿瘤细胞呈弥漫性生长,也可形成巢状、滤泡状或假乳头状等结构。腺瘤细胞以主细胞为主,细胞圆形或多边形,较正常主细胞稍大,胞质嗜酸,胞核居中、深染,核仁不明显,部分病例细胞核可出现明显异型性,甚至出现瘤巨细胞,核分裂少见(<1个核分裂/10HPF)。部分病例肿瘤中可见成熟的淋巴细胞和浆细胞浸润,这可能提示肿瘤细胞的退行性改变,需要注意与自身免疫性疾病相鉴别(图3-1)[2,3]。

3. 亚型

(1)嗜酸性腺瘤(oncocytic adenoma):占甲状旁腺腺瘤的3%~6%。切面质软,灰红色。肿瘤细胞可排列呈巢状、腺泡状、小梁状或栅栏状。75%以上的肿瘤细胞为嗜酸性细胞,胞质丰富、嗜酸、颗粒状,胞核圆形,染色质粗糙,可见明显核仁,偶尔可见异型性明显的胞核。

(2)甲状旁腺脂肪腺瘤(parathyroid lipoadenoma):本类肿瘤罕见,主要由增生间质以及实质成分共同构成。间质成分由成熟的脂肪组织构成,伴有黏液变性、纤维化、慢性炎等继发改变。实质成分以主细胞为主,同时伴有数量不等的嗜酸细胞,呈纤细分支的条索状排列。

(3)水样清细胞腺瘤(water-clear cell adenoma):本类肿瘤极为罕见,肿瘤细胞胞质透亮呈空泡状,胞核小而深染,核居中或偏位。

(4)不典型甲状旁腺腺瘤(atypical parathyroid adenoma):本类肿瘤形态上具有一些甲状旁腺癌的特征,包括肿瘤内纤维分隔、紧邻周围组织、包膜见肿瘤细胞团、实性或小梁状生长方式、核不典型性、明显的核仁以及核分裂,但是本身缺乏浸润性生长的证据。不典型腺瘤中所包含的组织学表现均不足以将其诊断为癌。

4. 免疫组化　PTH阳性,同时CgA、Syn等神经内分泌标记阳性,Ki-67一般≤4%,CDC73阳性,可在一定程度上以此与癌鉴别[4]。

5. 电镜　细胞结构呈高功能性改变,与增生没有实质性差别。分泌颗粒、大量高尔基体、丰富的粗面内质网、环形层状小体以及大量溶酶体为细胞的主要特征。相比于正常主细胞,胞质中可见大量糖原及分泌空泡。

6. 分子病理　PRAD1重排、cyclin D1过表达、MEN1突变、CDKN家族基因突变在散发病例中均占有一定比例。

【治疗与预后】治疗主要以手术切除为主,大多数手术切除后预后良好,部分患者有可能复发。

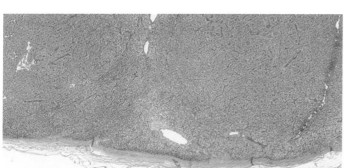
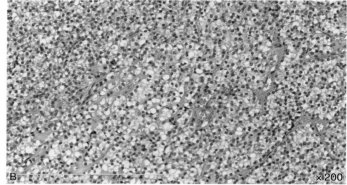
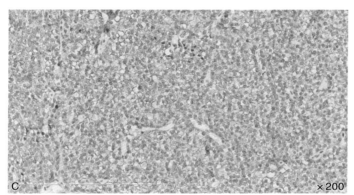

图 3-1　甲状旁腺腺瘤

A.肿瘤纤维包膜完整(HE 染色,×25);B.肿瘤由主细胞构成(HE 染色,×200);C.免疫组化染色 PTH 呈弥漫阳性(×200)

二、甲状旁腺癌

甲状旁腺癌(parathyroid carcinoma)是甲状旁腺实质细胞来源的恶性肿瘤。占原发性甲状旁腺功能亢进的比率不超过 5%,不过在 HPT-JT 以及家族性孤立性甲状旁腺功能亢进患者中发病率可达到 10%~15%[5]。

甲状旁腺癌可发生于任意年龄段人群中,平均年龄 56 岁。男女发病比例 1∶1。

【临床特征】　临床上,患者多伴有甲状旁腺亢进症状,而且多数患者有明显的高钙血症症状,如恶心、呕吐、无力、多尿等,以及肾脏或者骨骼的并发症。部分少见情况下,甲状旁腺癌可不具有功能性,临床表现类似于甲状腺癌。患者颈部一般可触及明显的肿物[5,6]。

实验室检查:血钙及甲状旁腺激素明显升高。

【病理所见】

1. **大体特征**　肿瘤一般较大,重量从 1.5 到 50g 不等。一般没有明显的边界,常与周围软组织以及甲状腺粘连。切面灰粉灰褐色、质细腻,可由于纤维分割而呈分叶状,但部分癌与腺瘤难以区别。

2. **镜下特征**　组织学上,甲状旁腺癌的诊断需要有明确的浸润性生长或转移的证据,包括侵及周围组织结构(甲状腺、软组织)、包膜浸润、累及包膜外血管、神经浸润以及

远处转移。其中血管浸润要求必须累及包膜间或周围软组织中的血管,血管内肿瘤细胞团需要与管壁的纤维成分相连,可以没有血管内皮覆盖。另外,在大部分甲状旁腺癌中能够见到粗大的纤维组织分隔,但这并不足以判断肿瘤的良恶性。甲状旁腺癌细胞多为主细胞,胞核深染致密,核仁不明显,有时可见到异型性明显的肿瘤细胞,甚至瘤巨细胞。核分裂较多见,可见不典型核分裂(图 3-2)。

3. **免疫组化**　Ki-67 指数一般在 6%~8.4%,CDC73 阴性需警惕恶性可能[7]。

4. **分子病理**　CDC73 基因失活突变是现阶段已知的最主要突变,但其对于癌和腺瘤的鉴别价值还有待进一步确认。另外,CCND1、RB1、PIK3CA 等基因突变均可在部分甲状旁腺癌病例中检测到。

【鉴别诊断】

1. **甲状旁腺腺瘤**　两者鉴别困难,只有当出现明显的浸润或转移证据时方可诊断为癌。另外,粗大的纤维分隔、明显的细胞异型性、不典型核分裂、大核仁、>5 个核分裂/50HPF、坏死以及 Ki-67 指数升高均提示肿瘤的恶性可能,但都不足以将肿瘤诊断为癌[6]。

2. **甲状旁腺瘤病(parathyromatosis)**　是一种导致持续性或复发性甲状旁腺功能亢进的罕见因素。主要表现为颈部或纵隔的软组织中可以见到多灶的高功能性的

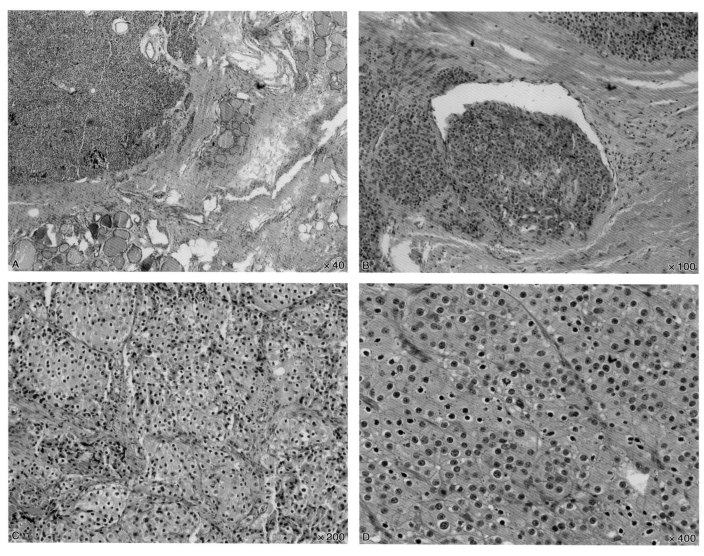

图 3-2　甲状旁腺癌

A. 肿瘤累及甲状腺组织(HE 染色,×40);B. 肿瘤侵及血管,可见脉管内瘤栓(HE 染色,×100);C. 肿瘤细胞间可见纤维分隔(HE 染色,×200);D. 肿瘤细胞可见不典型核分裂(HE 染色,×400)

甲状旁腺组织,这可能与手术或胚胎发育异常有关。这种情况下需要注意与癌的鉴别,一般甲状旁腺癌患者血钙水平更高,同时也能够触诊到明显的颈部结节[8]。

【治疗与预后】　目前主要以手术切除为主,辅助药物治疗以控制高钙血症及相应并发症。

5 年以及 10 年生存率分别为 78% ~ 85% 以及 49% ~ 70%,术后多会复发,多见于同侧甲状腺、喉返神经、气管、食管以及颈部肌群,病程后期会出现远处转移[5,6]。

第二节　非肿瘤性疾病

一、甲状旁腺增生

甲状旁腺增生(parathyroid hyperplasia)指甲状旁腺实质细胞的非克隆性增生。

【临床特征】　主细胞增生多见于 MEN1 以及 MEN2A 的患者中,而水样清细胞增生则多不具有遗传倾向。甲状旁腺增生多伴有甲状旁腺功能亢进相应症状。

实验室检查:甲状旁腺激素水平升高,可伴有血钙升高[1]。

【病理变化】

1. 大体特征

(1)主细胞增生:典型的原发性主细胞增生表现为所有腺体均增大,切面灰褐灰红。部分病例可出现单一腺体呈结节状增大,类似于甲状旁腺腺瘤改变,同时一小部分病例主细胞增生仅在镜下可见。

(2)水样清细胞增生:一般四个腺体均明显增大,总质量可达 100g 以上,上部的腺体增大得更为明显。切面质软,巧克力色,可见出血及囊性变,部分病例中可出现由腺体延伸出的"伪足"样结构。

2. 镜下特征

(1) 主细胞增生:镜下增生结构以主细胞为主,也可混杂有其他类型细胞。一般呈弥漫性或结节状生长,可出现纤维分隔、腺泡状结构以及巨核细胞。部分病例中,在颈部可出现多灶性增生的甲状旁腺组织,这种情况称为甲状旁腺腺瘤病,一般见于四个腺体全部累及的主细胞增生,可能是术后复发的原因之一。

(2) 水样清细胞增生:镜下主要特征为增生的细胞全部为胞质透明的水样清细胞,胞质内可存在嗜酸性小颗粒,细胞大小差异较大,因此有些区域是增生改变有些区域是细胞肥大改变。一般呈实性或假腺样结构生长,纤维间质较少。

【鉴别诊断】 主要与甲状旁腺腺瘤鉴别,主要依据是腺瘤周边可见挤压的境界清楚的正常甲状旁腺组织,以及腺瘤病例中至少存在一个正常的甲状旁腺腺体,其他包括大小、形状、颜色、细胞成分、核异型性、Ki-67 指数均不足以鉴别增生与腺瘤。

【治疗】 有原发性以及继发性的区别,需明确病因后进行针对性治疗。

二、甲状旁腺囊肿

甲状旁腺囊肿(parathyroid cyst)以下部腺体多见,偶尔也可见于上部腺体以及纵隔区域。一般很少出现压迫症状。甲状旁腺囊肿囊壁内衬覆立方细胞,囊壁间可见甲状旁腺组织,偶尔在囊周围可见到异位的涎腺组织,囊内液体含有 PTH[9]。

三、脂肪增生

脂肪增生(fat hyperplasia)较为少见,一般四个腺体均增大,浅红色。光镜下可见大量成熟脂肪细胞,脂肪细胞与实质细胞比例为 1:1。

(孙健　张静)

参 考 文 献

1. Bilezikian JP. Primary hyperparathyroidism. Endocr Pract, 2012, 18 (5):781-790.

2. Duan K, Gomez Hernandez K, Mete O. Clinicopathological correlates of hyperparathyroidism. J Clin Pathol, 2015, 68(10):771-787.

3. Grimelius L, Bondeson L. Histopathological diagnosis of parathyroid diseases. Pathol Res Pract, 1995, 191(4):353-365.

4. Kruijff S, Sidhu SB, Sywak MS, et al. Negative parafibromin staining predicts malignant behavior in atypical parathyroid adenomas. Ann Surg Oncol, 2014, 21(2):426-433.

5. Schulte KM, Talat N. Diagnosis and management of parathyroid cancer. Nat Rev Endocrinol, 2012, 8(10):612-622.

6. Asare EA, Sturgeon C, Winchester DJ, et al. Parathyroid Carcinoma: An Update on Treatment Outcomes and Prognostic Factors from the National Cancer Data Base (NCDB). Ann Surg Oncol, 2015, 22 (12):3990-3995.

7. Shattuck TM. Somatic and germ-line mutations of the HRPT2 gene in sporadic parathyroid carcinoma. N Engl J Med, 2003, 349(18): 1722-1729.

8. Wu TJ, Wang YT, Chang H, et al. Parathyromatosis. Kidney Int, 2012, 82(10):1140.

9. Passarella P, Shawa H. Parathyroid cysts: a rare and diagnostically challenging cause of neck mass. Endocr Pract, 2018, EP-2018-0260.

第四章

肾上腺皮质疾病

第一节　先天性疾病

一、先天性肾上腺异位

先天性肾上腺异位(congenital adrenal heterotopia)指在正常解剖部位以外的地方发现肾上腺组织。通常在腹部沿性腺下降的路径部位常见，但也有罕见的发生于胚胎学无法解释的其他部位如肺、甲状腺、胎盘及颅内等部位。

副肾上腺(accessory adrenal tissue)是由肾上腺皮质原基分裂出来的组织，通常位于正常肾上腺邻近如肾区、肝被膜、脾、腹膜后和精索等部位。

没有严格的定义区分肾上腺异位和副肾上腺，倾向于认为肾上腺异位组织可伴有髓质组织，而副肾上腺组织仅有肾上腺皮质。鉴于二者临床意义相同，通常可认为两者为同义词。

【临床特征】先天性肾上腺异位多数为手术或尸检时无意中发现。在一项包含 100 例连续尸检病例的研究中，32%病例在腹腔神经丛中可见到肾上腺异位/副肾上腺，其中半数(16%)既有肾上腺皮质，又有肾上腺髓质[1]。各部位的发病率见表 4-1。

表 4-1　肾上腺异位/副肾上腺在不同部位的发病率

部　　位	发病率
腹腔神经丛	32%
肾脏，通常肾上极被膜下	0.1%~6%
阔韧带	23%
睾丸附件	7.5%
精索	3.8%~9.3%
罕见部位:胎盘、肝、肺、颅内等	N/A

多数为先天性发生，发现时可处于各年龄段。性别男女无明显差异。临床上，通常无症状，为手术或尸检病理检查时无意中发现。

【病理所见】

1. **大体特征**　为被膜下或软组织内境界清楚的结节，0.5~7mm，大者可超过 1cm。切面实性，黄至棕红色，质软。部分可伴有陈旧性出血，极少可见钙化。

2. **镜下特征**　为境界清楚的结节，通常无明确纤维包膜，肾上腺成分组织学与正常肾上腺相同(图 4-1)。个别可见含铁血黄素沉积，极少数可见局灶钙化。

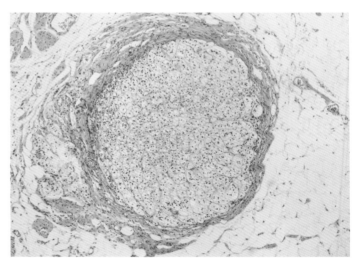

图 4-1　左盆腔漏斗韧带镜下可见一小的肾上腺皮质结切，周围有纤维包绕(HE 染色，低倍放大)

二、先天性肾上腺增生

先天性肾上腺增生(congenital adrenal hyperplasia, CAH)又称肾上腺素综合征，是一种常染色体隐性遗传疾病。肾上腺皮质醇生物合成过程中需要 5 种酶，其中任 1 种缺乏都引起本病[2]。皮质醇合成减少导致垂体产生促肾上腺皮质激素增加，从而使双侧肾上腺皮质代偿性增生。约 95%的病例是 21-羟化酶缺乏引起[3]。

【临床特征】"经典型"先天性肾上腺增生在白人中的发病率为 1/15 000~1/5000。多为先天性发生，即出生时即发病。

临床上,21-羟化酶缺乏症的症状取决于酶缺陷的程度。经典的21-羟化酶缺乏症在儿童时期出现醛固酮缺乏症状,包括雄激素过量或继发电解质消耗导致的症状和体征。女孩通常有模棱两可的生殖器,男孩表现出早期的男性化。此外,还有一种温和的、症状轻微的非经典形式的21-羟化酶缺乏症,皮质醇和醛固酮量正常,但是性激素前体的增加,患者可无症状或表现为高雄激素血症。11β-羟化酶缺乏导致皮质醇和醛固酮合成缺陷从而引起雄激素生成增加,引起男性化和高血压。长期患病的患者可能会产生肾上腺皮质或睾丸的类固醇型肿瘤。

【病理所见】

1. **大体特征** 双侧肾上腺显著性弥漫增大,颜色加深,呈棕褐色,脑回样外观。每个腺体通常重10~15g。

2. **镜下特征** 镜下束状带及网状带弥漫性增生,束状带中含脂质的细胞(透明细胞,脂质耗尽)减少、消失,代之以具有嗜酸性细胞质的细胞。

【鉴别诊断】

1. **肾上腺皮质增生** 通常是老年患者,表现为糖皮质激素或盐皮质激素过量,而不是类固醇性激素增多。肉眼观通常为结节状,或混合性弥漫性和结节状。

2. **Beckwith-Wiedemann 综合征** 与多种解剖异常相关;皮质内可见细胞肥大。

三、Beckwith-Wiedemann 综合征

Beckwith-Wiedemann 综合征(Beckwith-Wiedemann syndrome)为先天性疾病,部分有家族遗传性。临床表现包括颅面部异常、腹壁缺损、巨人症、巨舌症及肾上腺增生[4]。

【临床特征】 发病率约为1/13 000。约7.5%的儿童发展为恶性肿瘤,包括肾母细胞瘤、肾上腺皮质癌等。

【病理所见】

1. **大体特征** 双侧肾上腺弥漫性增大,外观呈脑回样,重量可达16g。

2. **镜下特征** 肾上腺皮质细胞肥大,累及皮质的所有细胞,有时可形成皮质微囊肿。肾上腺髓质增生。

第二节 肾上腺皮质结节及瘤样病变

一、肾上腺皮质增生

肾上腺皮质增生(adrenal cortical hyperplasia)通常是由于肾上腺皮质细胞数目增多引起的非肿瘤性疾病,增生可为弥漫性,伴一个或多个结节形成,或为二者的混合型。常由于ACTH增多刺激肾上腺皮质增生、体积增大、血清皮质醇增加。ACTH增多可能为垂体源性或异位激

素分泌(小细胞癌、类癌瘤等)引起。

【临床特征】

1. 弥漫性及小结节状增生,女性多见,女性与男性别比例约5:1。平均年龄31岁。大结节状增生女性多见,男女性别比例同前,平均年龄44岁。

2. 根据其临床激素症状,肾上腺皮质增生分类见表4-2。

表4-2 内分泌综合征与肾上腺皮质增生的分类

内分泌综合征	肾上腺皮质增生
肾上腺皮质功能亢进	
库欣综合征	
垂体性(库欣病)	弥漫性和(或)结节状
异位 ACTH 分泌综合征	常为弥漫性
原发性色素结节性肾上腺皮质疾病	常为小结节状
大结节增生伴显著肾上腺肥大	大结节状
异位促肾上腺皮质激素释放因子分泌	常为弥漫性
醛固酮增多症	弥漫性和(或)小结节状
肾上腺皮质功能正常	弥漫性和(或)结节状

【病理所见】

1. **大体特征** 肾上腺体积增大、重量增加,单个重12~24g。皮质增生可能是弥漫性、结节性或两者的混合。小结节的定义为直径<0.5cm,大结节定义为直径>1cm。弥漫增生者皮质均匀增厚,色泽加深,呈棕褐色。可伴有数目不等的结节,结节大者可达3cm,肾上腺重量可达50g。

2. **镜下特征** 弥漫性增生区可见扩大的束状带,主要由嗜酸性致密细胞构成,而富脂质细胞缺乏。球状带细胞空泡状。结节状增生则由嗜酸性细胞、透明细胞或二者混合构成。细胞排列的方式多种多样,包括腺泡状、小梁状、脑回状、条带状及假腺样等。有时如无详细的临床资料,单纯形态学很难与肾上腺皮质肿瘤相鉴别。由于增生的皮质、结节的挤压,肾上腺髓质形态变形、不规则。

【鉴别诊断】 主要与肾上腺皮质腺瘤相鉴别。皮质腺瘤通常为单个结节,罕见多发结节,病变累及单侧肾上腺。结节周围的肾上腺皮质正常或萎缩。

二、原发性色素性结节状肾上腺皮质疾病

原发性色素性结节状肾上腺皮质疾病(primary pigmented nodular adrenocortical disease,PPNAD)是一种特点鲜明的非 ACTH 增多、非垂体依赖的库欣综合征[5],主要特征包括双侧肾上腺小结节状增生,结节内有不同程度的脂褐素沉积。肾上腺可正常大小或轻度增大。

【临床特征】 患者发病年龄较年轻,平均 18 岁。女性略多于男性,男女性别比约 4:6。

临床症状主要表现为肾上腺皮质功能亢进/库欣综合征的症状,大部分(82%)有较严重及显著症状,少部分(18%)为亚临床表现而症状轻微。主要症状包括向心性肥胖、体重增加、多毛症、高血压、骨质疏松、腹部条纹、月经周期改变、身材矮小、肌无力、粉刺、背部疼痛、抑郁症、性早熟、肾结石、低钾血症等。患者用地塞米松治疗,反而引起糖皮质激素增高,使得本病区别于其他原发于肾上腺皮质的库欣综合征。

【病理所见】

1. **大体特征** 肾上腺体积可减小、正常或略增大,重量在 0.9~13.4g 之间,平均 9.6g。肉眼见外表面散在的色素性结节,直径 1~3mm,位于被膜下或突出于周围结缔组织内。切面上,结节可呈浅灰色、棕灰色或深褐色,个别结节可呈黄色。

2. **镜下特征** 镜下色素结节圆形或椭圆形,边界轮廓不规则,结节无包膜,常深入皮质网状带中,部分突入、挤压肾上腺髓质;部分突入周围脂肪组织中;部分可突入静脉血管,在不同的切面上可表现为拱形隆起甚至假瘤栓样改变。结节中的细胞大部分为嗜酸性、致密细胞,部分可为富脂质的透明或空泡细胞。细胞中可见脂褐素沉积(图 4-2)。

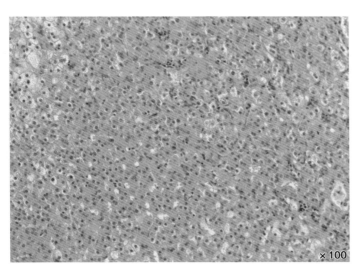

×100

图 4-2 结节中细胞为嗜酸性胞质的致密细胞,细胞中可见棕色色素沉积(HE 染色,×100)

【鉴别诊断】

1. **色素性皮质腺瘤** 常为单发性结节,体积较大,直径为 3~6cm。

2. **肾上腺皮质癌** 常为单个结节,巨大肿块。显著的细胞异型性,核分裂易见,可见坏死灶及纤维分隔。有血管及被膜侵犯。

三、大结节性增生伴显著肾上腺增大

大结节性增生伴显著肾上腺增大(macronodular hyperplasia with marked adrenal enlargement)是一种原发的肾上腺皮质源性库欣综合征疾病。敏感的影像学检查可见大结节。

【临床特征】 一些研究提示女性发病略多于男性,另一些研究提示男女发病率大致相同。患者年龄平均为 56.2 岁。

【病理所见】

1. **大体特征** 肾上腺显著增大,重量增加,在 28~297g 之间。结节状增生显著,表面粗糙的圆丘状凸起,如佛像头部发髻,直径 0.1~5.5cm;切面结节为黄色或金黄色,部分区域有小的不规则的灰褐色灶。结节无包膜,部分结节融合。肾上腺髓质严重挤压、变形,有时难以分辨,仅部分切片可见残留髓质成分。

2. **镜下特征** 结节中部分为富于脂质、透明及空泡状胞质的细胞,混合不等量的致密、嗜酸性胞质的细胞。细胞核多形性及核分裂罕见。个别可见到局灶假腺管样排列,腔内有条索状略嗜碱性物质,但黏液及糖原染色均为阴性。偶见有髓脂肪瘤样增生,伴骨化生。

【鉴别诊断】

1. **肾上腺皮质腺瘤** 通常单侧、单发。

2. **肾上腺皮质癌** 单发,体积巨大,有恶性细胞形态特征,伴周围或血管侵犯。

第三节 肾上腺皮质腺瘤

一、概述

肾上腺皮质腺瘤(adrenal cortical adenoma)是发生于肾上腺皮质细胞的良性肿瘤,伴或不伴有激素功能,生化检查常伴有皮质醇增多的表现。

【临床特征】 肾上腺皮质腺瘤发病率未知,女性略多于男性,可发生于任何年龄段。双侧发生率大致相同。虽然特定激素功能的腺瘤有一定的形态特点,但单根据形态学而不考虑临床及内分泌检查结果,几乎不可能预测其内分泌功能。肿瘤通常为单侧性、单发。当伴有内分泌综合征时,可以检测到 3 类皮质激素中的一种或多种激素的过多分泌。

最常见的伴内分泌异常的肾上腺皮质腺瘤为伴有原发性醛固酮增多症,其次为伴有库欣综合征、伴有男性化甚至罕见的女性化[6]。即使是无内分泌功能亢进的肿

瘤,仍能产生可被放射标记的类固醇前体,但不能分泌足够的类固醇激素从而产生皮质醇增多的相应症状。伴有男性化和女性化的肾上腺皮质腺瘤提示有恶性变的可能,尤其是当肿瘤体积较大、重量大于100g时。

【病理所见】

1. 大体特征 大体为界限清楚的肾上腺内肿块,不能区分起源于束状带、网状带还是球状带,有些有包膜。通常为单侧、单发性肿块,直径从1.5~6cm,重量通常小于100g,个别可大于100g[7]。单纯凭借重量一个指标不足以判断肿瘤的良、恶性。肿瘤切面出血、坏死罕见。伴原发性醛固酮增多症的腺瘤常为亮黄色,界限清楚无包膜。通常体积更小,直径<2cm。此类肿瘤可为多发,甚至为双侧发生;而伴有库欣综合征者常为黄褐色,有包膜。一些有功能的肾上腺皮质腺瘤可呈均匀一致的棕黑色、黑色,为黑色腺瘤亚型[8]。

2. 镜下特征 显微镜下,各种临床功能类型的腺瘤没有显著的组织学差异。肾上腺皮质腺瘤与邻近的肾上腺组织界限清楚,轮廓光滑,无包膜,有时可形成外周纤维性假包膜。通常由三种细胞成分不同比例混合而成,包括类似束状带的富含脂质的透明细胞(图4-3)、不含脂质胞质的嗜酸性类似网状带的致密细胞(图4-4),以及类似于球状带的胞质空泡化的细胞。偶见灶性核增大、核内假包涵体及色素沉积。肿瘤细胞有各种各样的排列方式,包括巢灶、条索及小梁状等,较少见的有假腺泡状伴黏液基质[9](图4-5)。坏死及核分裂极罕见。有些腺瘤可伴有脂肪及髓脂肪瘤样化生[10]。

一些无激素功能的肾上腺皮质腺瘤主要由嗜酸细胞构成(图4-6),称为嗜酸细胞瘤(oncocytoma),与其他部位的嗜酸细胞瘤形态相同。该肿瘤生物学行为为良性。

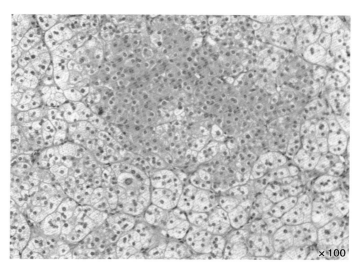

图4-4 肿瘤由透明富脂质细胞及嗜酸性胞质致密细胞两种组成。个别细胞有多形性(HE染色,×100)

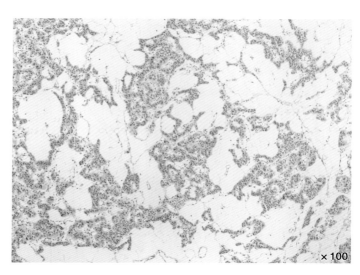

图4-5 肿瘤细胞排列成假腺管样,周围有多量黏液样物(HE染色,×100)

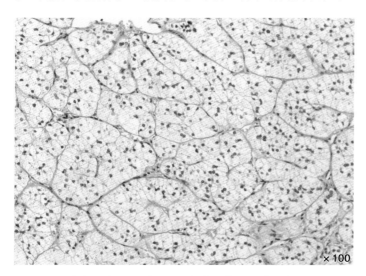

图4-3 肿瘤细胞透明,富于脂质,类似肾上腺束状带细胞(HE染色,×100)

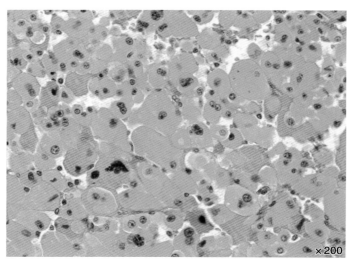

图4-6 肿瘤主要由富于嗜酸性胞质的细胞构成,部分细胞核有多形性(HE染色,×200)

3. 电镜 原发性醛固酮增多症经过药物治疗的患者肿瘤细胞胞质内可见嗜酸性小球,电镜下为板层螺旋状物,目前认为其来自滑面内质网。

【鉴别诊断】

1. 肾上腺皮质癌 重量常>100g,显著的肿瘤细胞异型性,核分裂易见,有凝固性坏死,可见宽的纤维分隔带。

2. 肾上腺嗜铬细胞瘤 起源于肾上腺髓质,周围有受压变薄的肾上腺皮质。大体色泽为棕红色,体积较大者,常有出血、坏死及囊性变。肿瘤细胞呈"器官样"排列,可见纤细的血管腔隙分隔。免疫组化显示肿瘤细胞CgA、Syn 阳性,而间隔的支持细胞 S-100 阳性。

3. 小结节或大结节状肾上腺皮质增生 常为多发性结节,邻近及对侧肾上腺皮质常增生,而非萎缩。

二、产生皮质醇的腺瘤

皮质醇分泌增多引起非 ACTH 依赖的库欣综合征,典型的症状包括向心性肥胖、体重增加、皮肤变薄、易擦伤、伤口不愈、腹部条纹、肌张力下降、骨质疏松等。精神症状包括抑郁症、易激惹。生殖系统症状包括多毛症、月经周期改变等。体液增多、多血症引起高血压。患者机会性感染增多。通过 24 小时尿皮质醇浓度测定可确诊。检测不到血清中 ACTH 浓度,表明为非 ACTH 依赖型库欣综合征。通常情况下,直径≥2.5cm 的腺瘤分泌过多的皮质醇足以引起显著的内分泌症状,而直径<2.5cm 的腺瘤分泌的皮质醇仅引起轻微的症状,称为"亚临床型"库欣综合征。

三、产生醛固酮的腺瘤

醛固酮分泌增多引起高血压、低钾血症,这类原发性醛固酮增多症症状又称为 Conn 综合征。严重低钾血症患者出现肌力下降、痉挛、头痛、心悸、多饮、多尿及夜尿。大多数原发性醛固酮患者无低钾血症,高血压的程度为中度到重度,且常规药物治疗无效。

四、分泌雄激素和雌激素的腺瘤

分泌性激素的肾上腺皮质肿瘤罕见,如果有,其中肾上腺皮质癌比腺瘤更多见。女性患者有过多的雄激素可引起多毛症、男性化、闭经等症状,而男性患者有过多雌激素则引起男性乳腺发育、阳痿等。成人分泌睾酮的肾上腺肿瘤可无明显临床症状。

五、无功能肾上腺皮质腺瘤

大多为影像学检查时无意中发现,故又称"偶发瘤

(incidentaloma)",无明显临床症状。随着腹部 B 超、CT 及磁共振技术的发展及普遍应用,此类肿瘤发病率有增加趋势。对于该类肿瘤应仔细评估病史、激素功能及详细体格检查,并通过影像特征、肿块大小等除外恶性肿瘤。

第四节 肾上腺皮质癌

肾上腺皮质癌(adrenal cortical carcinoma)指来源于肾上腺皮质细胞的恶性上皮性肿瘤。可伴有或不伴有内分泌功能,生化检查可提示皮质醇异常增多。

【临床特征】 肾上腺皮质癌年发病率为(0.5~2)/1 000 000 人,可发生于儿童及成人,因此发病年龄呈双峰分布。在儿童中,中位发病年龄为 4 岁,而成人的中位发病年龄为 45 岁。多数研究中,女性患者略多于男性。大多数病例为散发,但偶见于一些遗传性综合征,如 Li-Fraunemi 综合征及 Beckwith-Wiedemann 综合征等。

临床上,患者的临床症状多与肿块有关,与肾上腺皮质腺瘤相比,肾上腺皮质癌无功能者更多见,男性患者尤其如此。与成人相比,功能性肿瘤在儿童更多见。成人功能性肿瘤多为库欣综合征,伴或不伴有男性化,罕见醛固酮增多症;而儿童肿瘤患者多表现为混合性皮质醇增多伴男性化。

【病理所见】

1. 大体特征 肾上腺皮质癌体积较大,有时可称为巨大的肿瘤,通常直径大于 5cm,重量>500g,其中位体积直径为 15cm,中位重量为 500g[6]。但偶见有较小的肿瘤直径 3cm[11]。肿瘤切面常为黄褐色,因伴有出血、坏死呈斑杂色彩。部分肿瘤因含有交织的宽胶原束而外观呈结节状。罕见情况下,肿瘤呈巨大囊性改变,易被误认为良性肿瘤。

2. 镜下特征 无论是肿瘤的排列方式,还是细胞形态均与正常肾上腺皮质有较大差异。最常见的组织结构为无显著特征的实性细胞巢被纤细的窦隙状血管分隔。其次为宽的小梁、条带状及较大的巢状生长。有时可有细的小梁状或波形生长,但未见真正的腺管形成。宽的纤维带偶可见到。坏死常见,有时有大量坏死。部分肿瘤偶见黏液变性。肿瘤常侵犯被膜或大的静脉血管。肿瘤细胞有两种形态:类似网状带的胞质致密、嗜酸性胞质的细胞,以及类似束状带的、富脂质的透明胞质的细胞。细胞核的异型性从轻度到重度不等(图 4-7),有时可见高度异型性核及多核瘤巨细胞,核分裂数量多少不等。少见的亚型包括嗜酸细胞肾上腺皮质癌,以及罕见的伴有梭形细胞肉瘤样癌区域的肿瘤[12]

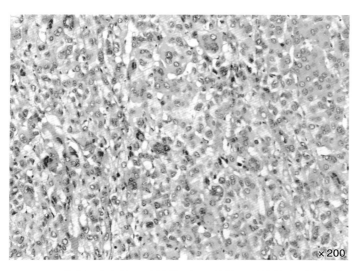

×200

图 4-7　肿瘤细胞实性无结构排列,细胞核异型性较大,核分裂及凋亡易见(HE 染色,×200)

3. 免疫组化　免疫组化对于小活检或穿刺标本判断组织来源、鉴别良恶性有一定帮助。inhibin A 和 Melan-A 对于判断是否为肾上腺皮质来源敏感性较好,但特异性较差。Ad4BP/SF-1 可能是更有前景的肾上腺皮质标记。角蛋白在肾上腺皮质癌中可阳性或弱阳性,但 EMA、CEA 及糖蛋白 HMGF-2 均为阴性。CgA 在肾上腺皮质癌中阴性,但在肾上腺髓质肿瘤中阳性,可以作为鉴别二者最可靠的标记物。

【预后】肾上腺皮质癌为高度恶性肿瘤,目前最好的治疗手段是根治性手术切除。但多数患者在诊断时已经有转移灶,多转移至肝、腹膜后区域淋巴结、肺及骨等部位。成人患者预后差,中位生存期为 1~2 年,而儿童患者预后相对较好。

【鉴别诊断】

1. 肾上腺皮质腺瘤　内分泌肿瘤组织形态学与其生物学行为常出现偏离,故鉴别良性的肾上腺皮质腺瘤与肾上腺皮质癌是日常病理诊断中的难题。目前比较公认的是由 Weiss 等提出、由 Aubert 进行改良的组织学标准,存在 3 条及以上者,判断为恶性(表 4-3)。肾上腺嗜酸细胞肿瘤的良、恶性鉴别参见 WHO 肿瘤分类标准。

表 4-3　肾上腺皮质肿瘤良、恶性鉴别的组织学标准

1. 高级别核,Fuhrman 标准
2. 核分裂>5 个/50HPF
3. 有病理性核分裂
4. 透明细胞比例<25%
5. 弥漫性结构比例>33%
6. 有坏死
7. 静脉血管侵犯(管壁有平滑肌)
8. 窦隙内侵犯
9. 肿瘤被膜侵犯

2. 嗜铬细胞瘤　起源于肾上腺髓质,表面可覆盖一层较薄的皮质组织;肿瘤切面为红褐色,常有斑杂颜色。细胞呈器官样排列特点。免疫组化 CgA 强阳性。

3. 转移性癌　常见的转移性癌有肺癌、乳腺癌、胃肠道腺癌、甲状腺癌及肾癌等。转移癌的生长方式常为巢状,实性生长或腺管状,免疫组化角蛋白强阳性,EMA 阳性。消化道腺癌常 CEA 阳性;TTF-1 常见于肺腺癌及甲状腺癌;PAX-8 可见于甲状腺癌、肾细胞癌;GATA-3 常见于乳腺癌及尿路上皮癌等。

4. 恶性黑色素瘤　肾上腺原发性黑色素瘤罕见,转移性更多见,需仔细询问有无皮肤、黏膜"痣"切除史,仔细寻找肿瘤细胞内黑色素。免疫组化 S-100、HMB-45、Melan-A 及 Sox-10 等阳性有帮助。

5. 脂肪肉瘤　肿瘤灰白或淡黄色,界限不清,浸润性生长。肿瘤细胞梭形或上皮样,仔细寻找脂肪母细胞,必要时在肿瘤边缘处、淡黄色区域多取材。免疫组化 S-100 有时脂母细胞可阳性。有条件者做 FISH 检测相关基因扩增情况。

第五节　肾上腺其他肿瘤及瘤样病变

一、腺瘤样瘤

腺瘤样瘤(adenomatoid tumor)是肾上腺罕见的来源于间皮细胞的良性肿瘤,其形态及免疫组化特征与泌尿生殖道发生的腺瘤样瘤完全相同。

【临床特征】罕见,发病率未知。患者多为中年男性。通常为影像学检查或尸检时无意中发现。生物学行为良性,尚未有转移或复发病例的报道。

【病理所见】

1. 大体特征　肾上腺皮质内单发性结节状肿块,直径 0.5~9cm,平均直径约 3.9cm,界限较清,切面灰白色、质较细腻。

2. 镜下特征　大小不等的腺管状、小管状、乳头状及囊性腔隙,覆扁平、立方上皮,细胞胞质内有空泡,部分细胞呈印戒样,特殊染色证实空泡内并非黏液物质。有的病例可由同样的细胞实性排列(图 4-8)。病变在肾上腺内浸润性生长,有时可累及肾上腺周围脂肪组织。免疫组化及电镜下改变支持为间皮来源[13](图 4-9)。

【鉴别诊断】

1. 转移性腺癌　依据形态学及免疫组化进行鉴别。腺癌细胞通常有较显著的异型性。免疫组化间皮标记如 MC、Calretinin、D2-40 及不同类型腺癌的标记 CEA、TTF-1、PAX-8、GATA-3、B72.3 及 Ber-EP4 等均有帮助。

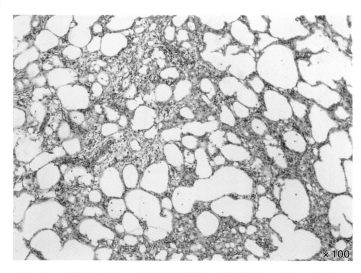

图 4-8 肾上腺组织内见多量腺管状、囊状腔隙，内覆扁平间皮细胞（HE 染色，×100）

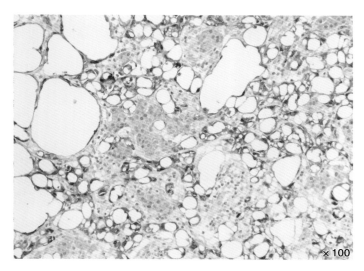

图 4-9 免疫组化间皮标记 Calretinin 阳性表达（IHC 染色，×100）

2. **血管肉瘤** 血管肉瘤肿瘤细胞异型性大，部分肿瘤细胞"靴钉样"向腔内突起。免疫组化 CD31、CD34、第Ⅷ因子受体及 ERG 等阳性表达。

3. **淋巴管瘤** 历史上腺瘤样瘤曾被误认为是"侵袭性淋巴管瘤"，表明二者形态学有部分重叠，应用上述间皮标记及淋巴管标记物容易鉴别。

二、肾上腺假性囊肿和"内皮"囊肿

肾上腺假性囊肿（adrenal pseudocyst）和"内皮"囊肿（endothelial cyst）为一类血管异常伴继发性出血、纤维化及含铁血黄素沉积等改变的囊性良性病变。

【临床特征】一半以上患者无症状，多为影像学检查或其他手术时无意中发现。其余患者可表现为腹痛、腹部肿块。罕见情况下，可见肿块压迫肾静脉引起的高血压以及囊肿破裂引起的失血性休克等。影像学检查通常为囊性病变，有些病变伴钙化，少见情况下，病变周围呈"蛋壳样"钙化。

【病理所见】

1. **大体特征** 病变体积常较大，中位直径约 10cm。切面囊肿内可包含清亮、棕色或血性液体，或含坏死及血栓样物质。部分病例有钙化。

2. **镜下特征** 镜下见较厚的纤维分隔形成的囊腔，内层缺乏上皮细胞。囊肿壁有灶性钙化、泡沫细胞浸润、含铁血黄素沉积及弹力纤维增生，有时伴有平滑肌增生。囊肿内可见以下各种物质不等量混合：坏死组织、血栓样物、富含脂质的泡沫细胞、胆固醇结晶及钙化等[14]。囊肿内陷入不等量肾上腺皮质组织，有时可见脂肪组织、髓脂肪瘤样组织[15]。囊肿局部或周边部有时可见衬覆内皮细胞的扩张的囊腔，有些学者称之为"内皮"囊肿（图 4-10）。免疫组化显示血管内皮特征。

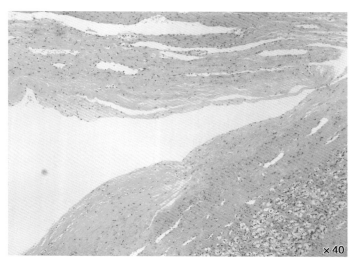

图 4-10 肾上腺内可见较厚的多房性纤维性囊壁，内覆内皮细胞（HE 染色，×40）

【鉴别诊断】

1. **肾上腺皮质、髓质肿瘤囊性变** 肾上腺肿瘤继发出血、坏死，可发生囊性变，但坏死组织内可见肿瘤细胞轮廓，多取材及仔细阅片可见残存的肿瘤组织。

2. **转移性恶性肿坏死瘤囊性变** 转移性恶性肿瘤坏死囊性变，通常不难找到未坏死的肿瘤组织残留。此时了解病史非常重要，根据病史采用相应的免疫组化标记可明确诊断。

3. **真性肾上腺囊肿（true adrenal cyst）** 特别罕见，指肾上腺囊肿内壁被覆真性上皮、间皮细胞。直径 1～5cm，内含清亮浆液。内覆扁平或立方状细胞，免疫组化标记角蛋白阳性而血管内皮标记阴性。

三、肾上腺良性软组织及生殖细胞肿瘤

指起源于肾上腺皮质、髓质细胞之外的良性肿瘤,主要包括血管瘤、平滑肌瘤、囊性淋巴管瘤、脂肪瘤、神经鞘瘤等,罕见情况下有良性畸胎瘤。

【临床特征】大多数肿瘤为单侧、单发,但有些可双侧发生。常较小而无症状,较大肿瘤可引起腹痛、腹部肿块等。

1. **血管瘤**　在美军病理研究所(AFIP)的一组疾病队列中,血管瘤的发病率约 1/10 000,女性多于男性,发病年龄从 30 岁到 80 多岁。直径为 2~22cm。影像学为较大的不均质的增强灶,内有出血、坏死区域,约 2/3 患者可有局灶钙化。

组织学通常为海绵状血管瘤,有纤维分隔形成的囊腔,内覆内皮细胞。腔内可有血栓形成及机化,纤维性分隔内可有含铁血黄素沉积、钙化[16]。免疫组化血管内皮标记阳性(图 4-11、图 4-12)。

2. **平滑肌瘤**　影像学为圆形结节性肿块,边界清楚。镜下为富于红染胞质、形态温和的平滑肌瘤细胞。平滑肌瘤常伴有肾上腺静脉或其分支的血管。

3. **其他良性肿瘤**　囊性淋巴管瘤常为薄壁、单房或多房性囊肿,囊壁及分隔常有钙化。囊性成熟性畸胎瘤常有边缘钙化。其他罕见的肿瘤包括神经鞘瘤、节细胞神经瘤、神经纤维瘤等,通常表现为肿块并由此引起相应症状。

四、肾上腺恶性软组织肿瘤

肾上腺恶性软组织肿瘤为肾上腺皮质及髓质细胞以外来源的恶性肿瘤,包括血管肉瘤、平滑肌肉瘤[17]、恶性

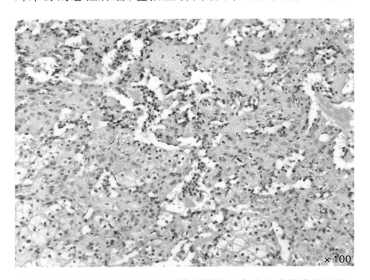

图 4-11　肾上腺内可见大小不等衬覆增生内皮细胞的囊腔(HE 染色,×100)

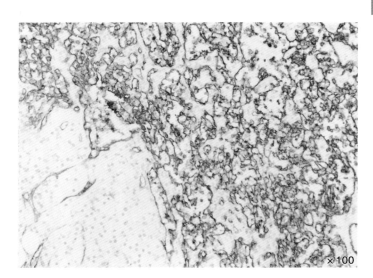

图 4-12　免疫组化 CD31 染色示血管内皮细胞阳性(IHC 染色,×100)

外周神经鞘瘤、原始神经外胚层肿瘤及恶性黑色素瘤等。

【临床特征】通常为单侧巨大肿块,可侵犯至肾上腺外。肿块可引起后腹膜压迫症状、腹痛、恶心、呕吐,伴有或不伴肿瘤转移。

【病理所见】

1. **大体特征**　肾上腺内各种恶性肿瘤的大体特点与在其他部位者相同。

2. **镜下特征**　镜下特点与肾上腺外其他部位肿瘤相同。血管肉瘤最多见者为上皮样血管肉瘤;平滑肌肉瘤可能起源于中央静脉;原发性恶性黑色素瘤只有在全身检查后,只在肾上腺内出现才能确诊,以前或现在皮肤、黏膜、眼底等部位无黑色素细胞病变及“黑痣”切除史。

五、肾上腺继发性(转移性)肿瘤

肾上腺继发性(转移性)肿瘤指肾上腺外其他部位发生的肿瘤转移或直接侵犯至肾上腺内。

【临床特征】肾上腺转移性肿瘤的发生率随年龄增加而升高,最常发生于 60~80 岁人群。事实上肾上腺转移性肿瘤比原发肿瘤更常见,肾上腺是继肺、肝、骨之外第 4 位易发生转移性肿瘤的器官。在一个尸检研究中,27% 死于癌症的患者发生肾上腺转移肿瘤。最常见的肿瘤来源部位为乳腺、肺、肾、胃、胰腺、卵巢和结直肠等。另一项研究中肿瘤来源于肺、胃、食管及肝/胆管。转移瘤的平均直径为 2cm。

约一半患者为双侧转移。在主转移瘤灶周围,肾上腺内可见窦隙累及。有些转移瘤患者出现肾上腺皮质功能不全,最常引起该症状的肿瘤为转移性肺癌及乳腺癌。其他肿瘤如肾细胞癌、胃癌、结肠癌、胰腺癌及尿路上皮癌等不常引起该症状。虽然肾上腺转移性肿瘤为临床晚

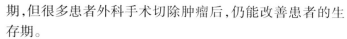

期,但很多患者外科手术切除肿瘤后,仍能改善患者的生存期。

【病理所见】

1. 大体特征　大体特点取决于原发性肿瘤。大部分为灰白色、质硬肿块,较大者伴有出血、坏死。棕黑色或黑色的肿瘤需考虑恶性黑色素瘤;肾细胞癌可呈黄色,与一些肾上腺皮质肿瘤类似;淋巴瘤、肉瘤通常质较软,切面灰粉、细腻、鱼肉状。

2. 镜下特征　90%以上的转移性肿瘤为癌。腺癌HE切片组织学容易诊断,但一些癌如肾细胞癌、肺大细胞未分化癌、肝细胞癌以及恶性黑色素瘤等,有时需要与肾上腺皮质癌进行鉴别。免疫组化对肿瘤鉴别很有帮助,肾上腺皮质癌通常表达Ad4BP/SF1、inhibin A、Melan-A等,角蛋白不同程度阳性。其他抗体对转移癌有鉴别价值,如肺癌表达TTF-1、CK7及表面活性蛋白;肝细胞癌表达Hepatocyte、多克隆CEA及AFP等;肾细胞癌表达PAX-8、CD10及P504S等;恶性黑色素瘤表达S-100、HMB-45及Melan-A等。

尸检病例中,淋巴瘤占肾上腺继发性肿瘤的18%~25%。其中10%~12%的患者为双侧累及,依据形态学及免疫组化可对淋巴瘤进行准确分型。其他更罕见的转移性肿瘤包括血管肉瘤、Kaposi肉瘤、平滑肌肉瘤及恶性外周神经鞘瘤等,各自有其肿瘤的组织学特点及免疫表型。

(卢朝辉)

参 考 文 献

1. Mares AJ, Shkolnik A, Sacks M, et al. Aberrant (ectopic) adrenocortical tissue along the spermatic cord. Journal of pediatric surgery, 1980, 15(3): 289-292.

2. Merke DP, Bornstein SR. Congenital adrenal hyperplasia. Lancet, 2005, 365(9477): 2125-2136.

3. New MI. An update of congenital adrenal hyperplasia. Annals of the New York Academy of Sciences, 2004, 1038: 14-43.

4. Barisic I, Boban L, Akhmedzhanova D, et al. Beckwith Wiedemann syndrome: A population-based study on prevalence, prenatal diagnosis, associated anomalies and survival in Europe. European journal of medical genetics, 2018.

5. Carney JA, Hruska LS, Beauchamp GD, et al. Dominant inheritance of the complex of myxomas, spotty pigmentation, and endocrine overactivity. Mayo Clinic proceedings, 1986, 61(3): 165-172.

6. Medeiros LJ, Weiss LM. New developments in the pathologic diagnosis of adrenal cortical neoplasms. A review. American journal of clinical pathology, 1992, 97(1): 73-83.

7. Weiss LM. Comparative histologic study of 43 metastasizing and nonmetastasizing adrenocortical tumors. The American journal of surgical pathology, 1984, 8(3): 163-169.

8. Damron TA, Schelper RL, Sorensen L. Cytochemical demonstration of neuromelanin in black pigmented adrenal nodules. American journal of clinical pathology, 1987, 87(3): 334-341.

9. Brown FM, Gaffey TA, Wold LE, et al. Myxoid neoplasms of the adrenal cortex: a rare histologic variant. The American journal of surgical pathology, 2000, 24(3): 396-401.

10. Vyberg M, Sestoft L. Combined adrenal myelolipoma and adenoma associated with Cushing's syndrome. American journal of clinical pathology, 1986, 86(4): 541-545.

11. Gandour MJ, Grizzle WE. A small adrenocortical carcinoma with aggressive behavior. An evaluation of criteria for malignancy. Archives of pathology & laboratory medicine, 1986, 110(11): 1076-1079.

12. Barksdale SK, Marincola FM, Jaffe G. Carcinosarcoma of the adrenal cortex presenting with mineralocorticoid excess. The American journal of surgical pathology, 1993, 17(9): 941-945.

13. Travis WD, Lack EE, Azumi N, et al. Adenomatoid tumor of the adrenal gland with ultrastructural and immunohistochemical demonstration of a mesothelial origin. Archives of pathology & laboratory medicine, 1990, 114(7): 722-724.

14. Gaffey MJ, Mills SE, Fechner RE, et al. Vascular adrenal cysts. A clinicopathologic and immunohistochemical study of endothelial and hemorrhagic (pseudocystic) variants. The American journal of surgical pathology, 1989, 13(9): 740-747.

15. Gaffey MJ, Mills SE, Medeiros LJ, et al. Unusual variants of adrenal pseudocysts with intracystic fat, myelolipomatous metaplasia, and metastatic carcinoma. American journal of clinical pathology, 1990, 94(6): 706-713.

16. Salup R, Finegold R, Borochovitz D, et al. Cavernous hemangioma of the adrenal gland. The Journal of urology, 1992, 147(1): 110-112.

17. Dugan MC. Primary adrenal leiomyosarcoma in acquired immunodeficiency syndrome. Archives of pathology & laboratory medicine, 1996, 120(9): 797-798.

第五章

肾上腺髓质及副神经节疾病

第一节　肾上腺髓质肿瘤

肾上腺髓质肿瘤相对少见,包括嗜铬细胞瘤、神经母细胞瘤、节细胞神经母细胞瘤、神经节瘤,其他更为少见的肿瘤包括髓脂肪瘤、腺瘤样瘤和淋巴瘤等。嗜铬细胞瘤为一种神经内分泌肿瘤,WHO 2017 年版内分泌肿瘤分类中将其分为肾上腺髓质的嗜铬细胞瘤和肾上腺外副神经节瘤[1]。肾上腺外副神经节瘤又分为交感神经副神经节瘤和副交感神经副神经节瘤(见本章第三节),其他还包括组合性嗜铬细胞瘤、组合性副神经节瘤,因嗜铬细胞瘤和副神经节瘤均具有转移的恶性潜能,故已不再使用良性、恶性嗜铬细胞瘤或副神经节瘤的概念,均视为潜在恶性的肿瘤。

一、嗜铬细胞瘤

嗜铬细胞瘤(pheochromocytoma)是起源于肾上腺髓质嗜铬细胞的肿瘤,也称肾上腺内副神经节瘤,因肿瘤组织内的儿茶酚胺遇到铬酸盐或其他弱氧化剂出现褐色(嗜铬反应)而得名。嗜铬细胞瘤较为罕见,年发病率为 0.4~9.5/百万人口,约 61% 为偶然发现。大多数嗜铬细胞瘤发生于 30~50 岁,但可发生于任何年龄,20% 发生于儿童,儿童患者发病高峰年龄为 9~14 岁,文献报道的年纪最小的患者只有 2.7 岁。性别无明显差异[1-3]。嗜铬细胞瘤常有遗传倾向,在报道的肿瘤病例中,成人的嗜铬细胞瘤和肾上腺外交感神经副神经节瘤有遗传倾向者至少 1/10,儿童病例可占到 1/3。有遗传者倾向于 40 岁以前发病,但也可发病较晚。高达 70% 的不足 10 岁的儿童散发性嗜铬细胞瘤最终表现为遗传性疾病。嗜铬细胞瘤右侧较多见,家族性嗜铬细胞瘤左侧较多见。约 10% 为双侧性或多发性。

【临床特征】所有嗜铬细胞瘤均能合成和分泌儿茶酚胺[去甲肾上腺素和(或)肾上腺素],导致阵发性或持续性高血压以及有关并发症而威胁生命。约 25% 的患者

出现典型的高血压、心动过速/心悸、出汗三联征,其他症状还包括高血糖、便秘、消瘦、震颤和易激动等。这些症状是由于儿茶酚胺抑制胰岛素分泌,刺激肝糖原生成、降低胃肠道动力和刺激甲状腺功能亢进所致。

嗜铬细胞瘤引起的高血压典型的是阵发性高血压,发作持续数秒至数日,多数在 15 分钟以内。发作时除高血压外还伴有出汗、心悸、剧烈头痛、眩晕和视力障碍等。由嗜铬细胞瘤引起的高血压只占高血压患者的 1% 以下,切除肿瘤即可治愈。少数嗜铬细胞瘤只分泌多巴胺,这种病例临床上无高血压。嗜铬细胞瘤偶尔可产生异位激素而引起副肿瘤综合征,最常见者为 ACTH 或 CRH 导致的库欣综合征,也可见到因肿瘤分泌血管活性肠肽(VIP)而出现 Verner-Morrison 综合征,此时肿瘤多为含有节细胞神经瘤或节细胞神经母细胞瘤成分的复合型嗜铬细胞瘤。因肿瘤或全身产生过多的促红素或促红素受体的敏感性增强而导致的多血症见于 *EPAS1*(也称 *HIF2A*)或 *EGLN1/2*(也称 *PHD2/1*)突变导致的嗜铬细胞瘤/副神经节瘤。

家族性嗜铬细胞瘤发病年龄早,双侧性多见(可高达 70%)。每一家族中发生嗜铬细胞瘤的患者的年龄和部位常常相同,这种常染色体显性遗传外显率(penetrance)较高。由于有此遗传背景,所以家族性嗜铬细胞瘤常合并一些遗传基因缺陷病如 Von Hippel-Lindau 病、神经纤维瘤病和脊髓发育异常等,亦合并其他内分泌肿瘤如甲状腺髓样癌、甲状旁腺增生或腺瘤,三者构成 MEN2 型,其他合并症包括胃肠道间质瘤、肾细胞癌和其他肿瘤,并可在发现嗜铬细胞瘤前出现。

临床上怀疑是嗜铬细胞瘤的患者必须检测儿茶酚胺,包括血 3-甲氧基肾上腺素或尿 3-甲氧基肾上腺素片段,这些检测较敏感,它是反映从肿瘤细胞储存小泡漏出的儿茶酚胺的瘤内 O-甲基化状态[4,5]。儿茶酚胺不同的代谢产物可提示不同的遗传性疾病。伴有 MEN2 或 1 型神经纤维瘤病的嗜铬细胞瘤分泌肾上腺素,导致儿茶酚胺升高,相反,单独甲基去甲肾上腺素和去甲肾上腺素增

高则提示 Von Hippel-Lindau 综合征,额外或单独分泌多巴胺代谢产物,3-甲基酪氨酸提示有 *SDHB*、*SDHD* 或 *SDHC* 突变[6,7],常常提示有潜在的转移瘤。

约 10% 嗜铬细胞瘤可发生转移,最常见的转移部位是局部淋巴结、脊柱、肝和肺。有时转移可发生在原发瘤切除后数年或数十年。广泛的局部浸润也提示预后较差。只有在正常没有嗜铬细胞的部位出现时才可考虑为转移,包括骨、肝、淋巴结和肺。肺和肝门部也偶尔发生原发性副神经节瘤,应注意不要同转移混淆。

【病理所见】

1. 大体特征　嗜铬细胞瘤通常位于肾上腺髓质,多数肿瘤界限清楚,无包膜,随肿瘤长大,肿瘤挤压肾上腺皮质,膨胀至肾上腺包膜。位于肾上腺内的小肿瘤有一薄的纤维包膜或由周围被压迫的肾上腺组织构成的假包膜。切面粉灰至褐色,经福尔马林固定后成棕黄色或棕黑色,与亮黄色的肾上腺皮质肿瘤不同。大肿瘤切面常有出血、坏死、囊性变(图 5-1)、纤维化,有时有钙化。肿瘤重量平均 100g,直径 1~10cm,平均 3~5cm。在检查嗜铬细胞瘤的标本时,应仔细检查肾上腺有无其他的髓质结节或髓质增生,如有可提示有遗传性疾病。

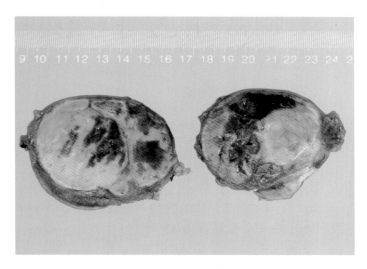

图 5-1　肾上腺嗜铬细胞瘤(大体)
肿瘤呈圆形,有包膜,切面部分有出血

2. 镜下特征　肿瘤可膨胀至肾上腺包膜或有假包膜。由包膜发出的纤维条索伸入瘤组织内将瘤组织分隔成分叶状。瘤细胞多数为多角形,少数为梭形或柱状,亦可有透明细胞、嗜酸细胞。瘤细胞胞质丰富,可呈颗粒状、丝状或空泡状。经福尔马林固定的组织,瘤细胞胞质嗜碱。小的多角形细胞与正常髓质中嗜铬细胞大小相似,而大的多角形细胞可比正常嗜铬细胞大 2~4 倍。大的瘤细胞核呈空泡状,有明显的核仁。瘤细胞核呈圆形

或卵圆形,有时可有明显的核异型性,但核分裂少或无。常见核假包涵体或胞质内耐淀粉酶的 PAS 阳性透明球。大多数肿瘤的瘤细胞排列成腺泡状(Zellballen),形成由多角形瘤细胞组成的细胞巢,外周有富含血管的纤维组织或薄壁血窦分隔,瘤细胞还可呈短索状、小梁状或弥漫排列(图 5-2~图 5-4)。有时可见到脂褐素、神经黑色素或皮肤型的黑色素。罕见的情况下,可见到淀粉样物。有些肿瘤中可见到类似神经母细胞样的小细胞,有些则可见成熟的神经节细胞。

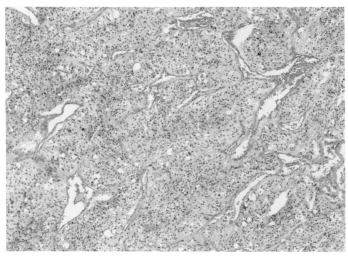

图 5-2　肾上腺嗜铬细胞瘤
瘤细胞排成巢状,瘤细胞巢之间可见丰富的血窦(HE 染色,低倍放大)

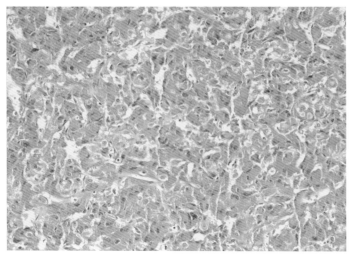

图 5-3　肾上腺嗜铬细胞瘤
瘤细胞为圆形或多角形,胞质丰富(HE 染色,中倍放大)

50%~88% 的嗜铬细胞瘤周围的脂肪常呈棕色脂性变,即脂肪组织像胚胎或冬眠动物的脂肪组织。目前认为这是由于儿茶酚胺的溶脂作用所致。

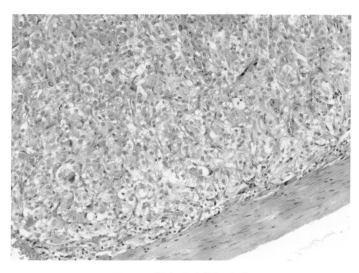

图 5-4　肾上腺嗜铬细胞瘤
瘤细胞排列呈密集的巢状（HE 染色，中倍放大）

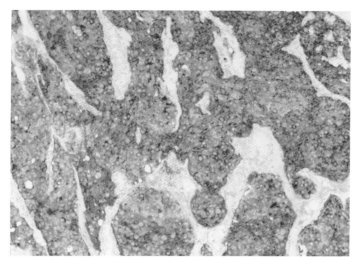

图 5-5　肾上腺嗜铬细胞瘤
免疫组化 CgA 阳性

目前认为所有的嗜铬细胞瘤均具有某些转移的潜能，故原沿用的良性和恶性嗜铬细胞瘤的概念已不适用[1,8,9]。一些形态学特征与较差的预后有密切关系：①浸润（血管、肾上腺包膜和肾上腺周围软组织的浸润）；②结构改变（不规则、增大的和融合的细胞巢）；③细胞的改变（梭形细胞、小细胞、细胞密度增高、细胞一致和高度多形性）；④坏死（细胞巢内局灶、融合性或粉刺样坏死），增殖活性（核分裂增多、不典型核分裂、Ki-67 指数增高）；⑤其他与预后差有关的因素包括肿瘤>5cm、粗大结节、缺少透明小球、血管分布异常、支柱细胞减少或缺失。

3. 电镜　瘤细胞胞质内有丰富的线粒体、粗面/光面内质网、核糖体和溶酶体等，高尔基体较发达。胞质内可见不等量的神经分泌颗粒，其形态与正常髓质嗜铬细胞的分泌颗粒相似。分泌肾上腺素的颗粒直径 50～500nm，形态不规则，除圆形和卵圆形外还有棍棒形、哑铃形或逗点形等。分泌颗粒核心电子密度高，界膜与核心之间的空晕窄。分泌去甲肾上腺素的颗粒大小较一致，呈圆形或卵圆形，直径 100～300nm。核心电子密度高，均质或花心状。核心偏位，空晕很宽以致有的颗粒看似鸟眼。瘤细胞核呈圆形或卵圆形，有的则核形不规则，有核内假包涵体，核仁明显，呈岩石或线团样。

4. 免疫组化　嗜铬细胞瘤 CgA 呈弥漫强阳性（图 5-5），肾上腺素、Syn 阳性，儿茶酚胺合成所必需的酪氨酸羟化酶和多巴胺 β 羟化酶的表达有助于除外转移至肾上腺的神经内分泌肿瘤。CK 通常阴性，S-100 染色细胞巢周边的支柱细胞（sustentacular cell）阳性（图 5-6），瘤细胞有时可表达异位激素，如 ACTH 等。

5. 遗传学　1p、3q、17p 和 22p 丢失在散发性和家族性嗜铬细胞瘤中均较多见，至少 30% 的嗜铬细胞瘤有胚

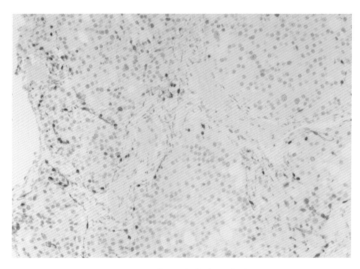

图 5-6　肾上腺嗜铬细胞瘤
瘤细胞巢周可见 S-100 阳性的支柱细胞

系突变，至今已发现 19 个遗传易感基因与嗜铬细胞瘤有关，大多数为常染色体显性遗传方式的肿瘤抑制基因缺失或失活。有些肿瘤有 RET、EPAS1、SDHB、SDHC、SDHD、SDHAF2、MAX、NF1 等突变。约 9% 的散发性病例有 HRAS 或 BRAF 的突变，约 2.3% 有 TP53 的突变。

【预后】　嗜铬细胞瘤的预后取决于是否能完整切除肿瘤及其基因类型。完整切除是唯一根治的手段。遗传性 SDHB 突变与高转移率相关，因而预示生存期较短。组织学参数和甲基化类型可能具有进一步的预后意义。当有转移时，整体 5 年生存率为 34%～60%，转移至肝和肺的患者通常生存时间不足 5 年，转移至骨者存活期可稍长些。局部浸润也是预后较差的因素。有局部浸润的肿瘤如果切除不完整可在手术后数年后复发。

【鉴别诊断】　有功能的嗜铬细胞瘤的诊断不困难。

有少数功能不明显（只分泌多巴胺的肿瘤）与肾上腺皮质肿瘤、软组织腺泡状肉瘤、肾细胞癌等鉴别会有一定困难。电镜及免疫组化有一定帮助。嗜铬细胞瘤电镜下有典型的神经内分泌颗粒，免疫组化显示 CgA 弥漫强阳性，Syn、NSE、CD15 阳性。皮质肿瘤 Syn、D11、inhibin A 和 Melan-A 阳性，NSE 部分阳性；肾细胞癌 CK、EMA 和 Vim 阳性；软组织腺泡状肉瘤 PAS 染色胞质内有晶状体样物，肌源性标记为阳性。

二、复合型嗜铬细胞瘤

复合型嗜铬细胞瘤（composite phaeochromocytoma）是嗜铬细胞瘤混有发育相关的神经源性肿瘤，如神经节瘤、神经节神经母细胞瘤或外周神经鞘瘤。也称复合型肾上腺髓质肿瘤、混合性肾上腺髓质肿瘤、混合性神经内分泌-神经性肿瘤[10]。占嗜铬细胞瘤的 3%～9%。其中的神经源性成分中，神经节瘤占 70%～80%，神经节母细胞瘤占 10%～20%，其他如未分化神经母细胞瘤和恶性外周神经鞘瘤则非常罕见。

【临床特征】　复合型嗜铬细胞瘤通常发生在成人，发病年龄为 5～82 岁，中位发病年龄为 40～50 岁，男女差别不大。临床上与嗜铬细胞瘤相似，影像学上有时可提示其复合型的特点。儿茶酚胺可不同程度的升高，偶尔可出现水样腹泻、低钾和胃酸缺乏综合征，也称 Verner-Morrison 综合征，是由于肿瘤分泌血管活性肠肽所致。

复合型嗜铬细胞瘤可经淋巴道和血行转移至淋巴结、肺、骨和肝，也可种植到网膜和横膈。复合型嗜铬细胞瘤整体转移率不高，转移者通常来自其节细胞神经母细胞瘤、神经母细胞瘤或恶性外周神经鞘瘤成分。这些可单独转移，也可与嗜铬细胞瘤一起转移，少见的情况下，仅嗜铬细胞瘤转移或两种成分分别转移。原发瘤仅为嗜铬细胞瘤，而转移灶为含有神经节瘤或恶性外周神经鞘瘤的复合型嗜铬细胞瘤也有报道。

【病理所见】

1. **大体特征**　复合型嗜铬细胞瘤发生在肾上腺髓质，约 7% 为双侧，肉眼可见斑块状、硬韧的神经节瘤区域或坏死、出血的节细胞神经母细胞瘤或神经母细胞瘤的区域。

2. **镜下特征**　在典型的嗜铬细胞瘤的基础上出现散在神经元样细胞，基质常常提供一些诊断线索，如梭形的施万细胞束和轴突样突起，偶尔可见到由支柱细胞构成的斑块状区域或透明变。

3. **免疫组化**　复合型嗜铬细胞瘤的免疫组化与其相应的正常组织或同样类型的单纯性肿瘤相似，施万细胞和支柱细胞 S-100 阳性，轴突样突起 NFP 阳性。嗜铬细胞瘤区域则 CgA、Syn 强阳性，而神经元因含分泌颗粒少，则仅为弱阳性或局灶阳性，常沿突起走行呈线状或点状。其他强表达且与神经分化有关的标记为 RET 蛋白和血管活性肠肽。血管活性肠肽过分泌的复合型嗜铬细胞瘤，免疫组化标记血管活性肠肽为神经元，而有血管活性肠肽过分泌的单纯性嗜铬细胞瘤，则标记为没有明显神经元分化的嗜铬细胞，这些细胞被认为是具有中间表型。

4. **基因改变**　有报道在复合型嗜铬细胞瘤的施万细胞和支柱细胞中的神经纤维瘤蛋白（neurofibromin）表达减少，这些患者可有或没有神经纤维瘤病，提示可能有体细胞 NF1 突变的可能性。在所报道的病例中尚无 MYCN 扩增的报道。在关于复合型嗜铬细胞瘤的所有报道中，约 17% 为神经纤维瘤病 1 型，高达 50% 的伴有神经纤维瘤病的嗜铬细胞瘤为双侧。文献报道中有 2 例伴有 2A 型。偶有伴发脊柱和肝血管瘤和肾血管肌脂肪瘤的报道。

【预后】　复合型嗜铬细胞瘤因多限于肾上腺，故完整切除后通常无转移或复发的风险，甚至肿瘤含有较多的神经母细胞瘤的成分也可经手术切除而治愈。但是，因不可预见的临床过程，所有患者应长期随访。

三、肾上腺神经母细胞性肿瘤

肾上腺神经母细胞性肿瘤（neuroblastic tumors of the adrenal gland）是一组来自发育中神经嵴的交感肾上腺谱系的肿瘤[1]，包括施万基质很少的神经母细胞瘤（neuroblastoma）、节细胞神经母细胞瘤（ganglioneuroblastoma）和施万基质为主的神经节瘤（ganglioneuroma），它们与嗜铬细胞瘤均来自交感神经原细胞（sympathogonia）。

节细胞神经母细胞瘤又分为施万基质丰富的间杂型、施万基质丰富/施万基质为主和施万基质少复合在一起的结节型。神经母细胞瘤是这组中最不成熟和恶性度最高的肿瘤，神经节瘤是分化成熟的良性肿瘤，节细胞神经母细胞瘤则是从神经母细胞瘤向神经节瘤分化过程中的中间阶段。肾上腺神经母细胞性肿瘤是儿童中第三常见的肿瘤，仅次于白血病和脑肿瘤。在一岁以内的儿童中排为第一位，在 2 岁以内的儿童颅外实体瘤中排为第一。在美国，发病率约为每 7000 个活产婴儿中有 1 个，每年 650～700 例。约 40% 患者不足 1 岁，近 90% 在诊断时不足 5 岁，中位年龄 17.3 个月。男孩略多，男：女比为 1.2：1[11]。

神经母细胞性肿瘤约 40% 发生在肾上腺，25% 在腹腔内的神经节，15% 在胸腔的神经节，5% 在盆腔的神经节，3%～5% 在颈部的交感神经节，罕见的情况下可见于睾丸的附属器，约 1% 找不到原发灶。

外周神经母细胞性肿瘤可出现自发性消退、肿瘤成熟或出现侵袭性进展。这些可能与肿瘤的分子特性有关。临床上患者的主要症状为因腹部肿块引起的腹胀和便秘,因纵隔肿块引起的呼吸窘迫和脊柱旁肿瘤蔓延至髓腔所引起的神经症状。转移可引起淋巴结肿大、肝肿大、骨痛和浣熊眼(伴有眼周潮红和肿胀的突眼),肺转移和脑转移少见。累及中枢神经系统时,肿瘤常沿脑膜表面播散。报道的由神经母细胞性肿瘤所导致的副肿瘤综合征有:①因肿瘤分泌血管活性肠肽所致的 Verner-Morrison 综合征;②Horner 综合征(单侧上睑下垂、瞳孔缩小、伴有胸腔或颈部肿瘤的无汗症);③眼阵挛-肌阵挛-共济失调综合征;④因肿瘤分泌儿茶酚胺或肿瘤压迫肾动脉而出现高血压。罕见的患者可有 PHOX2B 的突变,这些患者可出现先天性中枢性低换气和先天性巨结肠。

这三种肿瘤都能分泌儿茶酚胺和它的衍生物如去甲肾上腺素、香草扁桃酸(varillylmandelic acid,VMA)、多巴胺、高香草酸(homovanillic acid,HVA)和多巴。尿内多巴胺和 HVA 排出量的增加是神经母细胞瘤的特征。神经母细胞瘤本身含很小量的儿茶酚胺,而且所分泌的儿茶酚胺在肿瘤内很快代谢,故多数神经母细胞瘤患者无高血压的症状和体征。

25%~35%的病例有染色体 1p 的缺失,大多数缺失位于 1p36,认为此位点包含肿瘤抑制基因或控制神经母细胞分化的基因。有人认为 1p 的缺失与 MYCN 的扩增有关。约 35%~45%的病例有染色体 11q 的缺失,最常见缺失的位点是 11q23,此缺失罕见与 MYCN 扩增有关。神经母细胞瘤中最常见的染色体异常为 17q 三体,见于约 60%的病例,常常作为 1 号染色体和 17 号染色体不平衡易位的一部分。染色体 1q 的获得在神经母细胞瘤中也有报道。

位于染色体 2p24.3 的 MYCN 癌基因是神经母细胞瘤中的重要驱动基因,近来报道认为由 MYCN 增强的 LIN28B 的表达升高与神经母细胞瘤的肿瘤发生有关。20%~25%的神经母细胞瘤病例有 MYCN 的扩增。大多数家族性神经母细胞瘤的病例有 ALK 癌基因的异常,6%~10%的散发性神经母细胞瘤携带体细胞 ALK 激活突变,3%~4%的病例有 ALK 扩增。ATRX 突变见于 17%的 18 个月至 12 岁的四期患者及 44%年龄大于 12 岁的患者,提示预后较差。ATRX 突变尚无报道与 MYCN 扩增有关。大多数有 ATRX 突变的肿瘤有端粒的延长,端粒酶的活性增高预示患者生存期缩短,但端粒长度不一定与端粒酶的活性相关。

三种酪氨酸激酶受体(TrkA、TrkB、TrkC)在神经母细胞瘤的生物学行为中起很重要的作用。它们的配体为神经生长因子、脑源性神经营养因子、神经营养素-3。神经营养素-4/5 似乎是通过 TrkB 发挥作用,TrkA 的高表达与 MYCN 扩增呈负相关,并预示较好的预后。神经生长因子/TrkA 通路在选择的患者中的神经母细胞瘤的退化或神经母细胞分化起非常重要的作用。相反,TrkB 和其配体脑源性神经营养因子均在肿瘤细胞中表达,可形成自分泌或旁分泌通路,促进肿瘤细胞存活并促其生长。TrkC 表达常与 TrkA 的表达相关。

(一)神经母细胞瘤

神经母细胞瘤(neuroblastoma)多见于婴幼儿,80%为 5 岁以下,35%为 2 岁以下。少数亦可发生于青少年或成人。成人年龄高峰 20~40 岁,最大者 70 岁以上。部分神经母细胞瘤有家族史。年龄与预后有密切关系,1 岁以下的患儿较 1 岁以上者预后好。神经母细胞瘤、Wilm 瘤、胶质瘤和白血病是儿童期主要的肿瘤。

50%~80%的神经母细胞瘤发生在肾上腺髓质和腹膜后,其次为后纵隔脊椎旁、盆腔、颈部和下腹部交感神经链;偶尔亦可见于后颅凹或其他部位。

【病理所见】

1. 大体特征　肿瘤软,分叶状,有完整或不完整的包膜。肿瘤直径 1~10cm,重量多数为 80~150g,亦有<10g 者。切面灰红色(图 5-7),肿瘤可有包膜,也可侵入周围组织呈浸润性生长。大肿瘤常有出血、坏死和(或)钙化。

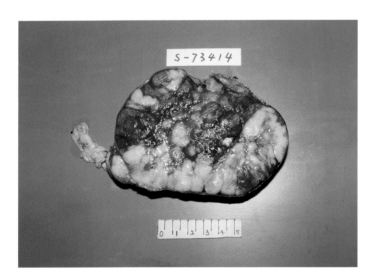

图 5-7　肾上腺神经母细胞瘤(大体)
圆形肿物一侧可见残存的肾上腺组织,肿物切面分叶状/结节状,大部分呈灰红色,个别结节呈灰粉色,均质实性、质软(此图由北京儿童医院病理科何乐健教授提供)

2. 镜下特征　瘤组织由弥漫成片或巢片状排列的神经母细胞构成。瘤细胞呈圆形、卵圆形或短梭形,核深染,胞质极少。形态上可分为未分化型、低分化型和分化型。

未分化型罕见,需要辅助诊断技术确诊,瘤细胞为一致的原始小圆蓝细胞,无神经毡形成(图5-8、图5-9)。低分化型其背景可见到神经毡,可有或没有假菊形团(Homer Wright rosette),假菊形团中央为纤细的神经纤维微丝。不足5%的瘤细胞可出现向成熟神经元分化的细胞形态特征。未分化型和低分化型的肿瘤细胞核常为椒盐状,约30%的瘤细胞核可见一个至数个明显的核仁,尤其是在 MYCN 基因有扩增的病例。这两型也包括称为大细胞神经母细胞瘤的罕见肿瘤,此种肿瘤由稍大的细胞构成,细胞核含有一至几个明显核仁。有时,肿瘤可出现不常见的组织形态,比如出现局灶或弥漫大的、多形的、梭形的和假横纹肌样的细胞。分化型通常有丰富的神经毡,其中约5%的瘤细胞有明显分化性神经母细胞的形

态,特征为核和胞质的同步分化,核增大、偏位、染色质淡染,通常一个明显的核仁,胞质嗜酸或双嗜性,胞质的直径至少为细胞核的2倍。

3. 电镜 瘤细胞细胞器极少。神经分泌颗粒小的直径90~160nm,大的直径250~550nm,细胞突起内含微丝和神经小管,有像突触样的结构和连接复合器。假菊形团中央的微丝直径约10nm。

4. 免疫组化 肿瘤细胞可不同程度的表达神经的标记物,NFP、Syn、PGP9.5、CD56及CgA,神经嵴的标记物也可阳性,如酪氨酸羟化酶、PHOX2B和神经母细胞瘤的标记物NB84。

【预后】 神经母细胞瘤的预后与临床分期、诊断时的年龄关系密切,神经母细胞瘤的转移发生得早而广泛。除局部浸润和局部淋巴结转移外,主要是由血行转移至肝、肺、骨和骨髓内播散。骨转移可呈溶骨性改变或伴新骨形成,以致X线下病变骨呈毛刺状或洋葱皮样。肾上腺神经母细胞瘤的预后比肾上腺外的差。有 N-myc 癌基因扩增者预后差。一部分神经母细胞瘤及其转移灶可分化成神经节神经母细胞瘤或神经节瘤。1%~2%的神经母细胞瘤可自行消退。年龄较轻者比年龄大的预后要好。

【鉴别诊断】 主要与其他小细胞恶性肿瘤如淋巴瘤、Ewing/PNET瘤、小细胞未分化癌和胚胎性横纹肌肉瘤鉴别。

(二)节细胞神经母细胞瘤

节细胞神经母细胞瘤(ganglioneuroblastoma)为比较罕见的恶性肿瘤。约1/3发生于肾上腺(图5-10),其余可位于腹膜后、纵隔和其他部位。多见于年龄较大的儿童和成人。

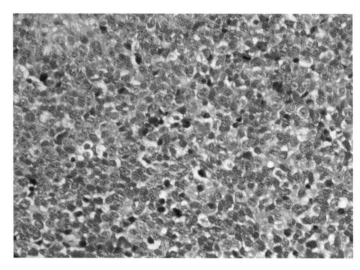

图5-8 肾上腺神经母细胞瘤-未分化型
蓝染小圆细胞,核质比例高,核分裂很多见(HE染色,中倍放大)
(此图由北京儿童医院病理科何乐健教授提供)

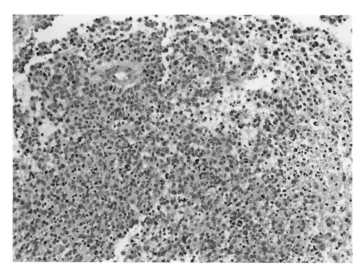

图5-9 肾上腺神经母细胞瘤-分化差型
肿瘤内见小片坏死(HE染色,低倍放大)
(此图由北京儿童医院病理科何乐健教授提供)

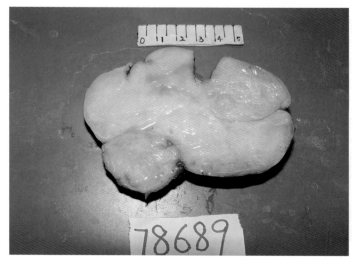

图5-10 腹膜后-神经节神经母细胞瘤,间杂型(大体)
肿物切面呈灰粉色、灰黄色,实性,质软略韧
(此图由北京儿童医院病理科何乐健教授提供)

【病理所见】

1. **光镜特征**　镜下分为间杂型和结节型。间杂型又称施万基质丰富型,特点为在明显的神经毡的背景下可见散在小团神经母细胞巢,细胞巢由处于各种不同分化阶段的神经母细胞混合构成,通常以分化型神经母细胞为主。目前定义为大于50%的肿瘤组织为神经节瘤的形态,即神经节细胞散布在丰富的施万基质中。结节型又称施万基质丰富/为主和施万基质很少的复合型(图5-11、图5-12),特征为一或数个肉眼可见的常有出血和坏死的神经母细胞结节(基质很少的成分),与间杂性神经节神经母细胞瘤(基质丰富的成分)或神经节瘤(基质为

主)成分同时存在。复合型指的是肿瘤由生物学不同的克隆所构成。

2. **免疫组化**　其神经母细胞的区域基本上与神经母细胞瘤相同,CgA、Syn、NSE、NFP阳性,神经毡S-100阳性。

【预后】　介于神经母细胞瘤和神经节瘤之间,神经节细胞越多预后越好。

(三)神经节瘤

神经节瘤(ganglioneuroma)又称施万基质为主型,良性肿瘤。儿童和成人都能发生。最常见的部位为后纵隔和腹膜后,其他部位有肾上腺和交感神经链,亦可发生于消化道、子宫、卵巢和皮肤。神经节瘤可分泌过量儿茶酚胺而导致高血压。

【病理所见】

1. **大体特征**　肿瘤为圆形,有包膜,质实。切面灰白色波纹状,可有散在的钙化和黏液性区(图5-13)。

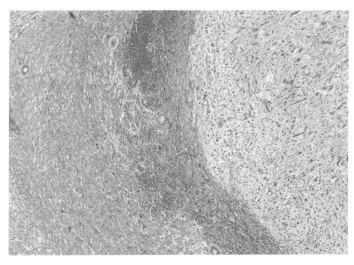

图5-11　节细胞神经母细胞瘤,结节型
左侧为节细胞性神经瘤成分,右侧结节内为分化差的神经母细胞瘤成分,结节周边可见纤维分隔(HE染色,低倍放大)
(此图由北京儿童医院病理科何乐健教授提供)

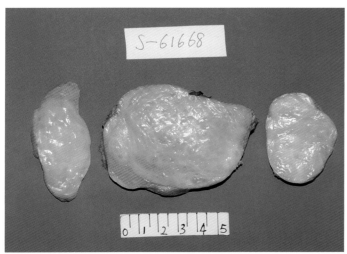

图5-13　肾上腺神经节细胞瘤(大体)
肿物切面呈灰粉色,实性,质韧
(此图由北京儿童医院病理科何乐健教授提供)

2. **镜下特征**　形态特征为施万基质中有散在分化成熟的神经节细胞,施万细胞的胞质包绕着神经节细胞的神经突起。神经节瘤可细分为正在成熟型(图5-14)和成熟型(图5-15)两个亚型,前者包含正在成熟的神经节细胞和成熟的神经节细胞,而后者则主要由成熟的神经节细胞和施万基质构成。成熟的神经节细胞由卫星细胞围绕,基质组织由施万细胞束和神经周细胞有序排列而成。

3. **电镜**　神经节细胞核大,核仁明显。胞质内含丰富的细胞器。有大量形态不一的线粒体、粗面内质网和扩张的光面内质网,高尔基体发达。神经分泌颗粒直径$100\sim700nm$。

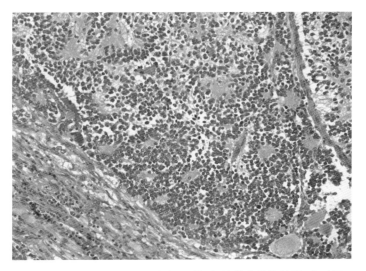

图5-12　节细胞神经母细胞瘤,结节型,结节内分化差型,菊形团结节型神经母细胞瘤,结节内为分化差的神经母细胞瘤,其内可见大量菊形团结构(HE染色,中倍放大)
(此图由北京儿童医院病理科何乐健教授提供)

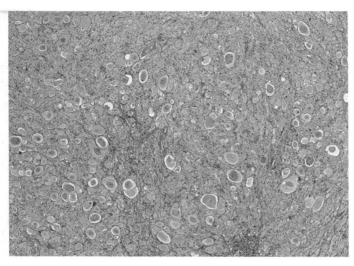

图 5-14　节细胞神经瘤,正在成熟型
神经纤维内可见各个成熟阶段的神经节细胞,局部见片状蓝染
淋巴细胞聚集(HE 染色,低倍放大)
(此图由北京儿童医院病理科何乐健教授提供)

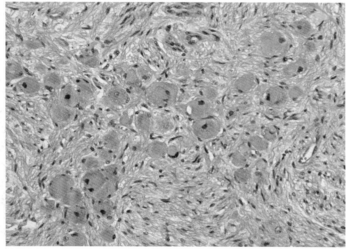

图 5-15　节细胞神经瘤,成熟型
成熟神经节细胞周围可见环绕的卫星细胞(HE 染色,中倍放大)
(此图由北京儿童医院病理科何乐健教授提供)

4. 免疫组化　神经节细胞可 NF 阳性,基质 S-100
阳性。

【预后】　神经节瘤临床为良性,切除后预后好。

第二节　肾上腺髓质非肿瘤性疾病

一、肾上腺髓质增生

正常肾上腺不同部位皮髓质的比例不同(皮髓质之
比为头部 5∶1,体部 15∶1,尾部 ∝∶1)。大部分的髓质位
于肾上腺的头部和体部,而尾部和体的两翼部几乎完全

由皮质构成,所以只有在尾部和翼部出现髓质才能考虑
肾上腺髓质增生(adrenal medullary hyperplasia)。诊断髓
质增生需先对切除的肾上腺作面积测量研究。

【临床特征】　临床考虑髓质增生时患者有嗜铬细胞
瘤的症状,血内和尿内儿茶酚胺检测异常,但无嗜铬细胞
瘤。肾上腺髓质增生分为散发性和家族性,家族性病例
多见于 MEN2 和 Von Hippel-Lindau 病。在囊性纤维化的
患者和婴儿猝死综合征、Beckwith-Wiedemann 综合征的
患者中也有肾上腺髓质增生的报道。

【病理所见】

1. 大体特征　肾上腺髓质增生多为双侧,也可为单
侧。肾上腺的重量和外形正常或增大,肾上腺皮质则不
同程度的受压。切面髓质弥漫性扩大,伸入尾部和两翼,
可有孤立的小结节。结节直径<1cm 者为髓质结节状增
生,如>1cm 应诊断为嗜铬细胞瘤,增生的结节多无包膜。

2. 镜下特征　增生的细胞呈巢状或腺泡状排列,或
形成吻合的小梁,或呈实性或弥漫性排列,偶尔细胞可呈
梭形。增生的嗜铬细胞核肥大,可见多核或巨核细胞,胞
质空泡状或颗粒状,胞质内常见玻璃样点滴。某些病例
可见到少量核分裂。

增生的细胞免疫组化和电镜形态与嗜铬细胞瘤的细
胞相同。

二、肾上腺髓质脂肪瘤

肾上腺髓质脂肪瘤(adrenal myelolipoma)为肾上腺少
见的良性肿瘤样病变,由成熟的脂肪组织和造血组织构成。
绝大多数发生在肾上腺髓质,在肾上腺外也有报道,通常在
腹膜后的骶前区,偶尔也可见于肾窦、胸腔、肝、胃、软脑膜、
肺和异位肾上腺。发病年龄 17~93 岁,诊断时约 50 岁。30
岁以下相对少见。绝大多数为单侧,左右侧发病基本相等,
双侧者罕见。性别差异不大,据尸检估计的发病率为
0.08%~0.2%,另一组报道在 36~65 岁之间为 0.01%。

【临床特征】　大部分为无功能性,近年来有少数功能
性髓脂肪瘤的报道。主要表现有气短、腹痛、血尿、高血
压、腹部肿块。髓脂肪瘤也可伴有库欣综合征、垂体-依赖
性库欣综合征、阿迪森病、男性化假两性畸形和先天性肾
上腺增生等。偶尔有伴有 Castleman 病和肾上腺神经节
瘤的报道。

【病理所见】

1. 大体特征　肿瘤大小差别很大,从显微镜下可见
到直径 34cm。大者可重达 5900g。肿瘤多呈圆形,质软,
常无包膜,但与残留的肾上腺组织界限清楚。切面红黄
相间,红色区为造血组织,黄色区为脂肪组织。大肿瘤常
有出血(图 5-16)、钙化或骨化。有时像血管瘤。

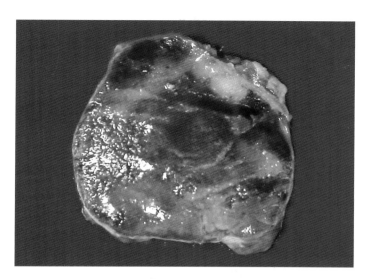

图 5-16　肾上腺髓脂肪瘤（大体）
肿瘤分界较清楚，切面黑褐色

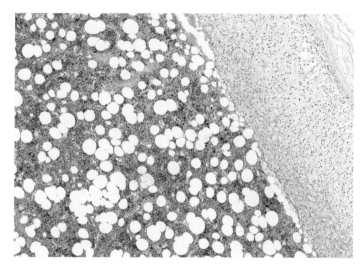

图 5-17　肾上腺髓脂肪瘤
光镜下肿瘤也有成熟的脂肪组织和造血组织构成（HE 染色，低倍放大）

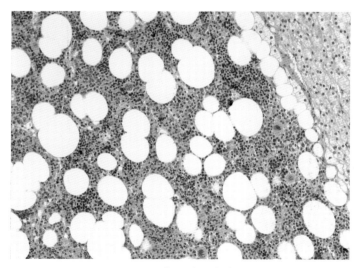

图 5-18　肾上腺髓脂肪瘤
图 5-17 的放大（HE 染色，中倍放大）

2. 镜下特征　肿瘤由成熟的脂肪组织和造血组织混合构成（图 5-17～图 5-20），偶可见梗死或出血，甚至血肿形成或纤维化。

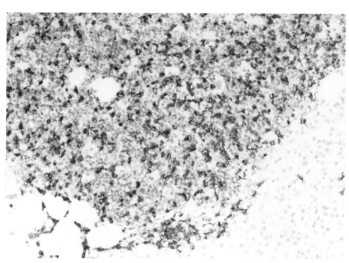

图 5-19　肾上腺髓脂肪瘤
免疫组化 CD15 染色示造血组织

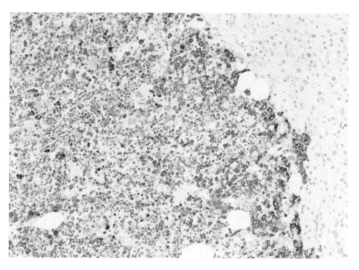

图 5-20　肾上腺髓脂肪瘤
免疫组化 MPO 染色示造血组织

【预后】肾上腺髓脂肪瘤为良性，手术切除为主要治疗手段。

第三节　副神经节瘤

副神经节按功能可分为交感神经肾上腺系统和副交感神经系统两大类，肾上腺髓质为最大的交感神经副神经节，其他统称肾上腺外副神经节。交感神经副神经节广泛分布于沿后颈部到盆底的交感神经链，包括膀胱。副交感神经副神经节则主要分布在头颈部、主动脉和肺。

头颈部副神经节包括颈动脉体、颈静脉角、鼓室、迷走神经、喉、甲状腺等部位的副神经节。副神经节瘤（paraganglioma）是发生在这些副神经节的肿瘤。目前认为副神经节瘤均具有一定的恶性潜能，故原来良性和恶性副神经节瘤的概念已不再使用[1]。

一、肾上腺外交感神经副神经节瘤

肾上腺外交感神经副神经节瘤（extraadrenal sympathic paragangliomas）最常见的部位为沿后颈部到盆底的交感神经链，主要是腹膜后和后纵隔，30%~50%发生于Zuckerkandl器（位于从主动脉分叉到下肠系膜动脉根部之间的腹主动脉腹侧面的副神经节），10%发生于膀胱，其他少见部位有肝门、肾门、下腔静脉背侧、肛门、阴道、睾丸和骶尾部等。

（一）腹腔内副神经节瘤

腹腔内副神经节瘤（intraabdominal paraganglioma）可分成三组，即①上主动脉旁组（约占病例的45%）：包括肾上腺周、肾门和其周围、肾蒂的副神经节瘤；②下主动脉旁组（约占病例的30%），包括从肾下极沿主动脉到髂血管的副神经节瘤，大多数在这个部位的副神经节瘤来源于持续存在至成人的Zuckerkandl器的残余；③包括膀胱的远离主动脉的副神经节瘤。

【临床特征】 腹腔内副神经节瘤可发生在任何年龄，但大多数发生在20~50岁，男性稍多，25%~86%的患者可出现儿茶酚胺分泌过多的症状和体征，有些无症状者可为尸检时偶然发现。依据肿瘤的部位和大小，可出现腹痛、季肋部痛。其他少见的临床表现包括输尿管阻塞而出现的肾盂积水，侵犯肾门而导致的肉眼血尿，压迫总胆管出现的阻塞性黄疸和急性腹膜后出血。偶尔可见压迫一侧肾动脉出现的肾血管性高血压、转移所造成的溶骨性病变或库欣综合征。

【病理所见】

1. 大体特征 肿瘤通常为单个，5%~21%的病例有两个或以上结节。具有多发肿瘤的副神经节瘤病也偶有报道，此时肿瘤可沿交感链连续分布或从颈部到盆腔分布。肿瘤大小4~24cm，平均约10cm。肿瘤的大体特征与嗜铬细胞瘤相似，有些肿瘤可有明显的囊性变，当出血明显时，可与血管瘤相似。

2. 镜下特征 最特征的组织形态是肿瘤细胞呈相互吻合的小梁状排列。有些肿瘤可呈弥漫或腺泡状排列（图5-21、图5-22）。组织形态和细胞学层面鉴别肾上腺来源的还是肾上腺外原发的肿瘤很困难，如见到残存的肾上腺组织可有助于鉴别，有些副神经节瘤发生在肾上腺周或肾上腺旁，而未累及到肾上腺。术前的定位检查和术中所见可帮助鉴别。与嗜铬细胞瘤相似，副神经节瘤也可有明显细胞核的多形性，甚至偶尔可见到核分裂。有些肿瘤可见到胞质内透明小球，但较嗜铬细胞瘤少见，仅约为其1/3。有时丰富的具有肥大内皮细胞的血管网可误认为血管性肿瘤，偶尔在肿瘤中或紧邻肿瘤处可见到神经纤维束。罕见情况下，肿瘤细胞可含有大量的色素，使肿瘤呈黑色，电镜下显示其为神经分泌颗粒、类似神经黑色素的高电子密度物质和儿茶酚胺降解产物（脂褐素），但未见到黑色素小体。

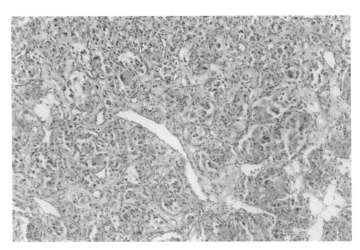

图5-21 腹主动脉旁副神经节瘤
肿瘤由小团状瘤细胞巢构成，之间可见丰富的血窦（HE染色，低倍放大）

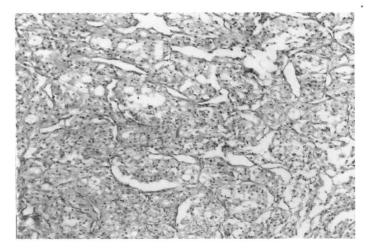

图5-22 腹主动脉旁副神经节瘤
瘤细胞巢排成巢状（细胞球），之间可见丰富的血窦（HE染色，低倍放大）

3. 免疫组化

同嗜铬细胞瘤。

【预后】 转移率在不同的报道中14%~50%不等，5年生存率约为36%。

（二）膀胱副神经节瘤

膀胱副神经节瘤（urinary bladder paraganglioma）占所有膀胱肿瘤的 0.06%～0.5%，发病年龄 11～78 岁，平均41 岁，男女无差别[12]。

【临床特征】 肿瘤通常位于邻近输尿管开口的膀胱三角区，也可发生在膀胱顶部和侧壁。偶尔肿瘤在膀胱呈多灶性，并伴有膀胱外的副神经节瘤，这些常为家族性病例。伴有 von Recklinghausen's 病、肾细胞癌和其他疾病者也偶有报道。临床表现为阵发性或持续性高血压、间断性肉眼血尿和排尿时发作三联征。

【病理所见】

1. 大体特征 膀胱的副神经节瘤通常较小，平均1.9cm。肿瘤位于膀胱肌层内（图 5-23），可突入膀胱腔，界限清楚，但无包膜。切面灰白或粉红色。

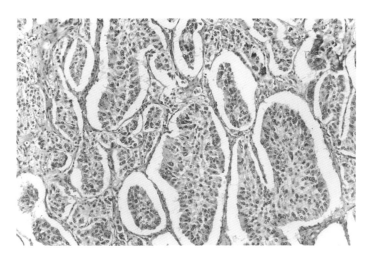

图 5-23　膀胱副神经节瘤（大体）
切面粉白色，部分有出血

2. 镜下特征 膀胱的副神经节瘤组织形态与腹腔内副神经节瘤相同（图 5-24～图 5-26），一般诊断无困难，但

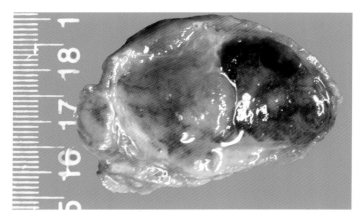

图 5-24　膀胱嗜铬细胞瘤
瘤细胞形成细胞巢（HE 染色，中倍放大）

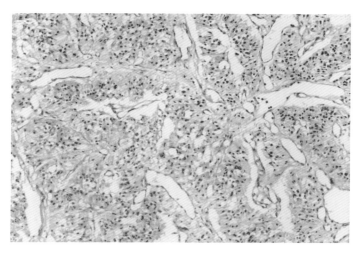

图 5-25　膀胱嗜铬细胞瘤
瘤细胞呈宽条索样排列，周围可见丰富的血窦（HE 染色，中倍放大）

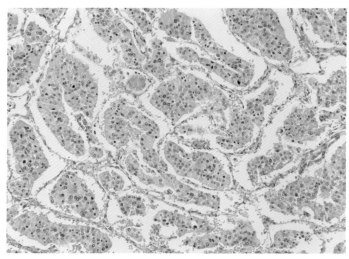

图 5-26　膀胱嗜铬细胞瘤
瘤细胞形成明显的细胞巢（细胞球），周围有薄壁血窦（HE 染色，中倍放大）

当有溃疡、组织挤压、组织固定和处理不好或有硬化性间质时，一些肿瘤可能误诊为尿路上皮肿瘤，甚至颗粒细胞瘤。有时因肿瘤界限不清，常与平滑肌束混杂在一起，可误认为浸润。

3. 免疫组化 与其他部位副神经节瘤相同（图 5-27、图 5-28）。

【预后】 文献中一组报道膀胱副神经节瘤的转移率5%，另一组报道的淋巴结转移率为 13.8%，远处转移为2.3%。

（三）胸腔内椎骨旁副神经节瘤

胸腔内椎骨旁副神经节瘤（intrathoracic paravertebral paraganglioma）发生在与交感轴非常邻近的区域，通常位于中部胸段。

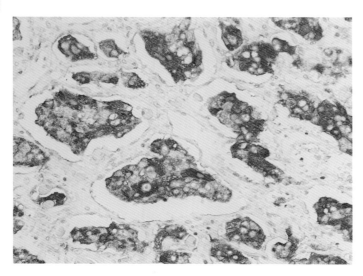

图 5-27　膀胱嗜铬细胞瘤
免疫组化示主细胞 CgA 阳性

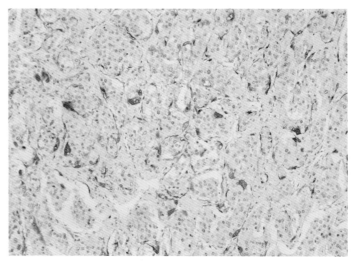

图 5-28　膀胱嗜铬细胞瘤
免疫组化示细胞巢周围 S-100 阳性的支柱细胞

【临床特征】　约半数有儿茶酚胺的过分泌。有些肿瘤发生在邻近心脏底部的区域,即主动脉-肺副神经节瘤。有的肿瘤就发生在心脏(图 5-29),这些肿瘤也通常有功能,分泌儿茶酚胺。患者男性稍多,平均诊断时年龄为 29 岁,儿童中也有报道。罕见伴有 Horner 综合征及家族性的报道。偶尔可有溶骨性转移。

【病理所见】

1. **大体特征**　大多数肿瘤位于右半胸腔,肿瘤平均大小 5.7cm,重 40g,最大者直径可达 13cm。发生在心脏者可位于升主动脉和上腔静脉之间,累及右心耳、右室流出道(图 5-30)[13]。肿瘤切面呈褐色,可有明显出血。

2. **镜下特征**　发生在胸腔内椎骨旁和心脏的副神经节瘤,其组织学特征与其他部位的副神经节瘤相似(图 5-

31、图 5-32),故诊断一般不困难,但当仅为有限的活检时会诊断困难,或髂脊活检发现小簇恶性细胞的骨转移时也很难准确诊断。罕见的情况下,肿瘤细胞黏附在血管网周围,同时混有出血,肿瘤可表现为假乳头状或血管瘤样的形态,特殊染色和 CgA、SyN 等免疫组化染色可帮助诊断(图 5-33)。

【预后】　文献报道胸腔内椎骨旁副神经节瘤的转移率 7%～13% 不等。

(四)其他罕见部位的交感神经副神经节瘤(other sympathic paragangliomas in unusual sites)

副神经节瘤在很多部位均有报道,如肾、输尿管、前列腺、精索等副神经节瘤。有些部位确定有副神经节,有的部位尚未确定是否存在有副神经节。

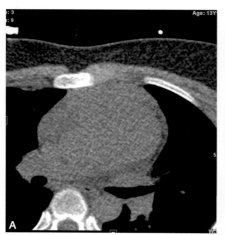
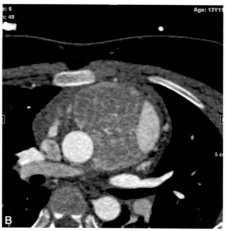
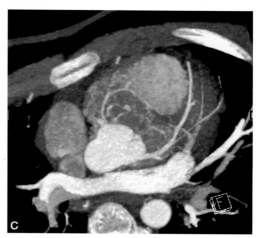

图 5-29　心脏副神经节瘤
患者为 13 岁男性,活动后大汗 5 年。A、B. 冠状动脉 CTA 平扫及增强图像示主动脉根部左前方、肺动脉右侧及左、右冠状动脉开口间占位,不均匀明显强化;C. MIP 图像示肿块由左、右冠状动脉小分支供血
(此图由北京协和医院放射科王怡宁、薛华丹教授提供)

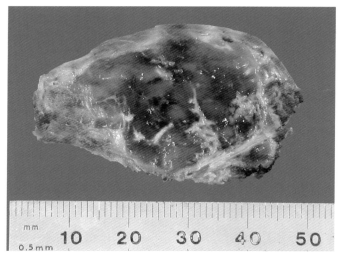

图 5-30　心脏副神经节瘤（大体）

肿瘤位于升主动脉和上腔静脉之间，累及右心耳、右室流出道和右侧胸膜

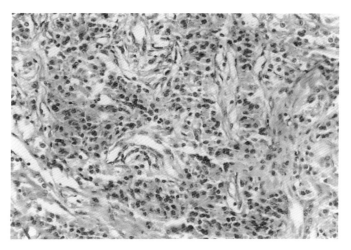

图 5-31　左上纵隔副神经节瘤

瘤细胞排成稍不规则的巢状，细胞巢之间仍可见丰富的血窦（HE 染色，中倍放大）

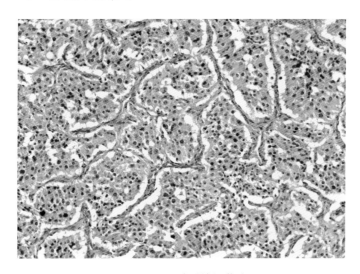

图 5-32　心脏副神经节瘤

瘤细胞形成典型的细胞巢，周围围以支柱细胞（HE 染色，中倍放大）

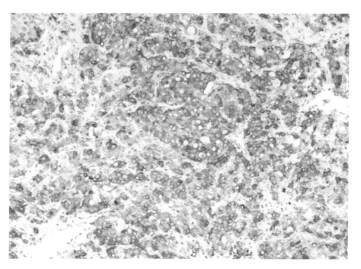

图 5-33　心脏副神经节瘤

瘤细胞巢内的瘤细胞免疫组化 CgA 阳性

在前列腺周围，甚至在前列腺的间质已发现有正常副神经节，膀胱肌壁内和胆囊的浆膜下也发现有正常的副神经节，这些部位发生副神经节瘤是不足为奇的，但在泌尿生殖道，如肾、输尿管、精索等尚未完全确定是否有正常的副神经节。其他罕见的副神经节瘤包括子宫、卵巢、阴道、外阴、胰胆管和肝实质的副神经节瘤。颈部椎骨旁的副神经节瘤也有少数病例的报道，包括儿童的病例。非家族性的功能性副神经节瘤合并空肠的胃肠间质瘤也有 3 例报道，这 3 例均为腹腔内肾上腺外副神经节瘤，1 例还同时有双侧嗜铬细胞瘤，尚不清楚是否是某个综合征的一部分，如 Carney 三联征的变异型或巧合。近来，肾上腺髓质中形态、免疫表型和超微结构特征均提示可能来自支柱细胞的肿瘤，有人建议命名为"支柱细胞瘤"。

二、头颈部副神经节瘤

头颈部副神经节包括颈动脉体（carotid body）、主动脉肺动脉体（aortic-pulmonary）、颈静脉鼓室（jugulotympanic）、迷走神经体（vagal body）、喉（laryngeal）和身体其他部位散在的副神经节。这些副神经节多为沿中线对称分布并多与副交感神经系统有密切关系，对血氧和二氧化碳张力的变异起反应，因此参与调节呼吸功能。颈动脉体位于颈总动脉分叉处的颈内动脉远端，通常是一个界限清楚的卵圆形结节，有时可含 2～4 个分散的部分。主动脉肺动脉体的界限不清，可位于动脉导管与主动脉弓之间、沿肺动脉主干、位于无名动脉根部或位于主动脉弓降部的前侧面。颈静脉鼓室副神经节分散在颈静脉球圆顶的外膜内，由数个小球组成。迷走神经体位于迷走神经的外膜内。喉副神经节散在分布于喉附近。

各处的副神经节的组织形态相似，以颈动脉体为例，包膜不完整，从包膜发出纤维条索（小梁）将颈动脉体分隔成小叶和细胞巢。细胞为圆形或卵圆形或上皮样。胞质丰富，核圆，染色深，位于细胞中央，纤维小梁中除血管外有丰富的神经纤维。

头颈部副神经节瘤（paragangliomas of the head and neck region）一般均以解剖部位命名如颈动脉体副神经节瘤、颈静脉鼓室副神经节瘤、主动脉-肺动脉体副神经节瘤、迷走神经内副神经节瘤、喉副神经节瘤等[14]。

（一）颈动脉体副神经节瘤

颈动脉体副神经节瘤（carotid body paraganglioma）（简称颈动脉体瘤）是由颈动脉体的主细胞发生的神经内分泌肿瘤，也称化学感受器瘤，是头颈部副神经节瘤中最多见的一种。由 Marchand 在 1891 年首次报道。

【临床特征】 颈动脉体瘤各年龄段均能发生，最小3个月，但多数为 40～50 岁。女性稍多见。散发病例中 3%～8% 为双侧性，而有家庭史的病例中 38% 为双侧性。最常见的临床表现为邻近下颌角的无痛性、生长缓慢的肿块，少数病例可表现为有痛性肿块或有触痛。可有脑神经麻痹的表现，通常为第7、第10和第12脑神经联合受累。偶尔可有因颈交感神经链受累而出现 Horner 综合征。症状出现的时间通常5至7年，有时可多达20年以上，肿瘤的平均生长率为每年 1mm，倍增时间为 4.2 年。肿瘤细胞的 Ki-67 阳性指数通常在 1% 以下。出现颈动脉窦综合征者少见。有报道个别双侧颈动脉体瘤的患者出现短暂的心脏缺血发作。在家族性病例，约 1/3 的颈动脉体瘤的患者有双侧的肿瘤，发病年龄也较年轻。在高原，女性明显占多。偶尔可伴发其他内分泌疾病，如 Carney's 三联征、其他部位的副神经节瘤、甲状腺髓样癌、甲状旁腺功能亢进等。

【病理所见】

1. 大体特征 多数颈动脉体副节瘤界限清楚，但多无真正的包膜，可有纤维性假包膜（图 5-34）。最大径平

均 3.8cm，亦有 >8cm 者。肿瘤切面呈红至淡褐色，可有明显的出血，但坏死少见。可有硬化或囊性变区域。罕见情况下颈动脉体瘤可侵入颈动脉，导致颈动脉的完全阻塞。颈动脉体瘤可分为 3 组：Ⅰ 组约占 26%，与动脉外膜无粘连，肿瘤相对较小，平均肿瘤体积 7cm³；Ⅱ 组约占 46.5%，肿瘤多与动脉的外膜粘连，并部分包绕一个或两个颈动脉血管，平均肿瘤体积 11cm³；Ⅲ 组约占 27.6%，肿瘤与整个颈动脉分叉部紧密粘连，平均肿瘤体积 22cm³。

2. 镜下特征 低倍镜下，肿瘤分界清楚，可见纤维性假包膜。瘤细胞排列成巢状（细胞球）、索状或腺泡状。瘤细胞卵圆或多角形，较正常大。胞质细颗粒状、嗜酸性，细胞核圆或卵圆，比较一致，但可有异型性和核深染，有时可见核假包涵体，核分裂罕见。瘤细胞巢索之间有丰富的血窦（图 5-35、图 5-36），间质可硬化或血窦显著扩张或有出

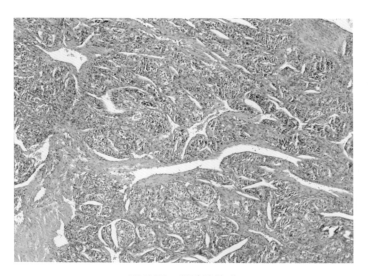

图 5-35 颈动脉体瘤
瘤细胞排成巢状（细胞球），瘤细胞巢周围可见纤维性间质及血窦（HE 染色，低倍放大）

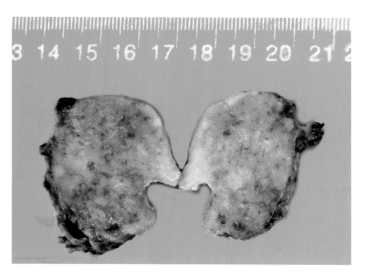

图 5-34 颈动脉体瘤（大体）
肿瘤切面灰黄色，有纤维性假包膜

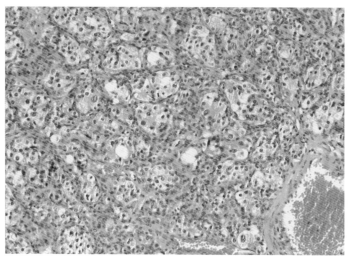

图 5-36 颈动脉体瘤
瘤细胞排列成巢（细胞球），有丰富的血窦分隔（HE 染色，中倍放大）

血。大的肿瘤细胞巢中心偶可有变性或坏死。有时肿瘤细胞可呈梭形或假肉瘤样。支柱细胞仅占肿瘤细胞的1%~5%，通常在主细胞巢的周边，常规染色很难鉴别，免疫组化S-100阳性。偶尔肿瘤可有明显的慢性炎细胞浸润，淋巴细胞常聚集在血管周或纤维性假包膜附近。有些病例间质可有明显的纤维化，使肿瘤细胞巢明显扭曲，而误诊为浸润性癌，偶见有含铁血黄素沉积的陈旧出血伴有纤维硬化结节（Gamna-Gandy 小体），罕有化生骨的报道。血窦硬化的区域也可使组织结构明显改变，而影响诊断，偶尔明显血窦扩张的区域可误认为血管性肿瘤，如血管外皮细胞瘤或血管内皮瘤，偶有间质淀粉样物沉积的报道。

3. **免疫组化** 主细胞 CgA、Syn 阳性，支柱细胞 S-100 阳性（图 5-37、图 5-38）。

【预后】外科切除是首选的治疗手段，颈动脉体瘤的

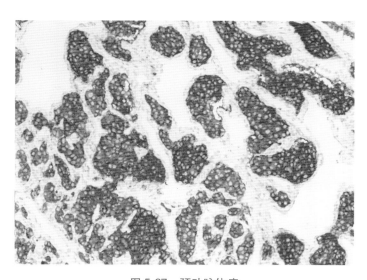

图 5-37 颈动脉体瘤
免疫组化示主细胞 Syn 阳性

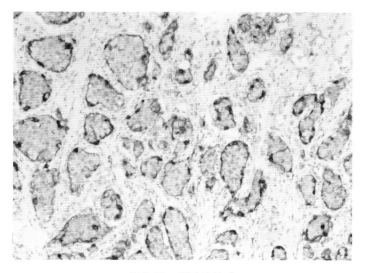

图 5-38 颈动脉体瘤
免疫组化示细胞巢周围的支柱细胞 S-100 阳性

转移率6.4%~11%不等，可转移至淋巴结、骨、肺、肝等。手术后需长期随访。

（二）颈静脉鼓室副节瘤

【临床特征】颈静脉鼓室副节瘤（jugulotympanic paraganglioma）位于颅底和中耳，肿瘤体积小。解剖部位较清楚者有时可分为颈静脉副节瘤（位于颅底，与颈静脉外膜紧密相连）和鼓室副节瘤（位于中耳，特别是鼓室岬）。当肿瘤很大，不能分清解剖部位，则统称为"颈静脉鼓室副节瘤"。肿瘤可沿骨裂缝、裂隙和孔扩散，并侵犯骨质。肿瘤多发生在40~50多岁的成人，儿童病例少有报道。女性较多，报道的病例中男女之比为1:6。鼓室副节瘤可出现听力损害、耳饱满或耳痛、骨痛、眩晕及中耳炎的症状，少数患者可出现面神经麻痹。颈静脉副神经节瘤可通过颈静脉孔，长成哑铃状。偶尔肿瘤可阻塞颈内静脉的上段和颈静脉球，也可如香肠样突入颈静脉腔内，因而有时可出现蔓延到右心或在手术时出现致命的栓塞。有时可出现颈静脉孔综合征，并因压迫第9、10、11、12脑神经而出现上述神经的轻瘫。颈静脉凹或经静脉孔的侵蚀是颈静脉副神经节瘤重要的影像学征象。文献也有引起腮腺肿大、上颈部生长引起鼻咽软组织中线偏离的报道，小活检可误认为脑膜瘤。

罕见的病例可有儿茶酚胺的分泌而出现高血压，类癌综合征也偶有报道。

【病理所见】

1. **大体特征** 颈静脉鼓室副神经节瘤常常很小，送检标本常为碎块状，选择性肿瘤栓塞或放疗也可能给大体检查带来影响。

2. **镜下特征** 颈静脉鼓室副神经节瘤与其他部位的副神经节瘤形态相似，但颈静脉鼓室副神经节瘤血管更丰富，细胞巢较小，且不很一致，主细胞的核比其他副神经节瘤要小。硬化的程度更明显，偶尔可见有明显的钙化或骨化。罕见情况下，可见神经母细胞样的成分，与复合型嗜铬细胞瘤相似。

【鉴别诊断】颈静脉鼓室副神经节瘤应同中耳腺瘤鉴别，中耳腺瘤由一致的立方或圆柱状细胞构成，常排列成互相吻合的条索或小梁状。血管不如副神经节瘤丰富。其他需要鉴别的是脑膜瘤、转移性肾细胞癌、神经鞘瘤等。

【预后】颈静脉鼓室副神经节瘤常呈局部侵袭性生长，破坏骨质并蔓延至颅内，局部复发常见，局部或远处转移不常见，文献报道的转移率仅为1.9%。手术加放疗是常用的治疗选择。

（三）迷走神经副神经节瘤

沿迷走神经走行分布着一些散在的副神经节，尤其在节状神经节（ganglion nodosum）附近的迷走神经头部

（嘴部），这些副神经节称迷走神经副神经节，其结构与颈动脉体相似，起着化学感受器的作用。由这些副神经节发生的肿瘤称为迷走神经副神经节瘤（vagal paraganglioma），也称迷走神经体副神经节瘤。

【临床特征】　迷走神经副神经节瘤是在头颈部第三常见的副神经节瘤，通常发生在30~40多岁的人群，女性较多。患者多表现为无痛性、缓慢生长的颈部肿块，可有扁桃体或口咽组织的中线偏离，可出现不同的脑神经麻痹，最常见的是迷走神经麻痹的表现，如同侧声带功能异常、嘶哑或吞咽困难。肿瘤的局部蔓延可压迫其他脑神经，引起第9、第11、第12脑神经的麻痹。偶尔患者可有同侧Horner征，有的可蔓延至颈静脉孔，形成哑铃状。罕见情况下，肿瘤可分泌儿茶酚胺引起相应的症状和体征。迷走神经副神经节瘤可伴有其他副神经节瘤，也可有家族性。伴有其他副神经节瘤的迷走神经副神经节瘤多为遗传性。曾有一例报道表明在有巨结肠病病史的患者中发生的双侧迷走神经副神经节瘤为Carney's三联征的一部分。

【病理所见】

1. **大体特征**　迷走神经副神经节瘤常为梭形或球状，紧邻颅底，肿瘤可位于迷走神经内，并沿神经走行生长，有时肿瘤长在神经的一侧，把神经压向一侧。切面与其他头颈部副神经节瘤相似，但常常硬化更明显。

2. **镜下特征**　迷走神经副神经节瘤中肿瘤细胞的器官样排列与其他头颈部副神经节瘤相似，在肿瘤边缘常见神经节或神经束，这些为肿瘤所在的迷走神经的部分。在有些肿瘤中，间质可明显硬化，或有间质水肿及丰富的血管，造成诊断困难。偶尔有色素性迷走神经副神经节瘤的报道。

【鉴别诊断】　迷走神经副神经节瘤应与异位到迷走神经的甲状旁腺组织鉴别，甲状旁腺组织无S-100阳性的支柱细胞。

【预后】　完整切除为首选的治疗，老年人或担心手术损伤的患者可进行放疗。文献中报道迷走神经副神经节瘤的转移率约为7%，主要为颈部淋巴结，远处转移主要为肺和骨。

（四）喉副神经节瘤

在喉的区域有一些副神经节，分为喉上组和喉下组，其基本组织学与头颈部其他副神经节相似，确切的生理功能尚不完全明了，可能与喉的呼吸调节有关，对低氧起到化学感受器样的作用。这些副神经节发生的肿瘤称为喉副神经节瘤（laryngeal paraganglioma）。

【临床特征】　喉副神经节瘤多表现为声门上的黏膜下肿块，可阻塞声门气道。通常的主诉为声音嘶哑，其他包括吞咽困难、呼吸困难、发声困难、喘鸣、咯血和颈部肿块。在某些病例，喉痛为明显的症状。喉副神经节瘤发

病年龄14~80岁，平均为47岁，女性较多见。诊断时平均症状的时间为26个月。儿童病例罕有报道。个别病例有儿茶酚胺的过分泌。喉副神经节瘤可合并其他头颈部副神经节瘤，也有家族性的报道。

【病理所见】

1. **大体特征**　喉副神经节瘤的大小为0.5~6cm，平均2.5cm，大多数发生在喉的右侧，个别病例可呈哑铃状突入喉内和喉前部与甲状腺之间的腔隙。喉副神经节瘤呈红色或暗红色黏膜下结节，切面红褐色，可有充血和出血。

2. **镜下特征**　呈典型的副神经节瘤的形态，瘤细胞核分裂很少，也很少侵及周围软组织。

【鉴别诊断】　喉副神经节瘤应与原发在喉的和转移性黑色素瘤、血管外皮瘤和喉的不典型类癌鉴别。喉不典型类癌CK阳性，副神经节瘤可见到瘤巢周围的S100阳性的支柱细胞可帮助鉴别。

【预后】　喉副神经节瘤部分病例可发生转移，有报道诊断16年后发生椎骨转移。

（五）主动脉肺副神经节瘤

在心底、升主动脉和主动脉弓周围散布着一些很小的副神经节，统称为主动脉肺副神经节。也有报道在心房间隔和左冠状动脉走行的区域也发现有副神经节，故也有把这些副神经节分为心内副神经节和心外副神经节。在肺，沿支气管和血管的走行也发现有很多小的副神经节，认为这些副神经节可能具有化学感受器的功能，在呼吸的调节和肺的血液供应方面起一定作用。由这些散在的副神经节发生的肿瘤统称为主动脉肺副神经节瘤（aorticopulmonary paraganglioma）。有的也可分为心脏的副神经节瘤和心外副神经节瘤。

【临床特征】　主动脉肺副神经节瘤少见，心脏副神经节瘤至今报道约有40例，诊断时的平均年龄为39岁，男女大致相等。临床上根据其部位可表现为心脏增大、胸骨后疼痛、咯血、心悸、心脏杂音等，少数患者可出现缺血性心脏病的表现，因肿瘤压迫导致冠状动脉前降支闭塞也有报道。约一半的这些肿瘤可功能活跃，分泌过量的儿茶酚胺而产生嗜铬细胞瘤样临床症状。心外副神经节瘤位于心底和大血管的心包腔外，大多数位于后纵隔，声音嘶哑、吞咽困难、咳嗽和胸痛为常见的表现，偶尔可出现上腔静脉综合征。个别患者可为家族性，或伴有其他部位的副神经节瘤，偶有伴有Carney's三联征的报道。肺的副神经节瘤偶尔伴有异位ACTH的分泌。

【病理所见】

1. **大体特征**　主动脉肺副神经节瘤直径为1.2~17cm，通常为5~7cm，圆形或卵圆形，边界清楚，有时与重要脏器粘连严重而不易完整切除。偶尔肿瘤可呈息肉状突入心房内。

2. **镜下特征** 多数肿瘤呈典型的球状(zellballen)排列,故诊断应无问题,但小活检或挤压严重时会影响诊断,个别病例肿瘤细胞可呈梭形,支柱细胞 S-100 阳性可协助诊断。肿瘤可浸润心脏的结缔组织或肌肉。色素性心脏副神经节瘤也有报道。

【鉴别诊断】 肺的副神经节瘤应与类癌(carcinoid)、不典型类癌(atypical carcinoid)、类癌微小瘤(carcinoid tumorlet)、小脑膜样结节(minute meningothelial-like nodules)鉴别。典型的细胞球排列和球外周的 S-100 阳性的支柱细胞有助于副神经节瘤同其他肿瘤鉴别。

【预后】 主动脉肺副神经节瘤的转移率 13%～20%,因肿瘤常常与心脏或大血管粘连严重,完整切除率仅约60%。

(六)其他头颈部少见部位的副神经节瘤

头颈部其他部位包括眼眶、翼状窝、鼻腔和鼻咽、食管、气管、甲状腺、涎腺、口腔、舌、外耳、颅内的松果体区和鞍区等均有发生副神经节瘤的报道,统称为其他头颈部少见部位的副神经节瘤(paragangliomas at other sites in the head and neck region)。有 1 例报道发生在甲状旁腺内的副神经节瘤。这些少见部位的副神经节瘤组织形态和免疫组化与颈动脉体瘤相似。眼眶的副神经节瘤可表现为突眼、眼活动受限、复视或失明,鼻腔和鼻咽的副神经节瘤可呈息肉状生长,可自发出血而导致鼻出血,甲状腺副神经节瘤容易与甲状腺髓样癌混淆,副神经节瘤典型的细胞球排列、无淀粉样基质及外周排列的 S-100 阳性的支柱细胞可同髓样癌鉴别。

三、复合性副神经节瘤

复合性副神经节瘤(composite paraganglioma)是指由副神经节瘤与发育相关的神经源性肿瘤,如神经节瘤、节细胞神经母细胞瘤、神经母细胞瘤或外周神经鞘瘤组合而成的肿瘤,过去也称复合型肾上腺外嗜铬细胞瘤、神经节瘤性副神经节瘤、混合性神经内分泌-神经肿瘤。

复合性副神经节瘤极少见,约为复合型嗜铬细胞瘤的1/10。发病年龄从 15 个月到 81 岁,男性稍多,所有报道的病例均由副神经节瘤和神经节瘤成分构成,仅偶尔有神经母细胞瘤或节细胞神经母细胞瘤成分。

复合性副神经节瘤最常见的部位是膀胱和腹膜后,其他为马尾/终丝和后纵隔。在头颈部尚无报道。

临床上,1 例报道有水样腹泻、低钾和胃酸缺乏(WDHA 综合征),其他临床上或无症状或有儿茶酚胺相关的症状,1 例有淋巴结受累,尚无复发的报道。

【病理所见】

1. **大体特征** 肉眼改变与复合型嗜铬细胞瘤相似。

2. **镜下特征** 组织学与复合型嗜铬细胞瘤相似,但马尾的副神经节瘤可表达角蛋白,在有些病例,角蛋白的表达可干扰复合型副神经节瘤和节细胞性副神经节瘤的鉴别。有 1 例发生在膀胱的色素性复合型副神经节瘤的报道,神经黑色素样色素位于副神经节瘤的成分区域。

【预后】 尚无转移的报道。

(陈 杰)

参 考 文 献

1. Tischler AS, Papathomas TG, de Krijger RR, et al. Chapter 5：Tumours of the adrenal medulla and extra-adrenal paraganglia//LIoyd RV, Osamura RY, Kloppel G, WHO Classification of Tumours of Endocrine Organs. Inter national Agency for Research on Cancer, Lyon,2017,180-207.

2. Lack EE. Tumors of the adrenal glands and extraadrenal paraganglia. Published by the American Registry of Pathology, Washington, DC, in collaboration with the Armed Forces Institute of Pathology, Washington,2007.

3. 刘彤华,梁智勇. 内分泌系统//刘彤华. 诊断病理学. 第 3 版,428-433.

4. Eisenhofer G, Peitsch M. Laboratory evaluation of pheochromocytoma and paraganglioma. Clin Chem,2014,60:1486-1499.

5. Pacak K, Wimalawansa SJ. Pheochromocytoma and paraganglioma. Endocr Pract,2015,21:406-412.

6. Kimura N, Takekoshi K, Horri A, et al. Clincopathological study of SDHB mutation-related pheochromocytoma and sympathetic paraganglioma. Endocr Relat Cancer,2014,21:L13-16.

7. Van Nederveen FH, Gaal J, Favier J, et al. An immunohistochenmical procedure to detect patients with paraganglioma and pheochromocytoma with germline SDHB, SDHC, or SDHD gene mutations：a retrospective and prospective analysis. Lancet Oncol,2009,10:746-771.

8. Kimura N, Takayanagi R, Takizawa N, et al. Pathological grading for predicting metastasis in pheochromocytoma and paraganglioma. Endocr Relat Cancer,2014,21:405-414.

9. Korevaar TI, Grossman AB. Pheochromocytoma and paragangliomas：assessmemt of malignant potential. Endocrine,2011,40:354-365.

10. Tischler AS. Divergent differentiation in neuroendocrine tumors of the adrenal gland. Semin Diagn Pathol,2000,17:120-126.

11. Howlader N, Noone AM, Krapcho M, et al. SEER Cancer Statistics Review,1975-2012. Bethesda：National Cancer Institute.

12. Belian JA, Lawton A, Hajdenberg J, et al. Pheochromocytoma of the urinary bladder：a systemic review of the contemporary literature. BMC Urol,2013,13:22.

13. 赵大春,梁智勇,刘彤华. 心脏嗜铬细胞瘤临床病理分析. 诊断病理学杂志,2007,14:94-97.

14. Piccini V, Rapizzi E, Bacca A, et al. Head and neck paragangliomas：genetic spectrum and clinical variability in 79 consecutive patients. Endocr Realt Cancer,2012,19:149-155.

第六章

胰腺神经内分泌肿瘤

第一节 概　述

内分泌胰腺是弥散神经内分泌系统的重要组成部分,胰腺的内分泌细胞主要集中在胰岛,在外分泌胰腺中,如大小胰管上皮内和腺泡内也有散在分布的内分泌细胞。

胰岛在胰腺内的分布不均匀,以尾部最多,体部次之,头部最少。体尾部的胰岛一般呈圆形或卵圆形,形态较规则,而胰头部的胰岛体积小而且形态不规则。全部胰岛的重量为 1~2g,占整个胰腺体积的 1%~2%。成人胰岛内主要含 4 种细胞,即分泌胰岛素的 β 细胞、分泌胰高血糖素的 α 细胞、分泌生长抑素的 δ 细胞和分泌胰腺多肽的 PP 细胞。第 5 种细胞(D1 细胞)据认为能分泌血管活性肠肽(VIP)样活性肽,但并不是所有抗 VIP 的血清均能染出这种胰岛细胞。除上述外还有极少数分泌生物胺的肠嗜铬细胞(EC 细胞)和分泌促胰泌素的 S 细胞。胚胎和新生儿胰腺内可能有分泌胃泌素的 G 细胞。

胰腺神经内分泌肿瘤是指起源于胰腺的具有显著神经内分泌分化的肿瘤。胰腺神经内分泌肿瘤首先由 Nicholls 于 1902 年报道,功能性胰腺神经内分泌肿瘤则首先由 Wilder 于 1927 年报道,当时报道为胰岛细胞癌产生高胰岛素血症和低血糖,从此以后,已报道约十几种功能性胰腺神经内分泌肿瘤[1]。胰腺神经内分泌肿瘤亦称胰岛细胞瘤、APUD 瘤。

胰腺神经内分泌肿瘤比较少见,约占所有胰腺肿瘤的 1%~2%,估计人群发病率为每年 0.2~2/百万。约 30%~40% 为无功能性,随着影像学技术的进步,其比率还在增多,高级别的胰腺神经内分泌癌更为少见,不足胰腺癌的 1%,约占胰腺神经内分泌肿瘤的 2%~3%,吸烟可能与其发病有关。

胰腺神经内分泌肿瘤可见于任何年龄,但儿童罕见,高峰发病年龄在 30~60 岁之间,发病时的中位年龄为 50 岁,发生在 MEN1 和 von Hippel Lindau(VHL)综合征的胰腺神经内分泌肿瘤,其发病年龄较轻。高级别的胰腺神经内分泌癌通常发病年龄较大,男性稍多,大多数在 40 岁以后。

胰腺神经内分泌肿瘤可发生在胰腺的任何部位,某些功能性胰腺神经内分泌肿瘤,如胃泌素瘤较多见于胰腺头部,而血管活性肠肽瘤(VIPoma)则多见于胰腺尾部,约 2/3 切除的无功能胰腺神经内分泌瘤发生在胰头部,可能因为其在胰头导致的局部症状易被发现。高级别胰腺神经内分泌癌也多见于胰头部。

(一)分类

胰腺神经内分泌肿瘤包括神经内分泌微腺瘤(neuroendocrine microadenoma)、分化好的神经内分泌瘤、分化差的神经内分泌癌和混合型腺-神经内分泌癌(mixed adeno-neuroendocrine carcinoma,MANEC)[2,3]。分化好的神经内分泌瘤曾称内分泌腺瘤,分化差的神经内分泌癌曾称内分泌癌,神经内分泌微腺瘤曾称内分泌微腺瘤。

2010 年版 WHO 分类中神经内分泌瘤及神经内分泌癌的分类标准主要根据核分裂数和 Ki-67 增殖指数确定,核分裂数<20/10HPF 或 Ki-67 指数<20% 为神经内分泌瘤,其中包括:1 级,G1,核分裂数<2/10HPF,Ki-67 指数≤2%;2 级,G2,核分裂数 2~20/10HPF,Ki-67 3%~20%;神经内分泌癌,G3,核分裂数>20/10HPF 或 Ki-67 指数>20%,神经内分泌癌分为大细胞神经内分泌癌和小细胞神经内分泌癌两种类型[2]。2017 年版 WHO 内分泌器官肿瘤分类进一步把 Ki-67 指数>20%,但一般<55% 的形态学上尚分化好的神经内分泌肿瘤定为神经内分泌瘤 G3,此 G3 有别于神经内分泌癌的 G3[3]。混合性腺-神经内分泌癌同时具有外分泌和神经内分泌成分,每种成分至少占 30%,包括混合性腺泡-神经内分泌癌、混合性导管-神经内分泌癌、混合性腺泡-导管-神经内分泌癌。胰腺神经内分泌肿瘤根据其与激素分泌引起的临床症状相关性分为功能性和无功能性两大类[4-7]。直径小于 0.5cm 的无功能性神经内分泌肿瘤

称为胰腺神经内分泌微腺瘤。

目前认为除了胰腺神经内分泌微腺瘤是良性的以外，所有胰腺神经内分泌肿瘤都具有恶性潜能[2,3]。

（二）分子病理

家族性神经内分泌肿瘤多具有 MEN1 或 VHL 基因的异常，而散发性胰腺神经内分泌肿瘤的分子改变却所知甚少，约 20% 的散发性胰腺神经内分泌肿瘤可见体细胞 MEN1 基因突变[8]，68% 有染色体 11q13 缺失或 11 号染色体长臂更远端的缺失，提示可能有其他未知的肿瘤抑制基因与此有关。VHL 基因的点突变在散发性胰腺神经内分泌肿瘤中非常罕见[3]。

第二节　胰腺神经内分泌微腺瘤

胰腺神经内分泌微腺瘤（neuroendocrine microadenoma of the pancreas）为小的无功能肿瘤，故很少出现明显的症状，除体积较小外，在形态上与胰腺神经内分泌肿瘤基本相同，推测为胰腺神经内分泌肿瘤的早期病变。确实，MEN1 的患者除相关的胰腺神经内分泌肿瘤外，常有很多微腺瘤。很可能所有的胰腺神经内分泌肿瘤都经过微腺瘤阶段才长到大于 0.5cm 的肿瘤，但这并不意味着微腺瘤就一定会发展成神经内分泌肿瘤。

概念上，胰腺神经内分泌微腺瘤是一种以胰岛细胞器官样生长为特征的分化好的上皮性肿瘤，最大径小于 0.5cm，不伴有因激素分泌导致的临床综合征，亦称为胰岛微小瘤（islet cell tumorlet）。

【临床特征】胰腺神经内分泌微腺瘤在成人尸检中约占 10%，可发生在任何年龄，因多在其他原因切除的胰腺中或尸检中偶然发现，故多见于成人。在 MEN1 的患者中可比散发者年轻。孤立的微腺瘤几乎都是偶然所见，通常无症状，大多数为镜下检查时才发现，偶尔因位于胰腺表面，在手术中被发现。MEN1 的患者常可见多发性微腺瘤，有时高分辨影像学技术或奥曲肽显像亦可发现。罕见的情况下，微腺瘤病可见于非 MEN1 的患者，这些患者可无孤立性胰岛素瘤，但出现高胰岛素血症[1]。

【病理所见】

1. **大体特征**　大体上，胰腺神经内分泌微腺瘤常常不易察觉，仔细检查可见无包膜、质软、常常分界清楚、直径 1~2mm 的结节，不超过 5mm。大多数见于胰尾部，部分见于胰头部，周围胰腺通常正常。微腺瘤也可见于慢性胰腺炎，但其与胰腺炎的关系尚不清楚。

2. **镜下特征**　显微镜下，胰腺神经内分泌微腺瘤通常与周围胰腺分界清楚，常呈巢状或小梁状，不侵入周围

组织，有时可见透明变的淀粉样物。瘤细胞与正常胰岛细胞非常相似，胞质中等、核温和、位于中央，染色质较粗，一般无核分裂。

3. **免疫组化**　胰腺神经内分泌微腺瘤表达内分泌标志，包括嗜铬粒蛋白 A（chromogranin A，CgA）、突触素（Syn）和 CD56。大多数胰腺神经内分泌微腺瘤为一至两种胰岛激素阳性，常为胰高血糖素或胰腺多肽，在伴有多发性微腺瘤的 MEN1 患者，其肿瘤常有多种激素分泌。在非 MEN1 的多发性微腺瘤的患者，则常仅表达胰岛素或胰高血糖素，罕见情况下，可分泌 VIP 或胃泌素。

【鉴别诊断】胰腺神经内分泌微腺瘤应与腺泡细胞结节、胰岛增生和慢性胰腺炎时的胰岛集中鉴别。

腺泡细胞结节也常为偶然发现，通常很小，境界清楚，细胞同腺泡细胞相似，胞质嗜酸或嗜碱，其中以嗜酸性腺泡细胞结节最为常见，此时细胞胞质比正常腺泡细胞丰富，因粗面内质网扩张而嗜碱性减弱。嗜碱性腺泡细胞结节因酶原颗粒减少而成嗜碱性，核较大，有核仁。无论嗜酸性还是嗜碱性腺泡细胞结节在形态上都容易同胰腺神经内分泌微腺瘤混淆，免疫组化对鉴别很有用，如 CgA、Syn 微腺瘤为阳性，而腺泡细胞结节则胰蛋白酶和糜蛋白酶阳性。

正常胰岛变异很大，偶尔直径可达到 1~2mm，故可误诊为微腺瘤，慢性胰腺炎时，因外分泌成分的萎缩，胰岛亦可呈集中状态，易与肿瘤混淆，通常微腺瘤会大于 0.5mm，而且非肿瘤性胰岛含有所有的细胞类型，并按正常的比例分布，而微腺瘤则多以一种激素分泌为主。

在 MEN1 患者中，异型增生的胰岛也易于同微腺瘤混淆，二者均在细胞构成比例和分布上有改变，但异型增生的胰岛小于 0.5mm。

第三节　功能性胰腺神经内分泌肿瘤

已知的功能性胰腺神经内分泌肿瘤（胰岛细胞瘤）（functional neuroendocrine tumors of the pancreas）有 6 种，即：胰岛素瘤、胃泌素瘤、高血糖素瘤、生长抑素瘤、VIP 瘤和 PP 瘤。这些功能性胰腺神经内分泌肿瘤在形态上很相似，单纯根据大体或光镜下形态而不结合临床症状和激素测定很难确定其类型。大体上这些肿瘤体积一般较小，多数直径为 1~5cm。包膜完整或不完整，与周围组织界限清楚。切面粉白至暗红色。一般质软，均质，但如间质纤维化、钙化和（或）沙砾体形成以及淀粉样变明显则质地韧或硬，光镜下瘤细胞与正常胰岛细胞相似，核常呈不同程度的异型性，但核分裂罕见。组织学主要有 3 种类型：高柱状或立方形的瘤细胞排列成①花带、小梁或脑

回状,有丰富的薄壁血窦分隔;②腺泡样、腺样或菊形团样;③实性团块或弥漫成片。

以往曾用组织化学方法来鉴别各种功能性胰腺内分泌肿瘤,如用醛复红染色鉴别β细胞、用Hellerstrom-Hellman染色鉴别δ细胞、Fontana-Masson染色鉴别EC细胞和Grimelius染色鉴别α和D1细胞等,但是这些染色都不特异,免疫组化染色可特异地显示出各种功能性胰腺内分泌肿瘤的分泌产物。功能性神经内分泌肿瘤表达广谱神经内分泌标志物CgA和Syn,CgA常局灶表达,Syn常弥漫阳性,PGP9.5、CD56等也可阳性,但特异性较低,神经内分泌癌CgA及Syn等表达常比分化好的神经内分泌瘤差,尤其是小细胞神经内分泌癌可以不表达神经内分泌标志物或仅呈微弱的阳性。多数胰腺神经内分泌肿瘤还可表达CK8、CK18、CK19、CEA和CA19-9,也有少数肿瘤表达CD99。在功能性神经内分泌肿瘤中可以检测到相应的肽类激素,但一定要明确的是功能性神经内分泌肿瘤是根据临床症状而不是根据免疫组化染色确定的,没有临床症状的无功能性肿瘤也可检测到激素表达,神经内分泌癌可以不表达肽类激素。神经内分泌癌常表达P53,而神经内分泌瘤则很少表达P53。

电镜在鉴别诊断上有一定价值,但也有一定限制,因为只有瘤细胞含类似于正常细胞那样典型的分泌颗粒时电镜才能起到鉴别的作用。然而大多数功能性胰腺内分泌肿瘤常常只含不典型的分泌颗粒。

一、胰岛素瘤

胰岛素瘤(insulinoma)是因过度分泌胰岛素而导致低血糖等临床表现的胰腺高分化神经内分泌肿瘤。仅免疫组化显示有β细胞分化,但无临床综合征的胰腺神经内分泌肿瘤可称为β细胞肿瘤,但不能称为胰岛素瘤。

【临床特征】　由β细胞发生的胰岛素瘤可表现为Whipple三联征:①高胰岛素血症和低血糖,空腹血糖一般低于3.0mmol/L;②患者发作时出现恍惚、意识障碍甚至昏迷;③进食或注射葡萄糖可缓解。胰岛素瘤是最早发现和最常见的功能性胰腺内分泌肿瘤,约占胰腺内分泌肿瘤的42%。人群发病率为每年2~4/百万,大多数为散发,约4%~6%的胰岛素发生在MEN1的患者中,MEN1患者中的功能性胰腺神经内分泌肿瘤的10%~30%为胰岛素瘤[9]。

胰岛素瘤可发生在任何年龄,但常见于40~60岁,中位发病年龄46.7岁,女性稍多见,男女之比为1:1.4。胰岛素瘤绝大多数均发生在胰腺,偶尔有发生在十二指肠、回肠、胃等其他部位者,可能为异位胰腺的基础上发生的。胰岛素瘤大多为单发,大多数肿瘤的最大径1~2cm,

多发者不足10%,多发者可伴有或不伴有MEN1综合征。胰岛素瘤在临床上多数生长缓慢,就诊时发生转移者不足10%[10-12]。血清检测胰岛素含量很重要,大多数胰岛素瘤的患者血清胰岛素含量均升高。

【病理所见】

1. **大体特征**　大体上,大多数胰岛素瘤小于2cm,常常在0.5~1cm之间,仅约25%的肿瘤大于2cm,罕见者亦可达10cm以上。偶尔小于0.5cm的微腺瘤可分泌过多的胰岛素而导致低血糖。切面上,胰岛素瘤通常为红色或褐色,分界清楚,软,一般无坏死。

2. **镜下特征**　显微镜下,胰岛素瘤多界限清楚,但无包膜,大的胰岛素瘤可有薄的假包膜,有时见瘤巢延伸到周围的胰腺组织内,此时应注意不要误认为是浸润。大多数胰岛素瘤均呈巢状、小梁状或腺泡状生长,有的可呈微腺样排列(图6-1)。大的胰岛素瘤可见多种排列。间质可有透明变和淀粉样物沉积,淀粉样物由胰岛淀粉样多肽和支链淀粉(amylin)构成。偶见钙化和沙砾体形成。

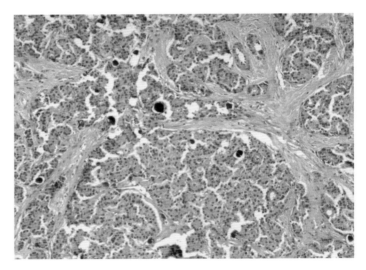

图6-1　胰岛素瘤
瘤细胞呈腺泡状排列,可见沙砾体(HE染色,低倍放大)

3. **免疫组化**　大多数胰岛素瘤呈弥漫性胰岛素或前胰岛素阳性(图6-2),但阳性瘤细胞的量和分布不均匀,而且瘤细胞的免疫反应性总是比邻近正常胰岛中的β细胞要弱得多,染色强度也并不与临床症状的严重程度相关。有的胰岛素瘤仅局灶CgA阳性,但Syn通常弥漫阳性。

4. **电镜**　部分肿瘤细胞含典型的β细胞分泌颗粒,即颗粒含电子密度高的晶体状核心和很宽的空晕。另有些胰岛素瘤只含不典型的分泌颗粒。不同肿瘤和不同瘤细胞中分泌颗粒的量和分布变异很大。

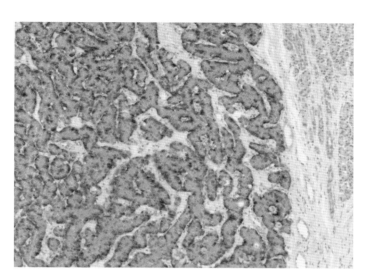

图 6-2　胰岛素瘤
免疫组化染色,胰岛素阳性

【鉴别诊断】　一些具有高胰岛素血症的患者,手术时找不到胰岛肿瘤。这部分患者有些可能是由于胰岛增生(图 6-3)所致。糖尿病产妇的婴儿,有的婴儿胰岛增生,大小形态不一,弥漫分布于外分泌胰腺中。这种胰岛内的 β 细胞增生肥大,功能活跃,称为胰腺内分泌细胞增殖症(nesidioblastosis)。

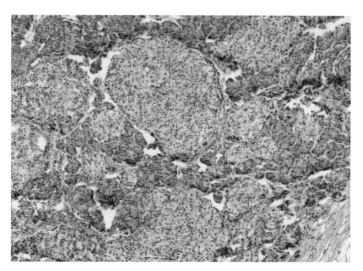

图 6-3　胰岛增生
胰岛密度明显增高,胰岛大小形态不等(HE 染色,低倍放大)

【治疗及预后】　胰岛素瘤的治疗首选手术治疗,大多数经手术切除可痊愈。体积大、有坏死、侵犯血管及增殖率高的肿瘤预后较差,有淋巴结或远处转移者则预后会更差些,但像其他神经内分泌肿瘤一样,即使有远处转移,只要能控制症状,可有相对较长的生存期。

二、胃泌素瘤

胰腺胃泌素瘤(gastrinoma)是功能性神经内分泌肿瘤。1955 年 Zollinger 和 Ellison 报道 2 例临床病例有严重的上消化道溃疡病和显著的胃酸分泌过多,胰内有非 β 细胞肿瘤。1960 年 Gregory 在胰腺胃泌素瘤中分离出胃泌素,证实肿瘤能释放大量胃泌素,过多胃泌素造成高胃酸和顽固性消化性溃疡。此瘤遂命名为胃泌素瘤。具有上述症状、体征和胃泌素瘤者为 Zollinger-Ellison 综合征(ZES)。胰腺-十二指肠胃泌素瘤为 MEN1 综合征患者中最常见的神经内分泌肿瘤,20%~60% 的 MEN1 综合征患者有胃泌素瘤,见于 MEN1 综合征的胃泌素瘤约占胃泌素瘤的 20%。免疫组化胃泌素阳性但无临床综合征的神经内分泌肿瘤可称为 G 细胞瘤,但不能称为胃泌素瘤。

【临床特征】　胃泌素瘤是第二常见的功能性胰腺神经内分泌肿瘤,占胰腺内分泌肿瘤的 20%~25%。可发生在任何年龄,但常见于 40~50 岁,男性稍多见,男女比例为 1.3 : 1。ZES 患者 75% 的溃疡位于十二指肠近端,其次为胃,少数位于十二指肠第二段以远,甚至空肠。患者除反复发作的消化性溃疡而出现腹痛外,还可有腹泻、脂肪泻、维生素 B$_{12}$ 吸收不良及胃食管反流,约 20% 的患者可以因酸度较高的十二指肠内容物导致的胰酶失活出现吸收不良,故可只有腹泻的症状而无溃疡,罕见情况下患者可仅表现有占位的症状,如黄疸和腹部肿块。

虽然正常成人胰内没有 G 细胞,但 24%~53% 的胃泌素瘤发生在胰内,十二指肠也是胃泌素瘤的常见部位。其他少见部位有胆管、胃、空肠、肝、心脏和胰头或总胆管周的淋巴结等。认为淋巴结可发生原发胃泌素瘤的概念是基于有人发现在胰头-十二指肠区的淋巴结内发现有神经内分泌细胞,故仅做淋巴结切除即可达到治疗的目的。几乎所有的胃泌素瘤均发生在胰腺-十二指肠区和区域性淋巴结,有人把此区域称为"胃泌素瘤三角",临床上可对隐性的胃泌素瘤行胰-十二指肠切除进行治疗。

【病理所见】

1. **大体特征**　胃泌素瘤可发生在胰腺的任何部位,但最常见于胰头部,大多数为单发,常大于 2cm,边界清楚,褐红色,多发性者常见于 MEN1 综合征的患者,通常仅其中之一为功能性肿瘤。

2. **镜下特征**　显微镜下,肿瘤多呈实性或小梁状排列,也可呈不同程度的腺样排列,细胞核较温和,核分裂不常见(图 6-4)。

3. **免疫组化**　肿瘤细胞可胃泌素阳性,但很多情况下不一定呈弥漫阳性,有些病例甚至阴性,推测可能为快速分泌或抗原部位修饰的缘故。在这些病例中,原位杂交可检测到胃泌素 mRNA。

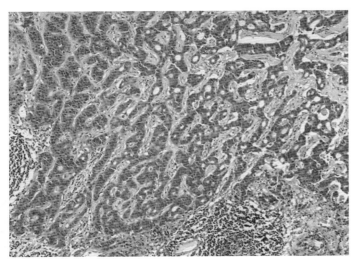

图 6-4　胃泌素瘤
瘤细胞呈相互吻合的条带状排列(HE 染色,低倍放大)

4. 电镜　部分胃泌素瘤细胞含典型的胃窦 G 细胞颗粒(G17),这种颗粒直径 300nm,核心絮状。部分肿瘤细胞则含小肠 G 细胞颗粒(G34),这种颗粒直径 175nm,核心电子密度高,空晕窄。多数胃泌素瘤的分泌颗粒不典型,所以单靠电镜不能鉴别胃泌素瘤还是其他神经内分泌肿瘤。

【治疗及预后】　仅限于胰腺和局部淋巴结的胃泌素瘤可首选手术切除。约 70% 的胰腺胃泌素瘤在就诊时就有淋巴结或肝转移,相对而言,十二指肠和胃的胃泌素瘤转移率较低,可能为发现较早的缘故。局限于局部淋巴结转移的胃泌素瘤患者相对预后较好,有肝转移者预后较差,胰腺胃泌素瘤的 5 年生存率约为 65%,10 年生存率为 51%。

三、高血糖素瘤

高血糖素瘤(glucagonoma)为功能性胰腺神经内分泌肿瘤。1966 年由 Mc Gavran 等首先报道。临床出现高血糖素血症相关的表现,如皮疹、口炎、糖尿病和消瘦(高血糖素瘤综合征)。免疫组化高血糖素阳性但无临床综合征的神经内分泌肿瘤可称为 α 细胞瘤,但不能称为高血糖素瘤。

【临床特征】　高血糖素瘤占胰腺神经内分泌肿瘤的 5% 左右,占功能性胰腺神经内分泌肿瘤的 8% ~ 13%。人群发病率约为每年 1/2000 万。高血糖素瘤多见于 40 ~ 70 岁的中老年人,女性较多见。偶尔作为 MEN1 的一部分。高血糖素瘤患者的临床特点为坏死性游走性红斑、血中高血糖素水平高、葡萄糖耐量试验不正常、消瘦、贫血、舌炎、口炎、脱发、外阴阴道炎、尿道炎和易患

静脉血栓等。部分患者可有腹泻或精神障碍。红斑常初起于腹股沟区,然后蔓延至躯干和四肢。红斑的原因尚不清楚,可能与高血糖对皮肤的直接作用、前列腺素的释放、缺少氨基酸、游离脂肪酸和锌有关。大多数高血糖素瘤患者的血高血糖素升高,通常为正常的 10 ~ 20 倍,约 20% 的患者也有胃泌素的升高。CT 等影像学检查对确定胰腺占位很有用,奥曲肽显像对确定定位也很有帮助。

【病理所见】

1. 大体特征　肿瘤大多数位于胰尾部,一般为单个,通常较大,平均 7 ~ 8cm,文献报道最大者为 35cm。肿瘤通常红色至褐色,质较软,可发生囊性变和出血。

2. 镜下特征　显微镜下,瘤细胞多呈实性、巢状或小梁状排列(图 6-5),大的肿瘤的不同区域可有不同的排列。有时可见灶性坏死,核分裂通常在 2 ~ 10/50HPF。

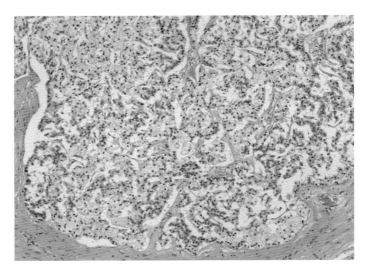

图 6-5　胰腺高血糖素瘤
瘤细胞呈条带状排列(HE 染色,低倍放大)

3. 免疫组化　高血糖素呈不同程度阳性(图 6-6)。由前高血糖素(proglucagon)衍生来的多肽如 glicentin 和 glucagon 样肽 1 和 2 阳性。部分肿瘤临床无症状,但血清测出血内高血糖素增高和电镜下瘤细胞含 α 细胞样分泌颗粒,可诊断为 α 细胞瘤。

4. 电镜　电镜下瘤细胞的分泌颗粒形态变异大,直径 150 ~ 300nm。

【治疗和预后】　局限于胰腺的高血糖素瘤可手术切除,但一半以上的胰高血糖素瘤在发现时已有转移,对有转移者,可行减瘤手术以控制症状,栓塞等局部治疗也有一定的疗效。像其他神经内分泌肿瘤一样,如果能控制症状,即使有转移也可生存很多年。

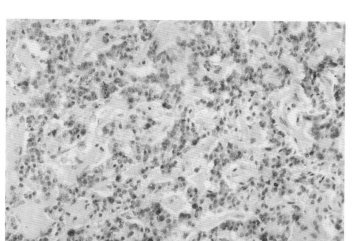

图 6-6 胰腺高血糖素瘤
免疫组化,瘤细胞高血糖素阳性

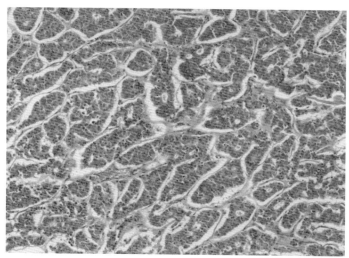

图 6-7 胰腺生长抑素瘤
瘤细胞呈巢状排列,周围有丰富的血窦(HE 染色,低倍放大)

四、生长抑素瘤

生长抑素瘤(somatostatinoma)为伴有生长抑素过度分泌而引起临床表现(生长抑素瘤综合征)的另一胰腺功能性肿瘤,免疫组化生长抑素阳性但无临床综合征的神经内分泌肿瘤可称为 δ 细胞瘤,但不能称为生长抑素瘤。1977 年由 Larsson 等报道了本病的第 1 例患者。

【临床特征】 非常少见,不足胰腺神经内分泌肿瘤的 2%。除胰腺外,发生在十二指肠的生长抑素阳性的神经内分泌肿瘤也很常见,这些肿瘤常有沙砾体,几乎不出现生长抑素瘤综合征,但可伴有神经纤维瘤病。

生长抑素瘤常见于中老年女性,临床主要为生长抑素过度分泌的症状和体征,大多数直到生长抑素明显增高时才出现症状,主要为糖尿病、低胃酸或无胃酸、胆石症、腹泻、脂肪泻等。

【病理所见】

1. **大体特征** 生长抑素瘤在胰内好发部位为胰头,多数为 5~6cm,大体上与其他神经内分泌肿瘤无法区别。发生在十二指肠和壶腹部的 δ 细胞瘤,常含不等量的沙砾体。

2. **镜下特征** 显微镜下,典型的十二指肠的产生生长抑素的神经内分泌瘤常有沙砾体,胰腺的生长抑素瘤则不常有,肿瘤常呈实性或巢状排列(图 6-7),细胞核较一致,胞质中等。

3. **免疫组化** 瘤细胞 CgA 和 Syn 常为强阳性(图 6-8),瘤细胞生长抑素阳性,除 somatostatin 阳性外其他胰腺的肽类激素亦可阳性。生长抑素瘤中已发现有 *HIF2A* 的突变[13]。

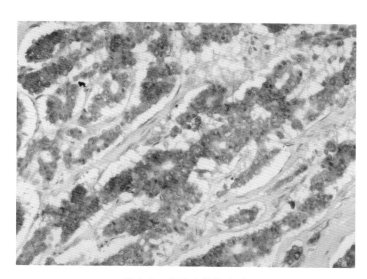

图 6-8 胰腺生长抑素瘤
瘤细胞免疫组化显示生长抑素阳性

4. **电镜** 分泌颗粒形态与 δ 细胞的颗粒相似。部分肿瘤可分泌其他激素如降钙素、ACTH 和胃泌素释放多肽(GRP)等。

【预后】 多数生长抑素瘤呈高侵袭性生长或发生转移,约半数死于诊断后的 10 年内。

五、血管活性肠肽瘤

血管活性肠肽瘤(VIPoma)为过度分泌血管活性肠肽(vasoactive intestinal polypeptide,VIP)而导致相应临床表现的功能性肿瘤,亦称胰腺的致腹泻性肿瘤或伴有水样泻的胰岛细胞瘤。分泌血管活性肠肽的肿瘤有两类,一类为神经内分泌肿瘤的上皮性肿瘤,另一类为神经源性肿瘤,如节细胞神经瘤、节细胞神经母细胞瘤、神经母细胞瘤和副神经节瘤。这两类肿瘤虽病理和生物学不同,但均可因分泌过多的血管活性肠肽而出现 Werner-Morrison 综合征或称 WDHA。仅免疫组化血管活性肠肽阳性但无临床综合征的神经内分泌肿瘤不能称为血管活性肠肽瘤。

血管活性肠肽瘤约占胰腺神经内分泌肿瘤的 3%~8%,1958 年 Verner 和 Morrison 描述了这一综合征,故称为 Verner-Morrison 综合征(VMS)。

【临床特征】 血管活性肠肽瘤可发生在任何年龄,但最常见于 40~50 岁,平均 49.2 岁。血管活性肠肽瘤常发生在胰尾部(47%),23% 在胰头部,19% 在胰体部。临床上,患者有严重和顽固性的水样泻、低钾、低胃酸或胃酸缺乏(watery diarrhea, hypokalemia, hypochlorhydria or achlorhydria,简称 WDHH 或 WDHA)。肿瘤除分泌血管活性肠肽外,还可分泌其他物质,如组氨酸-甲硫氨酸肽、PP、神经降压素等,这些物质也可引起症状。多数 VIP 瘤用放射免疫测定和免疫组化可测出 VIP,而且患者血清 VIP 水平也升高。

【病理所见】

1. 大体特征　虽然正常成人胰腺内无 VIP 细胞,但大多数 VIP 瘤发生于胰腺。通常为单发,肿瘤体积一般较大,直径 2~7cm,平均 4.5cm。肿瘤呈圆形、红褐色或黄色,可有纤维间隔、囊性变或钙化。

2. 镜下特征　肿瘤多呈实性、腺泡状、脑回状和小梁状排列(图 6-9),细胞有少量胞质,核温和,核仁不明显,大多数有少量核分裂。

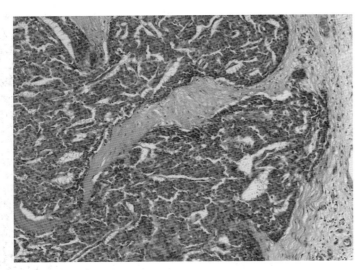

图 6-9　胰腺血管活性肠肽瘤
瘤细胞呈腺泡状及梁状排列(HE 染色,低倍放大)

3. 免疫组化　肿瘤细胞表达 CgA、Syn,约 90% 的肿瘤 VIP 阳性(图 6-10),约 53% 还表达 PP。有研究表明肿瘤细胞还可表达组氨酸-甲硫氨酸肽、生长激素释放激素、HCG。

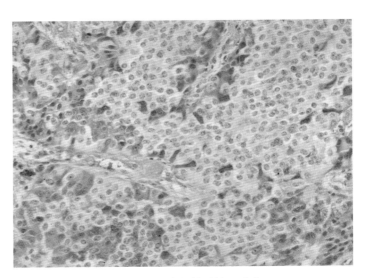

图 6-10　胰腺血管活性肠肽瘤
瘤细胞免疫组化显示 VIP 阳性表达

3. 免疫组化　瘤细胞血管活性肠肽阳性。

4. 电镜　瘤细胞含圆形或不规则形分泌颗粒,直径约 150nm,核心电子密度高,空晕极窄。多数肿瘤含不典型分泌颗粒,因此很难根据电镜下所见进行鉴别诊断。

【治疗和预后】 50%~75% 的血管活性肠肽瘤在就诊时就已有肝转移,淋巴结转移较少。尚未发生转移的血管活性肠肽瘤,可通过手术切除而治愈,像大多数其他神经内分泌肿瘤一样,有转移的血管活性肠肽瘤多进展缓慢,5 年生存率约为 60%,大多数患者最终死于此病。WDHA 综合征本身可有较高的病死率。

六、分泌 5-羟色胺的胰腺神经内分泌肿瘤

分泌 5-羟色胺的胰腺神经内分泌肿瘤(serotine-secreting pancreatic neuroendocrine neoplasm)为肿瘤细胞产生过多 5-羟色胺的高分化肿瘤,也称胰腺类癌[14]。患者可出现类癌综合征的表现,如潮红、腹泻和支气管痉挛,但通常在肝转移后才出现。分泌 5-羟色胺的胰腺神经内分泌肿瘤非常罕见,还未见在 MEN1 或 von Hippel-Lindau 综合征中的报道。在出现肝转移前即被切除的肿瘤,可能被诊断为无功能性肿瘤,因分泌的 5-羟色胺进入到门脉血流中通常被中和,故只有出现肝转移才容易出现类癌综合征。

【临床特征】 分泌 5-羟色胺的胰腺神经内分泌肿瘤所引起的类癌综合征与其他脏器肿瘤所导致的类癌综合征相同,主要为面部潮红、腹泻和支气管痉挛。血 5-羟色胺增高,尿中 5-HIAA 增高。症状也可能与肿瘤分泌的其

他激素有关,如血管舒缓素、前列腺素和速激肽等。奥曲肽显像在确定占位通常比 CT 和磁共振更有用。

【病理所见】

1. 大体及镜下特征　分泌 5-羟色胺的胰腺神经内分泌肿瘤大体和显微镜下与其他类型的神经内分泌肿瘤相同(图 6-11)。

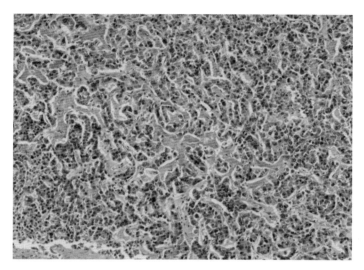

图 6-11　胰腺类癌肝转移

胰腺分泌 5-羟色胺的肿瘤转移到肝脏,瘤细胞仍以小梁状为主,部分呈巢状(HE 染色,低倍放大)

2. 免疫组化　大多数肿瘤 5-羟色胺阳性,其他激素也可阳性。

【治疗与预后】　因大多数患者均在有肝转移时才出现类癌综合征,故预后较差,像其他晚期神经内分泌肿瘤一样,即使有肝转移,患者可存活很多年,生长抑素类似物可缓解类癌综合征的症状。

七、产生其他异位激素的胰腺神经内分泌肿瘤

分泌胰腺以外激素并引起相应的临床表现的胰腺神经内分泌肿瘤称为产生其他异位激素的胰腺神经内分泌肿瘤(pancreatic neuroendocrine neoplasm producing other ectopic syndromes)。仅免疫组化阳性,而无临床表现者则不能称为产生其他异位激素的胰腺神经内分泌肿瘤。

【临床特征】　有的胰腺肿瘤可分泌 ACTH 引起库欣综合征[15]、分泌生长激素释放激素(GHRH)引起肢端巨大症、分泌 PTH 而引起甲状旁腺功能亢进或分泌降钙素引起腹泻,其中以分泌 ACTH 的胰腺神经内分泌肿瘤相对多见,约占异位库欣综合征的 10%。患者出现某些或全部库欣综合征的表现,如肌肉减少、躯干性肥胖、腹纹和高血压。有些分泌异位激素的胰腺神经内分泌肿瘤见于 MEN1 综合征的患者。

【病理所见】　产生其他异位激素的胰腺神经内分泌肿瘤大体和显微镜下与其他神经内分泌肿瘤相似。免疫组化可不同程度地显示相应的激素,其他激素也可有不同程度的表达。

【治疗及预后】　这种肿瘤多数有局部或远处转移,因而预后较差。文献报道一组 42 例由胰腺肿瘤引起的库欣综合征,5 年存活率仅 16%。

八、导致混合性综合征的胰腺神经内分泌肿瘤

【临床特征】　罕见的情况下,临床上可出现一种以上激素过分泌而出现的导致混合性综合征的胰腺神经内分泌肿瘤(pancreatic neuroendocrine neoplasms producing mixed syndromes)。不同的综合征可同时出现或先后出现。这些病例多为个例报告,如胰岛素瘤综合征伴有高血糖素瘤综合征、高血糖素瘤综合征伴有 Zollinger-Ellison 综合征、类癌综合征伴低血糖血症、高钙血症伴 Zollinger-Ellison 综合征和库欣综合征伴 Zollinger-Ellison 综合征等。有时第二个综合征出现在化疗后,据报道可占功能性胰腺神经内分泌肿瘤的 7%。库欣综合征伴 Zollinger-Ellison 综合征可占 Zollinger-Ellison 综合征的 5%,占因胰腺肿瘤导致库欣综合征的 14%。

【病理所见】　这些肿瘤大体和显微镜下与其他神经内分泌肿瘤相似,免疫组化可不同程度地显示相应的激素,但多有多种激素不同程度的表达。

【治疗及预后】　这种肿瘤多数有局部或远处转移,因而预后差,在第二个综合征出现后的平均生存期仅为 5~7 个月。

九、多激素分泌性胰腺神经内分泌肿瘤

至少有 50% 或更多的功能性胰腺神经内分泌肿瘤为多激素分泌性胰腺神经内分泌肿瘤(pancreatic neuroendocrine neoplasm producing multiple hormones)。胰多肽是最常见的一种,特别是高血糖素瘤中可含多量胰多肽。其他胺和肽类激素有 5-羟色胺、前列腺素、人绒毛膜促性腺激素、神经降压素、ACTH、促黑色素细胞激素(MSH)、降钙素、促胰泌素、VIP、胃泌素、胰岛素、高血糖素和生长抑素等。多激素分泌性肿瘤少则分泌 2 种激素,多则可达 5 种以上,如胃泌素瘤中可测出胰岛素、高血糖素、胰多肽、VIP、促胰泌素、ACTH、MSH、人绒毛膜促性腺激素和生长抑素等。

多激素分泌肿瘤在临床上绝大多数只表现为一种激素引起的症状,如胃泌素瘤可含其他激素,但临床大多数只表现为 Zollinger-Ellison 综合征。很少数肿瘤可同时出

现两种或两种以上激素所引起的症状或相继出现不同的综合征,如分泌胰岛素和胃泌素的肿瘤可同时或相继出现高胰岛素血症和 Zollinger-Ellison 综合征。

第四节 无功能性胰腺神经内分泌肿瘤

无功能性胰腺神经内分泌肿瘤(non-functional neuro-endocrine tumor of the pancreas)指在临床上无激素失衡表现的一类神经内分泌肿瘤,约占胰腺神经内分泌肿瘤的 15%~35%。随着影像技术的进步,发现的无功能性肿瘤越来越多,有报道称可达胰腺神经内分泌肿瘤的一半左右。

【临床特征】 无功能性胰腺神经内分泌肿瘤临床上通常仅有些非特异的表现,如腹痛、恶心等,发生在胰头部者,可压迫胆总管而表现为黄疸,约 15% 的病人因其他原因而行影像学检查时发现有胰腺肿瘤,部分病人仅在出现肝转移时才被发现[16]。

【病理所见】

1. **大体特征** 由于无症状,所以肿瘤体积一般较大,平均直径可达 10cm。有完整的包膜。切面常显出血、坏死及囊性变。

2. **镜下特征** 光镜下形态与功能性肿瘤无区别。近年来由于放射免疫测定和免疫组化等技术的应用已发现不少无功能性胰腺神经内分泌肿瘤,实际上含多种内分泌细胞,能分泌多种激素,只是这些激素不产生临床症状而已。1 项包含 26 例无功能胰腺内分泌肿瘤的研究结果为:88.5% 含 1~4 种肽类激素,69.2%(18/26)含多种(2~4 种)激素,其中 38.8%(7/18)同时分泌 4 种激素。

3. **免疫组化** 一般无功能胰腺神经内分泌肿瘤免疫组化均显 CgA、NSE 和 Syn 阳性。

4. **电镜** 电镜下多数能找到多少不等的神经内分泌颗粒。

【治疗及预后】 无功能性胰腺神经内分泌肿瘤如发现早,手术切除可达到治愈的目的,有转移者预后稍差,像其他晚期神经内分泌肿瘤一样,即使有肝转移,患者可存活很多年。

胰多肽瘤

胰多肽瘤(pancreatic polypeptide tumor,Ppoma)为大于 0.5cm 的产生胰腺多肽的神经内分泌肿瘤。与其他功能性胰腺神经内分泌肿瘤不同,胰多肽瘤一般不出现临床症状,故理论上把胰多肽瘤归入无功能胰腺内分泌肿瘤的范畴。很多功能性或无功能性神经内分泌肿瘤均可分泌或多或少的胰腺多肽,故只有超过 50% 的肿瘤细胞胰腺多肽阳性才可诊断为胰多肽瘤。在胰腺神经内分泌微腺瘤中,弥漫胰腺多肽阳性并不少见,但胰多肽瘤

一般是指大于 0.5mm 的肿瘤。约 18%~44% 的胰多肽瘤患者有 MEN1 综合征。

【临床特征】 胰多肽瘤临床功能不明显,常为腹痛、恶心等无功能性肿瘤的表现,胰多肽瘤有时可引起与 VIPoma 症状相似的临床表现,如水样腹泻、低钾和胃酸缺乏等,但目前尚无证据表明胰腺多肽可引起这些症状,因为 VIPoma 可分泌胰腺多肽和其他生物活性分子,如前列腺素等,而且,血管活性肠肽在检测过程中极易降解而不易检出。故很有可能这些患者的症状不是胰腺多肽所致。

胰多肽瘤少见,可见于任何年龄,但最常见于 50~60 岁之间,平均 51.3 岁。女性稍多。

【病理所见】

1. **大体特征** 胰多肽瘤与其他无功能胰腺内分泌肿瘤相似(图 6-12),直径 0.7~15cm,平均 6.2cm。以胰尾部较多。

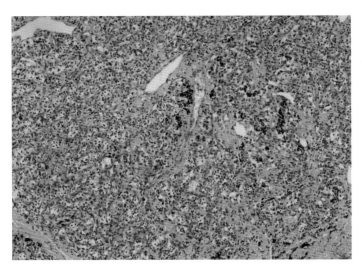

图 6-12 胰多肽瘤
瘤细胞以实性巢状排列为主,细胞较一致(HE 染色,低倍放大)

2. **镜下特征及电镜** 50% 以上的肿瘤细胞胰腺多肽阳性才可诊断。这些肿瘤不仅在电镜下和用免疫组化证实瘤细胞主要为 PP 细胞,而且从患者血内及瘤组织的提取物中可测出高浓度 PP,手术后血内 PP 水平下降。少数肿瘤细胞也可表达其他激素。

【治疗与预后】 胰多肽瘤的预后差别很大,产生胰腺多肽的微腺瘤可为良性,小于 2cm 的胰多肽瘤通常可手术治愈,大的肿瘤则容易出现转移,一组报道统计有转移者平均 8.1cm,而无转移者则为 4.3cm,总的转移率为 44%。

第五节 神经内分泌癌

神经内分泌癌(neuroendocrine carcinoma)为低分化

胰腺神经内分泌肿瘤,亦称高级别神经内分泌癌[16]。临床上呈高度侵袭性,分为小细胞性神经内分泌癌(small cell neuroendocrine carcinoma)和大细胞性神经内分泌癌(large cell neuroendocrine carcinoma),占所有胰腺神经内分泌肿瘤的2%~3%。

【临床特征】　神经内分泌癌通常见于成人,平均年龄与胰腺的导管腺癌相似,男性稍多,某些患者可伴有副肿瘤综合征,如库欣综合征、高钙血症和类癌综合征等。多数患者的症状与导管腺癌相似,包括背痛、恶病质和黄疸。对有转移的病例,确定胰腺为原发部位则相当困难,因肺常有病变。

【病理所见】

1. **大体特征**　大体上,胰腺神经内分泌癌多为实性、分界不清,白色至红褐色不等,常有坏死。

2. **镜下特征**　分为小细胞型和大细胞型,小细胞型为肿瘤细胞直径小于3个淋巴细胞,大细胞型则为直径大于3个淋巴细胞。小细胞型胰腺神经内分泌癌亦称小细胞癌,与发生在其他部位的小细胞癌相似,呈弥漫浸润性生长,坏死明显,细胞小至中等大,胞质很少,核呈镶嵌状,染色质细颗粒状、核仁不明显,核分裂每10个高倍视野常大于50个(图6-13)。大细胞型多呈巢状排列,有中等量的双嗜性胞质,核大、圆至椭圆、染色质呈粗块状、核仁明显。偶可有腺样排列,但有黏液胞质的导管腺癌成分者则提示混合性导管-神经内分泌癌。核分裂通常不如小细胞癌高,每10个高倍视野通常30~40个。

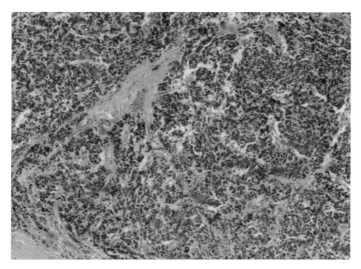

图6-13　胰腺小细胞癌
瘤细胞排列密集,呈实性巢状(HE染色,低倍放大)

3. **免疫组化**　大多数胰腺神经内分泌癌Syn、CgA阳性,但CgA可为局灶阳性,Ki-67通常在40%~90%,某些还可P53阳性。对于形态上符合小细胞癌的病例,不必依赖这些标志物免疫组化阳性来确定诊断,而大细胞癌则必须至少一种以上标志阳性才可诊断。CD171在神经内分泌癌中阳性,而分化好的胰腺神经内分泌瘤和导管腺癌则阴性。

【鉴别诊断】　胰腺神经内分泌癌需与其他部位转移到胰腺的神经内分泌癌鉴别,如来自肺的神经内分泌癌,来自肺的神经内分泌癌TTF-1阳性有助于鉴别。

因预后和治疗不同,分化好的神经内分泌瘤应同分化差的神经内分泌癌鉴别。分化好的神经内分泌瘤具有较温和的形态,核分裂数<20/50HPF,Ki-67指数<20%。CgA、Syn的免疫组化染色也较神经内分泌癌更强、更弥漫。

同分化差的腺癌的鉴别,主要是腺癌无明显神经内分泌分化的证据。

另外需鉴别的还有原始神经外胚层肿瘤和促纤维增生性小圆细胞肿瘤。二者均发生在较年轻的人群,原始神经外胚层肿瘤常弥漫CD99阳性,而神经内分泌癌通常阴性,但分化好的神经内分泌瘤可阳性。促纤维增生性小圆细胞肿瘤为desmin和WT-1阳性。分子检测也有助于同神经内分泌癌的鉴别。

【治疗与预后】　与胰腺神经内分泌瘤不同,胰腺神经内分泌癌侵袭性强,多早期播散,尽管最初对化疗反应尚可,但通常在诊断后几个月内死亡。

第六节　混合性胰腺外分泌-神经内分泌癌

混合性胰腺外分泌-神经内分泌癌(mixed exocrine and neuroendocrine carcinoma)是形态上具有胰腺外分泌的导管腺癌或腺泡细胞癌和神经内分泌肿瘤成分的恶性上皮性肿瘤,可以两种成分混合,也可以三种成分同时出现,但每种成分需至少超过30%才能诊断。神经内分泌癌中出现少许腺样分化或导管腺癌中出现少许免疫组化标记出的神经内分泌细胞则不能诊断为混合性癌。

【临床特征】　混合性胰腺外分泌-神经内分泌癌非常罕见,通常发生在老年人,男性较多见,发生在胰头较多见,大多数症状不特异,偶有伴有Zollinger-Ellison综合征的个例报道。混合性胰腺外分泌-神经内分泌癌为高度侵袭性,与胰腺导管腺癌相似。

【病理所见】

1. **镜下特征**　混合导管-神经内分泌癌可见导管腺癌与神经内分泌肿瘤混合存在,有些病例在两种成分间可见移行。导管腺癌通常为中-低分化,也可为黏液腺癌,细胞特征与普通的导管腺癌相同，纤维间质可稍少，可见明显的细胞内或腔缘的黏液，黏液特殊染色可清楚显示黏液。神经内分泌成分由一致的、小到中等大的细胞构成，多呈实性巢片状排列。核染色质呈斑点状，核仁不明显，核分裂依不同的分级而不同（参照神经内分泌肿瘤的分级），如为 3 级的神经内分泌癌，则坏死很常见。

2. 免疫组化　显示不同的区域有不同的标记，导管成分为 CK19、CEA、CA19-9 阳性，而神经内分泌部分则 CgA、Syn 阳性，有时可见局灶的多肽激素阳性，如伴有 Zollinger-Ellison 综合征的病例中可胃泌素阳性。

混合性腺泡-神经内分泌癌可见腺泡细胞癌成分和神经内分泌肿瘤混合存在。混合性腺泡-导管-神经内分泌癌则可见三种成分混合存在，这两种混合性癌均非常罕见。

【治疗与预后】 混合性外分泌-神经内分泌癌为高度侵袭性，与胰腺导管腺癌相似。

第七节　多发性内分泌腺肿瘤综合征

多发性内分泌腺肿瘤综合征（multiple endocrine neoplasia，MEN）是指患者的数个内分泌器官同时或先后均发现有如增生、腺瘤或癌的病变。MEN 是一独特的临床综合征，有很强的家族倾向。1954 年 Wermer 提出此综合征单个染色体基因突变后按显性方式传递的结果。对患者有关家族进行早期和定期检查，以期在某些癌转移之前，或某些功能性腺瘤产生不良影响之前，发现新的 MEN 家族成员是治疗 MEN 的有效措施，与胰腺有关的主要为 MEN1 型，其他内容请详见第 14 章。

MEN1 型（简称 MEN1）的特征为甲状旁腺、胰腺、垂体和上胃肠道出现增生、腺瘤或癌的神经内分泌病变，较少见的情况下，也可出现肺、胸腺、甲状腺和肾上腺的病变。为常染色体显性遗传，是由 MEN1 基因（11q13）种系突变所致。MEN1 基因编码一种 610 个氨基酸的蛋白，可抑制细胞的增殖。患者的 MEN1 基因一个等位基因发生种系失活性突变，另一个野生型的等位基因又发生体细胞突变。大多数 MEN1 的患者在 25～30 岁左右出现症状，甲状旁腺的增生导致的甲状旁腺功能亢进通常为首发症状，几乎见于所有的患者。约一半以上的 MEN1 的患者有胰腺神经内分泌肿瘤，垂体的异常约占 15%～50%，十二指肠的肿瘤主要为分泌胃泌素的胃泌素瘤，胃肿瘤常为 ECL 细胞类癌。在 MEN1 患者中，胰腺的肿瘤常为多发性，包括神经内分泌微腺瘤和神经内分泌肿瘤。

一、甲状旁腺功能亢进

10%～15% 原发性甲状旁腺功能亢进有家族史。这些患者大多数属于 MEN1 或 MEN2。许多 MEN1 家族成员在接受检查时，他们唯一内分泌异常为甲状旁腺功能亢进。MEN1 中 80% 以上的甲状旁腺功能亢进是由甲状旁腺增生或多发腺瘤所致。多数研究者认为甲状旁腺增生是 MEN1 甲状旁腺功能亢进的主要病变，真正腺瘤可能是从增生基础上发生的。

二、胰腺神经内分泌肿瘤

胰腺神经内分泌肿瘤可发生在整个胰腺，但多集中在胰腺尾部。虽然大多数均为无功能性肿瘤，大多数患者至少有一个肿瘤为功能性肿瘤。功能性肿瘤中主要为分泌胃泌素或胰岛素的胃泌素瘤或胰岛素瘤，其次为分泌高血糖素或 VIP 的肿瘤。另一些可分泌异位激素如生长激素释放因子、ACTH 或降钙素等。免疫组化显示多数肿瘤含有多种激素分泌的细胞，但临床症状常以一种激素为主。

1. 胃泌素瘤　MEN1 的胰腺神经内分泌肿瘤中约 2/3 为胃泌素瘤，其临床特点、过程与散发性的胃泌素瘤相同。有些经家族普查检出的 MEN1 患者可有无症状性高胃泌素血症。胃泌素瘤不管是散发性或是 MEN1 的一个组成成分，肿瘤多数为多发性，只是 MEN1 中胃泌素瘤的多发性频率更高，可达 70%；MEN1 胃泌素瘤的侵袭性生长及转移率略低于散发性，前者为 40%，后者为 50%～70%。MEN1 胃泌素瘤的部位多为胰腺或十二指肠。胃泌素瘤所引起的反复发作的消化性溃疡的合并症如溃疡穿孔或出血是 MEN1 患者死亡的主要原因之一。

2. 胰岛素瘤　约占 MEN1 时胰腺神经内分泌肿瘤的 1/3。大约 10% MEN1 胰腺神经内分泌肿瘤同时有胃泌素瘤和胰岛素瘤。临床上可出现高胃泌素血症和高胰岛素血症。这些肿瘤亦可先后发生。MEN1 患者中发生的胰岛素瘤多为多发的，而一般散发性胰岛素瘤仅不足 10% 为多发性。有些患者有弥漫性胰腺 B 细胞增生。MEN1 胰岛素瘤的转移率为 5%～15%，略高于散发性胰岛素瘤。

3. 其他胰腺内分泌肿瘤　MEN1 中也可有分泌其他激素的神经内分泌肿瘤，MEN1 患者可出现血中高血糖素水平升高，但仅少数患者有高血糖素瘤。患高血糖素瘤的 MEN1 患者没有像散发性患者那种典型的皮疹、舌炎或口炎等。一些患者唯一的临床表现为糖尿病。有些患者的高血糖是由于其他原因如生长激素或皮质醇分泌过多引起，或由于原发性糖尿病。许多 MEN1 患者血内胰多肽水平升高。胰多肽升高可能是由于 PP 细胞增生而非肿瘤；此外患胰腺其他功能性肿瘤如胃泌素瘤或胰岛素瘤时血内胰多肽亦可升高。

（陈　杰）

参 考 文 献

1. Hruban RH, Pitman MB, Klimstra DS. Tumors of the pancreas. Published by the American Registry of Pathology, Washington, DC, in collaboration with the Armed Forces Institute of Pathology, Washington, DC., 2007.

2. Klimstra DS, Komminoth P, Arnold R, et al. Neuroendocrine neoplasms of the pancreas. In WHO classification of tumors of the digestive system. Edited by Bosman FT, Carneiro F, Hruban RH, Theise ND. 4th edition, International Agency for Research on Cancer, Lyon, 2010.

3. Kloppel G, Komminoth P, Couvelard A, et al . Neoplasmas of the neuroendocrine pancreas. In WHO classification of tumors of endocrine organs. edited by Lloyd RV, Osamura RY, Kloppel G, Rosai J. 4th edition, International Agency for Research on Cancer, Lyon, 2017.

4. Jensen RT, Cadiot G, Brandi ML, et al. ENETS Consensus Guidelines for the management of patients with digestive neuroendocrine neoplasms: functional pancreatic endocrine tumor syndromes. Neuroendocrinology, 2012, 95: 98-119.

5. Couvelard A, Hentic O. Glucagonoma. In: La Rosa S, Sessa F, editors. Pancreatic neuroendocrine neoplasms: practical approach to diagnosis, classification, and therapy. Cham: Springer International Publishing AG, 2015.

6. Sundin A, Rockall A. Therapeutic monitoring of gastroenteropancreatic neuroendocrine tumors: challenges ahead. Neuroendocrinology, 2012, 96: 261-271.

7. Komminoth P. Somatostatin-producing tumor. In: La Rosa S, Sessa F, editors. Pancreatic neuroendocrine neoplasms: practical approach to diagnosis, classification, and therapy. Cham: Springer International Publishing AG, 2015.

8. Corbo V, Dalai I, Scardoni M, et al. MEN1 in pancreatic endocrine tumors: an analysis of gene and protein status in 169 sporadic neoplasms reveals alterations in the vast majority of cases. Endocr Relat Cancer, 2010, 17: 771-783.

9. 蒋卫君, 刘彤华, 陈原稼, 等. 胰岛素瘤频发 MEN1 抑癌基因及 22q 的杂合缺失及其意义. 中华医学杂志, 2004, 84: 1705-1709.

10. Liu TH, Tseng HC, Zhu Y, et al. Insulinoma: An immunocytochemical and morphological analysis of 95 cases. Cancer, 1985, 56: 1420-1429.

11. Service FJ, Dale AJ, Elveback LR, et al. Insulinoma: clincal and diagnostic features of 60 consecutive cases. Mayo Clin Proc, 1976, 51: 417-429.

12. Service FJ, McMahon MM, O' Brien PC, et al. Functional insulinoma- incidence, recurrence, and long-term survival of patients: a 60-years study. Mayo Clinic Proc, 1991, 66: 711-719.

13. Yang C, Sun MG, Matro J, et al. Novel HIF2A mutations disrupt oxygen sensing, leading to polycythemia, paragangliomas and somatostinomas. Blood, 2013, 121: 2563-2566.

14. La Rossa S, Franzi F, Albarello L, et al. Serotonin-producing enterochromaffin cell tumors of the pancreas: clinicopathologic study of 15 cases and comparison with intestinal enterochromaffin cell tumors. Pancreas, 2011, 40: 883-895.

15. Maragliano R, Vanoli A, Albarello L, et al. ACTH-secreting pancreatic neoplasms associated with Cushing syndrome: clincopatholgic study of 11 cases and review of the literature. Am J Surg Pathol, 2015, 39: 374-382.

16. Liu TH, Zhu Y, Cui QC, et al. Nonfunctioning pancreatic endocrine tumors An immunohistochemical and electron microscopic analysis of 26 cases. Path Res Pract, 1992, 188: 191-198.

第七章

消化道神经内分泌疾病

第一节　概　　述

神经内分泌肿瘤（neuroendocrine neoplasm，NEN）有多种命名和分类系统。一方面它们有多种细胞种类、分泌不同的激素，可以按照功能分类。这种分类可以和临床症状对应，但难以提示生物学行为，对临床治疗的指导有限。另一方面，人们一直希望有一个分类能够较好地提示神经内分泌肿瘤的生物学行为，但发现它们的形态学特征与生物学行为常常难以对应。

一、分类

在消化道，传统上分化较好的神经内分泌肿瘤称为"类癌（carcinoid）"，经典的消化道类癌分泌 5-羟色胺。虽然多数类癌预后良好，但是也有广泛转移的病例，类癌这一范畴下包含了过多混杂的肿瘤。曾经有分类将有转移的神经内分泌肿瘤称为神经内分泌癌，但对于尚无转移的病例则无法判断，显然不能满足临床需求。2010 版 WHO[1] 推出了胃肠胰神经内分泌肿瘤分类和分级，更简洁、有效，应用广泛。依据形态将分化好的神经内分泌肿瘤称为神经内分泌瘤（neuroendocrine tumor，NET），分化差的神经内分泌肿瘤称为神经内分泌癌（neuroendocrine carcinoma，NEC），包括小细胞癌和大细胞神经内分泌癌。混杂有神经内分泌肿瘤和腺癌成分，每种成分至少占 30% 以上的，称为混合性腺神经内分泌癌（mixed adeno-neuroendocrine carcinoma，MANEC）（表 7-1）。

表 7-1　胃肠胰神经内分泌肿瘤分类

神经内分泌瘤（NET）
NET G1（类癌）
NET G2
神经内分泌癌（NEC）
大细胞 NEC
小细胞 NEC
混合性腺神经内分泌癌（MANEC）
增生性和癌前病变

随着认识的不断深入，人们发现神经内分泌肿瘤比想象中的侵袭性更强。现在的观点认为，神经内分泌肿瘤没有良性病变，都应认为是至少为低度恶性的肿瘤。为了进一步提示肿瘤的生长活跃程度，对神经内分泌肿瘤依据核分裂数和 Ki-67 指数进行了分级（表 7-2）。

表 7-2　胃肠胰神经内分泌肿瘤分级

分级	核分裂/个·10HPF^{-1}	Ki-67 指数/%
G1	<2	≤2
G2	2~20	3~20
G3	>20	>20

通过分级可以提示高分化 NET 的增殖活性，提示其可能出现的生物学行为。但是需要注意的是，这个分级只是一个增殖指数的提示，并不能绝对地预测生物学行为，G1 级 NET 仍有广泛转移的病例。

神经内分泌肿瘤的分类与分级有一定的对应关系。高分化 NET 一般都是 G1 或 G2 肿瘤，NEC 均为 G3 级。近年来，发现少数病例形态学表现为高分化 NET，但 Ki-67 指数高于 20%。对这部分病例的总结发现它们的生物学行为与同是 G3 的 NEC 明显不同，因此 2013 年版中国胃肠胰 NEN 病理诊断共识首次提出了高增殖活性 NET，用以指形态学不符合低分化 NEC，分化良好，Ki-67 指数超过 20%，但一般不超过 60% 的病例[2]。

二、高分化神经内分泌瘤

高分化神经内分泌瘤是高分化的神经内分泌肿瘤，肿瘤细胞特点类似于正常胃肠道的内分泌细胞，根据部位不同，表达神经内分泌分化的广泛标记物和激素，具有轻-中度的核不典型性、核分裂数低[1]。

【临床特征】　虽然神经内分泌肿瘤中最为多见的是高分化神经内分泌瘤，但总体来说它们仍属于少见肿瘤。高分化 NET 的年发病率为（4~5）/100 000 人，占胃肠道所有肿瘤的 2%。随着检查手段和病理诊断水平的提升，

NET 的发病率也在提升[3,4]。胃肠道全长均可发生 NET,最常见发生在回肠和阑尾。

NET 多数生长较为缓慢,所以较难引起局部占位症状,更多的是功能性 NET 产生相应的内分泌症状。无功能 NET 或功能不引起特异症状时,可能在体检或因其他疾病而发现,如阑尾 NET 常因阑尾炎手术而发现。因此,症状不明显的 NET 较难发现,有时会首先发现转移瘤,甚至在发现转移瘤后难以找到原发肿瘤。相反,如症状明显,可能会很早就被发现,如胰腺的胰岛素瘤通常在小于 2cm 时就被发现,因其异常分泌胰岛素常常引起低血糖晕厥。

肠道高分化 NET 有时是一些遗传综合征的表现形式。如神经纤维瘤病患者可发生高分化 NET,包括壶腹的生长抑素瘤。另外,有些高分化 NET 与炎症性肠病有关。

生长抑素受体显像/奥曲肽显像明显提升了高分化 NET 的检出率及其定位诊断。多数高分化 NET 表达Ⅱ型生长抑素受体,奥曲肽为人工合成的生长抑素类似物,结合显像剂后进入人体,可以和生长抑素受体结合,从而使肿瘤显像。这一技术现已广泛应用于临床工作。

【病理所见】

1. **大体特征** 高分化 NET 多为境界清楚的结节,从黏膜表面看为一半球形隆起,有时表面有小凹陷。新鲜标本切面实性,细腻、均匀,有些肿瘤颜色发黄,境界清楚,无包膜。多呈半球形位于黏膜下方,凸面朝向腔面。

2. **镜下特征** 高分化 NET 的细胞较为一致,圆形细胞有中等量胞质,比较有特点的是圆形细胞核,染色质颗粒状弥散分布,称为"椒盐状"细胞核(图 7-1)。组织结构多种多样,细胞排列成实性巢状、腺泡状(图 7-2)、菊形团状、花带状、或小梁状(图 7-3)。肿瘤富于纤细的血管,特别是在巢状排列的肿瘤中。肿瘤细胞与周围间质间容易出现裂隙样人工假象。

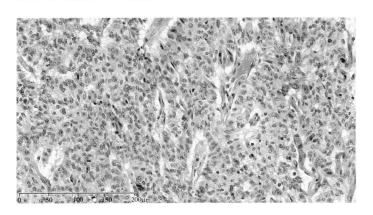

图 7-1 高分化 NET
细胞核圆形,染色质颗粒状弥散分布(HE 染色)

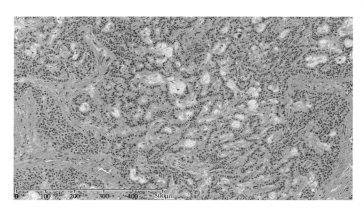

图 7-2 高分化 NET
细胞可排列成腺泡状(HE 染色)

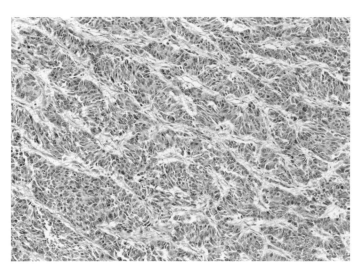

图 7-3 高分化 NET
细胞可排列成小梁状(HE 染色,中倍放大)

细胞一致、富于胞质、椒盐状细胞核为 NET 的特征,加上小梁状、巢状排列,容易令人想到 NET 的诊断。但有时细胞有一些变形,缺乏 NET 的典型表现。一些 NET 有丰富的透明胞质,含有丰富的脂质,呈微泡状胞质,类似肾上腺皮质细胞。有些细胞胞质丰富,推挤细胞核偏位,呈浆细胞样或印戒细胞样。有些 NET 细胞质丰富,嗜酸颗粒状,转移至肝时会误为肝细胞肝癌。有时细胞核质比高,胞质少,常呈弥漫的生长方式,会令人感到与 NEC 难以鉴别。此时,Ki-67 指数可以帮助鉴别。

NET 有时可出现增大、多形的细胞核,伴污秽的染色质,并不能提示侵袭性高的生物学行为,而类似一种退变的不典型性。通常来说 NET 的多形性无预后意义,增殖指数或核分裂的升高才有意义。

3. **免疫组化** 虽然形态学有比较鲜明的特点,确诊 NEN 需要免疫组化的支持。应用最为广泛的神经内分泌标记为:嗜铬素 A(CgA)、突触素(Syn)、CD56。CgA 最为特异,但敏感性稍差,此外,直肠和一些阑尾的 NEN 不表达 CgA。Syn 敏感性较强但特异性稍差。CD56 的特异性更差一些。一般来说,确诊 NEN 需要至少 2 个神经内分泌标记阳性,但有时也需具体分析情况。

功能性 NET 有相应激素的分泌,也可以通过免疫组化染色标记出。这些功能性标记对于解释临床表现更为有用,对于诊断并非必需。有些 NET 免疫组化染色会同时有多种激素的标记,并不一定能和临床表现完全对应。生长抑素受体显像在临床广泛应用,因此也可以标记生长抑素受体以提示显像效果。

增殖指数 Ki-67 染色能够提示肿瘤的生长情况,作为分级的重要指标,在 NEN 的诊断中为必须项目。高分化 NET 的 Ki-67 指数通常较低,而且 G1 与 G2 的区别在于是否高于 2%,因此需仔细评估。计数时应挑选表达最强的区域,并至少计数 500 个肿瘤细胞,计算 Ki-67 的指数[2]。

4. 电镜 超微结构显示 NET 的肿瘤细胞内有分泌颗粒,是神经内分泌肿瘤的特点,并且可以根据颗粒的不同确定分泌激素的类型。但是,电镜技术复杂且昂贵,在日常诊断工作中很少应用,仅限用于研究或复杂病例。

【治疗与预后】 对于局限性肿瘤,手术是首先选择的治疗手段。对于已经有肝转移的患者,仍可选择手术或结合射频消融以及化学栓塞等方法予以清除体内肿瘤。具体术式依肿瘤的大小和部位确定,小的肿瘤可以考虑局部切除,如阑尾 NET 行阑尾切除术,以及直肠的小 NET(<0.5cm)行局部黏膜切除。

因为高分化 NET 为相对低增殖的肿瘤,对细胞毒性的药物不敏感,生物治疗和靶向治疗是主要的药物治疗。主要有生长抑素类似物,包括奥曲肽和兰瑞肽。靶向药物包括阻断 mTOR 的依维莫司和多靶点酪氨酸激酶抑制剂舒尼替尼。

高分化 NET 为低度恶性肿瘤,预后好于相应部位传统的腺癌。但是,长期随访显示,有相当一部分肿瘤会复发及转移。远处转移的好发部位是肝、肺、腹膜和骨。

高分化 NET 的预后影响因素很多,不仅与常见的预后因素如肿瘤分化、分级等有关,还与肿瘤大小、部位和肿瘤的内分泌功能等因素有关。如回肠 NET 因其部位隐匿、不易被常规检查手段触及,发现时多大于其他部位的 NET,从而预后较差。而十二指肠胃泌素瘤本身即容易转移,即使原发肿瘤很小。

分期是重要的预后指标,目前应用广泛的美国癌症联合会(AJCC)的 TNM 分期和国际抗癌联盟/欧洲神经内分泌肿瘤学会(ENETS)的分期标准。需注意各部位高分化 NET 的分期与同部位的腺癌的分期不尽相同,肿瘤大小是其中的指标之一。多发、分离的肿瘤分期较为困难,因为很难确定它们是同时发生的还是转移而来。多灶病变应明确指出,其生物学行为更为侵袭。肿瘤的不良生长方式,如浸润性生长、坏死、溃疡、神经及脉管侵犯等均应在报告中有所显示。

三、低分化神经内分泌肿瘤/神经内分泌癌

神经内分泌癌(neuroendocrine carcinoma,NEC)是低分化、高度恶性的肿瘤,由小或中等大的细胞构成,有时具有神经内分泌肿瘤的器官样结构,弥漫表达神经内分泌分化的广泛性标记物,核异型性明显,多灶坏死,核分裂多见[1]。

【病理所见】 胃肠道的神经内分泌癌见于消化道全长,总体来说比高分化 NET 少见,但食管的 NEC 多于 NET。NEC 形态学主要分为 2 种类型,小细胞癌和大细胞神经内分泌癌。NEC 的细胞密集,异型性明显,核分裂多,常见坏死。核分裂一定大于 20 个/10HPF,一般都能达到 40~50 个/10HPF 以上。CgA 和 Syn 通常阳性,但密度和程度有时不如分化好的 NET。

1. 小细胞癌 小细胞癌在消化道中最常见于食管和结直肠。形态与肺一样,弥漫的生长方式,细胞小,有时也可以有稍大的细胞,核深染,呈短梭形,无明显核仁,核膜薄,胞质少,细胞镶嵌排列,胞质界限不清。

免疫组化多数能表达 CgA、Syn、CD56 之中的 2 个,角蛋白常呈点彩状表达。Ki-67 指数较高,甚至可接近100%。有些病例表达 TTF-1,与肺小细胞癌一致。

2. 大细胞神经内分泌癌 大细胞神经内分泌癌多形成实性巢状、片状、宽的梁状,外周细胞栅栏状排列和菊形团。细胞核深染,染色质匀细或粗块状但分布均匀,可有核仁,细胞多角、卵圆或立方,嗜酸细颗粒样胞质,胞质界限不清[10](图 7-4)。

免疫组化染色上,Ki-67 指数也较高,不同病例差异较大。3 个神经内分泌标记(CgA、Syn、CD56)之中至少 2 个弥漫阳性才能诊断大细胞 NEC。TTF-1 一般阴性。

四、混合性腺神经内分泌肿瘤

神经内分泌肿瘤可伴有腺癌或鳞癌的成分。同样,腺瘤或腺癌也常有神经内分泌分化的细胞。形态上既可以看出腺上皮分化,又有神经内分泌分化表型的肿瘤,其中每种成分都要超过 30%,称为混合性腺神经内分泌癌(mixed adeno-neuroendocrine carcinomas,MANEC)(图 7-5)[1]。其中的外分泌成分可能从腺瘤到低分化腺癌,内分泌成分也可能是高分化神经内分泌瘤或神经内分泌癌。根据两种成分的存在形式可分为 3 种情况 ①混合/碰撞(composite/collision)肿瘤:二者境界清楚地分别存

在;②结合(combined)肿瘤:二者互相交织,弥漫混合在一起;③双分泌(amphicrine)肿瘤:一个肿瘤细胞有内分泌和外分泌形态,显示双向免疫表型[5,6]。

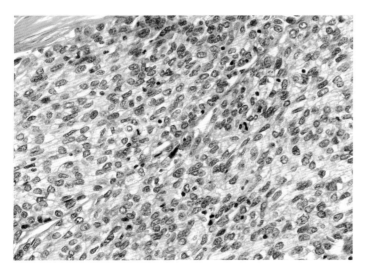

图 7-4　胃大细胞神经内分泌癌
细胞片状排列,细胞核深染,可见核仁,核分裂多见(HE 染色,高倍放大)

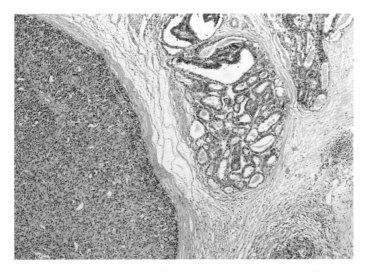

图 7-5　胃混合性腺神经内分泌细胞癌(HE 染色,低倍放大)

肿瘤的预后与其两种成分的生物学行为有关,LaRosa 等[6]按照不同的组成部分将内、外分泌混合性肿瘤分为高度、中度及低度恶性(表 7-3)。其中腺瘤与神经内分泌瘤混合的肿瘤被归为混合性腺神经内分泌瘤(MANET),报道极少,并未在 2010 年版 WHO 中列出。必须注意的是,MANET 可以转移[6]。

【病理所见】
1. **大体特征**　高度恶性 MANEC 并不多见,在食管、胃、壶腹部、大肠和直肠肛管区均有报道[6]。大体呈息肉样或溃疡狭窄性病变,最大径从 0.5cm 到 14cm。

表 7-3　混合性腺神经内分泌肿瘤的分类[6]

混合性腺神经内分泌癌(MANEC)
高度恶性
混合性腺瘤/腺癌-神经内分泌癌
中度恶性
混合性腺癌-G1/G2NET
双向分化的癌
混合性腺神经内分泌瘤(MANET)——临时分类
低度恶性
腺瘤-NET

2. **镜下特征**　组织学上,内分泌癌形态类似肺的小细胞癌或大细胞神经内分泌癌。

3. **免疫组化**　肿瘤细胞 Syn 和 CgA 弥漫阳性,有时 CgA 阳性较少。Syn、CgA、CD56 三个标记中至少 2 个阳性才能诊断 MANEC。Ki-67 指数很高,通常在 60% 以上。P53 常有染色,有报道在 7/11 个胃部、3/3 个壶腹部和 12/12 个结直肠比例中都呈阳性。结直肠 MANEC 通常表达 CDX-2,一些肿瘤表达 TTF-1。但这些标记不能作为来源相关的标记,因为它们也在其他系统的神经内分泌肿瘤也表达。结直肠 MANEC 表达 CD117 或血管侵犯提示更差的生存率。

【治疗与预后】　高度恶性 MANEC 的非内分泌成分可以是腺瘤、腺癌或鳞癌。鳞癌成分更常见于食管或直肠肛管区 MANEC。预后取决于肿瘤分期和类型,一般来说,胃肠道 MANEC 的中位总生存期好于纯的神经内分泌癌,但这似乎因为后者在发现时有更高的分期[6]。

中度恶性 MANEC 包括 2 种肿瘤:混合性腺癌-神经内分泌瘤和双分泌癌。混合性腺癌-神经内分泌瘤中的腺癌相对有更侵袭的生物学行为。它们报道发生于食管、胃、壶腹区、回肠和大肠。男性略多,平均年龄约 65 岁。在胃里肿瘤可发生在胃体或胃窦,常呈息肉样病变。在结直肠各段也都有分布,常呈环形狭窄的肿瘤。镜下由管状、乳头状或黏液腺癌和高分化神经内分泌瘤组成。外分泌成分需有黏液产生,外分泌肿瘤的标记如 CEA、EMA 等的表达。有的胃腺癌-NET 有自身免疫慢性萎缩性胃炎的背景,也有回肠、盲肠肿瘤发生在炎症性肠病基础上,以及食管肿瘤与 Barrett 食管有关的报道。这种肿瘤多数在发现时已是进展期,有较深的浸润,约一半患者有淋巴结转移。有时是内分泌成分转移至淋巴结或肝脏。因病例较少,预后还需进一步研究。

有些腺癌-NET 的腺癌成分为低黏附性的癌,如印戒细胞癌和其他低黏附性癌,见于胃、十二指肠壶腹区、胆囊、阑尾和结肠。组织学弥漫型癌在丰富的纤维间质内弥散分布,间杂内分泌细胞,通过免疫组化染色能清楚显示。胃内弥漫受累的患者预后很差,若为局限性肿瘤预后好些。

第二节　食管神经内分泌肿瘤

一、概述

原发在食管的神经内分泌肿瘤非常少见,是整个消化道 NEN 发生率最低的部位。究其原因,是因为食管内神经内分泌细胞数量很少。食管是表面被覆鳞状上皮的肌性腔道,神经内分泌细胞主要散在于鳞状上皮的基底细胞中,鳞状上皮下的黏液腺体内偶尔也可标记出有神经内分泌分化的细胞。Barrett 食管时神经内分泌细胞增多。

食管神经内分泌肿瘤(esophageal neuroendocrine neoplasms,ENENs)是原发在食管,具有神经内分泌分化的肿瘤,包括分化好的神经内分泌瘤(NETs)和分化差的神经内分泌癌(NECs)。混合性腺神经内分泌癌(mixed adenoneuroendocrine carcinoma,MANEC)具有外分泌和内分泌成分,并且每种成分都超过 30%。

食管原发神经内分泌肿瘤极为罕见,中国 2009—2011 年 NEN 病理调研显示食管的神经内分泌肿瘤约占全身 NEN 的 5%。大部分患者都是 NECs。患者以男性为主,男女比例约 6:1;平均发病年龄 56~63 岁。通常位于食管下段。

二、食管神经内分泌瘤

食管神经内分泌瘤为分化好的神经内分泌肿瘤,依据核分裂数和 Ki-67 阳性指数分为 1 级(G1)和 2 级(G2)。

【临床特征】食管 NETs 一般都是偶然发现;没有明显症状。大部分 NETs 发生在食管远端,特别是食管胃交界处。

【病理所见】

1. **大体特征**　食管 NETs 一般较小,呈息肉样,很少呈现溃疡型;常因 Barrett 食管及腺癌手术而偶尔发现。

2. **镜下特征**　食管 NET G1 极为罕见,形态学上表现为大小一致的腺体、岛状结构、或实性筛状结构;G2 比 G1 发生率略高,表现为实性巢状、腺泡状或小梁状结构,可有较多核分裂,局灶可见坏死。

食管极少会看到神经内分泌细胞增生,通常发生在 Barrett 食管,增生的细胞主要是 EC 细胞。

3. **免疫组化**　Syn 和 CgA 阳性。

【治疗及预后】手术切除为优先选择,病变较小时常选择内镜下黏膜切除。食管 NETs 极少发生淋巴结转移,有文献报道 11 例原发食管 NETs 在手术后 1~23 年都无

病生存;也有报道 3 例中有 2 例发生远处转移。

三、食管神经内分泌癌

食管神经内分泌癌为分化差的神经内分泌肿瘤,依据核分裂数和 Ki-67 阳性指数为 3 级(G3)。

【临床特征】食管神经内分泌癌少见,但比 NETs 略多。多发生在 60 多岁的老年男性患者。食管神经内分泌癌及混合性腺神经内分泌癌与食管癌的症状相同,患者会出现吞咽困难、胃食管反流、体重下降及胸痛、大便潜血等症状。

【病理所见】

1. **大体特征**　食管神经内分泌癌多发生在食管下段,与食管鳞癌的好发部位相同,大体表现类似,一般较大,多呈溃疡型或蕈伞样,浸润到食管壁肌层。

2. **镜下特征**　食管神经内分泌癌根据肿瘤细胞的大小,分为大细胞型和小细胞型两类。

(1)大细胞 NECs:过去称为不典型类癌。肿瘤内可见器官样结构,有灶性坏死,核分裂象多见;肿瘤细胞中等大小或较大,核质比较低。细胞核呈空泡状,核仁明显,细胞质常缺乏嗜酸性。

(2)小细胞 NECs:也称为食管小细胞癌,是食管神经内分泌肿瘤中最常见的类型,与肺小细胞癌从组织形态学、免疫组化等方面都无法鉴别。肿瘤细胞呈实性片状排列,可见较多或大片坏死;细胞小,细胞核圆形或卵圆形,胞质极少,核质比高;细胞核呈椒盐状,核仁不明显;核分裂多见(图 7-6)。菊形团和器官样结构偶可见到,部分肿瘤可出现鳞状上皮化生及腺上皮化生。

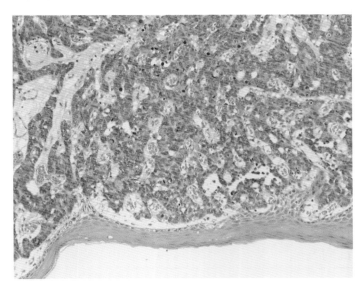

图 7-6　食管小细胞癌

鳞状上皮下可见呈梁状分布的神经内分泌癌,核分裂多见(HE 染色,低倍放大)

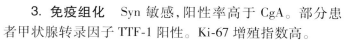

3. **免疫组化**　Syn 敏感,阳性率高于 CgA。部分患者甲状腺转录因子 TTF-1 阳性。Ki-67 增殖指数高。

【鉴别诊断】

1. **食管恶性淋巴瘤**　食管原发的恶性淋巴瘤更为少见,免疫组化可明确鉴别。

2. **基底细胞样鳞癌**　食管基底细胞样鳞癌发病率高于小细胞癌,癌细胞多呈巢状,周围细胞呈栅栏样排列,偶尔可见角化珠。免疫组化 P63 和 P40 阳性,神经内分泌标记物阴性。

3. **转移性肺小细胞癌**　组织形态学和免疫组化均难以鉴别原发食管和肺转移性的小细胞癌,需要临床提供详细病史。

【治疗和预后】　治疗主要是手术及放疗、化疗,类似肺小细胞癌的治疗。虽然对于放化疗比较敏感,但总体的预后较差,生存期多以月计。预后主要与肿瘤的分期和肿瘤分型有关。

第三节　胃神经内分泌肿瘤

胃有至少 8 种不同功能的神经内分泌细胞(neuroendocrine cell,NE),分泌不同的多肽激素,包括肠嗜铬细胞(EC 细胞)、肠嗜铬样细胞(ECL 细胞)、D 细胞、D1 细胞、P 细胞、G 细胞、X 细胞、Ghrelin 细胞等,ECL 细胞、胃泌素细胞和 D 细胞是胃神经内分泌肿瘤最主要的来源细胞,约占 75%。胃黏膜的不同区域分布着不同功能的神经内分泌细胞(表 7-4),而胃体底部以 ECL 细胞为主,而胃窦以 G 细胞(50%)、EC 细胞(30%)和 D 细胞(15%)为主。胃神经内分泌细胞主要位于腺上皮的基底部,偶尔腺体颈部可见,但表面上皮内很少出现;这些神经内分泌细胞贴在腺体的基底膜上,与腺腔无直接接触,分泌物通过细胞间隙直接渗透入血后发生作用。胃窦及胃窦体交界处固有层内偶可见到散在或小簇的神经内分泌细胞漂浮,不依附在腺体上。

表 7-4　胃常见的神经内分泌细胞

细胞名称	主要产物	分布部位
G 细胞	胃泌素	胃窦(50%)
ECL 细胞(肠嗜铬样细胞)	组胺	胃底、胃体(泌酸黏膜)
D 细胞	生长抑素	胃底、胃体、胃窦
EC 细胞(肠嗜铬细胞)	5-羟色胺	胃窦、胃底
Ghrelin 细胞	ghrelin	胃底、胃体、胃窦

一、概述

胃神经内分泌肿瘤(neuroendocrine neoplasms of the stomach,gastric NENs)是发生于胃的伴有神经内分泌分化的肿瘤,包括分化好的神经内分泌瘤 NETs 和分化差的神经内分泌癌 NECs。混合性腺神经内分泌癌(mixed adeno-neuroendocrine carcinomas,MANECs)具有外分泌和内分泌成分,并且每种成分都超过 30%。

一直以来都认为胃神经内分泌肿瘤的发生率不高,美国 SEER 数据库显示 1950 年至 1969 年胃 NEN 在所有 NEN 中占 2.2%;随着消化内科内镜应用越来越广泛,病理科免疫组化的普及,发现和识别胃 NEN 的能力大大提高。胃 NEN 的发病率逐年提高,美国 SEER 数据库显示在 2000 年至 2007 年升高至 6.0%。澳大利亚一项前瞻性研究结果显示,胃 NEN 约占所有消化道 NEN 的 23%,年发病率约为 0.2/10 万。韩国一项研究收集 2000—2009 年 GEP-NEN 患者共 4951 例,结果显示最常见发病部位为直肠,第二常见部位为胃,占 14.6%。在日本,胃 NENs 的发病率最高,约占所有胃肠道 NENs 的 30%。中国 2009—2011 年 NEN 病理调研显示胃的神经内分泌肿瘤约占 21%,仅次于胰腺,位居第二位。

胃神经内分泌肿瘤的分级标准与胰腺神经内分泌肿瘤完全相同(参见第六章胰腺神经内分泌肿瘤)。但由于消化道各个器官之间神经内分泌细胞的差异,每个器官又有一些独特的特点。

胃神经内分泌细胞的分布差异,导致胃底体和胃窦发生肿瘤的特点差异较大。如前所述,胃底体神经内分泌细胞主要是 ECL 细胞,因此常提到的胃底体神经内分泌肿瘤基本就是 ECL 细胞神经内分泌瘤;胃窦的神经内分泌细胞以产生胃泌素的 G 细胞为主,发生的肿瘤主要是胃泌素瘤。总体来说,胃神经内分泌瘤可分为四型(表 7-5),具有不同的发病机制,发病率略有差别[7]。

ECL 细胞可以说是胃泌素的靶向细胞,胃泌素营养 ECL 细胞的同时,也会调控 ECL 细胞的数量。高胃泌素血症时,ECL 细胞也会增生,长期刺激后可能会发展成为异型增生,甚至形成肿瘤。Ⅰ型和Ⅱ型胃神经内分泌瘤是不同原因导致持续高胃泌素血症,进而发生的肿瘤,发病机制不同(图 7-7),下面分别叙述。

胃神经内分泌肿瘤的免疫组化与其他部位的神经内分泌肿瘤一样,突触素 Syn 和嗜铬素 CgA、CD56、CD57 均阳性,其中以 CgA 的特异性最高。另外小泡单胺转运蛋白(vesicular monoamine transporter 2,VMAT2)呈阳性表达。另外部分神经内分泌肿瘤也可以表达 TTF-1、ASH1、CDX-2 和 ISL1 等。Ki-67 指数是神经内分泌肿瘤分级的指标之一。在神经内分泌癌和混合性腺神经内分泌癌时,P53 通常阳性表达。

表 7-5 胃神经内分泌肿瘤的分型及临床病理学特点

	1 型	2 型	3 型	4 型
占 G-NEN 的比例(%)	70~80	5~6	14~25	少见
肿瘤特征	小(<1~2cm)、多发性、息肉样病灶	小(<1~2cm)、多发性、息肉样病灶	单发,病灶通常较大(>2cm),呈息肉样或溃疡	单发,病灶通常较大(>2cm),呈息肉样或溃疡
相关疾病	A 型萎缩性胃炎	胃泌素瘤 /MEN 1	无	无
病理	NET G1	NET G1/G2	NET G1/G2/G3	NEC G3,MANEC
血清胃泌素	升高	升高	正常	大部分正常
胃内 pH	明显升高(胃酸缺乏)	明显降低(胃酸过多)	正常(胃酸分泌正常)	正常(胃酸分泌正常)
转移率(%)	2~5	10~30	50~100	80~100
预后	好	较好	差	极差

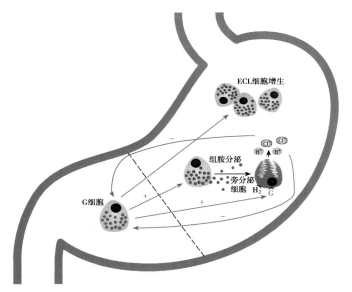

图 7-7 胃神经内分泌肿瘤发病机制图

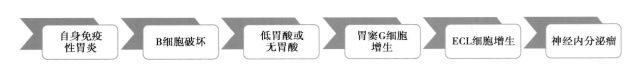

图 7-8 胃神经内分泌瘤 I 型的发病机制

二、胃神经内分泌瘤 I 型

I 型胃神经内分泌瘤是最常见的胃 NETs。

【临床特点】 胃 I 型神经内分泌瘤约占胃 NENs 的 74%,多发于女性(男:女约1:2.5),活检取材的平均年龄为 63 岁(15~88 岁)。患者有自身免疫性胃炎的病史,具有胃酸缺乏,恶性贫血的症状。血中胃泌素水平明显高于正常。内镜检查显示胃体贲门黏膜有多发小息肉或小结节,通常直径<1cm,周围胃体黏膜萎缩。

【发病机制】 具体发病机制见图 7-8。

【病理所见】

1. **大体特征** 病变主要集中在胃底、体部,很少发生在胃窦。胃黏膜表面可见多发小息肉,病灶小而多发(77%直径<1cm;97% <1.5cm),切面主要位于黏膜层,有时可侵及黏膜下层。

2. **镜下特征** 大部分病变首先发生在黏膜层底部,可向表面黏膜和黏膜下层膨胀性生长。组织学分级一般都是 G1 级,极偶尔符合 G2 级。

分化好的细胞排列成缎带状、腺样或小梁状结构,细胞形态一致,细胞核圆形,染色质细腻,核仁不明显,细胞质嗜酸性(图 7-9)。肿瘤周围胃泌酸黏膜萎缩(图 7-10);胃窦 G 细胞增生。

这一类病变胃镜要求多点活检,包含胃底、胃体的息肉及周围黏膜以及胃窦。

【治疗和预后】 多点活检确诊后多采用药物治疗,如生长抑素类似物等;黏膜切除也是不错的选择。尽可能把所有肉眼可见的肿瘤黏膜切除,80%的患者可获得良好

的预后。总体来说,胃神经内分泌瘤 I 型是惰性肿瘤;侵犯范围多局限在黏膜内,很少累及黏膜下层;极少有淋巴结转移,文献报道过有转移的病例预后依旧良好。

三、胃神经内分泌瘤 II 型

II 型胃神经内分泌瘤通常发生在 Zollinger-Ellison 综合征的患者,是胰腺、胃窦或十二指肠胃泌素瘤的继发性病变。

【临床特征】 胃 II 型神经内分泌瘤约占胃神经内分泌肿瘤的 6%,无性别差异,活检取材的平均年龄为 50 岁(28~67 岁)。临床症状主要是 Zollinger-Ellison 综合征的临床表现,患者可有胃或十二指肠溃疡。血中胃泌素水

平明显高于正常。内镜检查显示胃体贲门黏膜有多发小息肉,直径<1.5cm,周围胃黏膜可以正常,或肥厚。

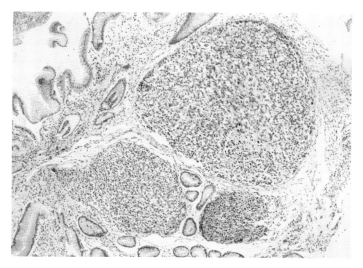

图7-9　胃神经内分泌瘤Ⅰ型(HE 染色,低倍放大)

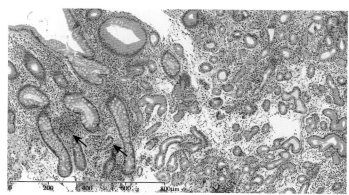

图7-10　胃泌酸黏膜萎缩,部分腺体肠化;固有层内见神经内分泌细胞增生(箭头)(HE 染色)

【发病机制】　具体发病机制见图7-11。

【病理变化】

1. 大体特征　肿瘤常多发,直径<2cm,切面肿物位于黏膜及黏膜下层。

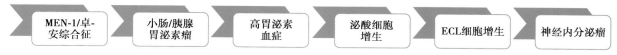

| MEN-1/卓-安综合征 | 小肠/胰腺胃泌素瘤 | 高胃泌素血症 | 泌酸细胞增生 | ECL细胞增生 | 神经内分泌瘤 |

图7-11　胃神经内分泌瘤Ⅱ型的发病机制

2. 镜下特征　显微镜下的肿瘤表现与Ⅰ型基本相同,组织学分级以 G1 和 G2 为主。肿瘤浸润胃壁 90% 位于黏膜层及黏膜下层;肿瘤周围泌酸黏膜处于高增生状态,壁细胞增生肥大(图7-12)。

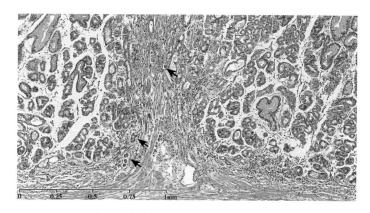

图7-12　胃泌酸黏膜高增生状态,伴神经内分泌细胞增生(HE 染色)

【治疗和预后】　胰腺或十二指肠的胃泌素瘤切除后,持续的高胃泌素血症消失,胃的Ⅱ型神经内分泌瘤就会缓解甚至消失。患者预后取决于胰腺或十二指肠肿瘤,胃的病变仍是惰性肿瘤;侵犯范围较浅,偶有淋巴结转移,一般不影响患者预后。

四、胃神经内分泌瘤Ⅲ型

【临床特征】　胃Ⅲ型神经内分泌瘤约占胃 NENs 的 13%,多发于男性(男:女约2.8:1),平均年龄为 55 岁(21~88 岁)。患者可以有消化不良、胃出血、体重减轻等非特异性症状,类似胃癌。部分患者可能会出现不典型类癌综合征,比如皮肤潮红等,但通常没有腹泻等症状。血中胃泌素水平基本正常。内镜检查发现全胃均可发生Ⅲ型 NET,最常见于胃体。胃黏膜可见一孤立性溃疡或结节,约有 1/3 的病变直径>2cm。

【病理所见】

1. 大体特征　病变多单发,多表现为胃壁结节,直径通常>2cm,结节表面光滑圆钝,被覆胃黏膜,切面可见肿瘤主体位于黏膜下,呈灰黄灰红色;偶尔肿瘤增大后表面可出现溃疡。

2. 镜下特征　组织学分级 G1、G2、G3,肿瘤细胞多呈实性巢状排列,或呈大的梁状(图7-13);细胞圆形、梭形或多角形,部分核增大,有时可见核仁;偶尔可见小灶坏死,超过 70% 侵犯肌层。有时可见散在点状坏死,肿瘤周围黏膜正常。淋巴结转移常见。50% 的患者可出现肝转移。

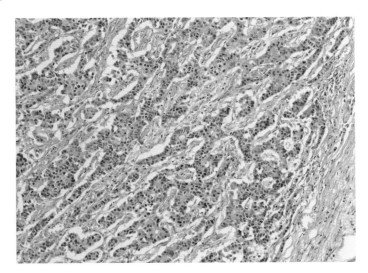

图7-13　胃神经内分泌瘤Ⅲ型(HE 染色,中倍放大)

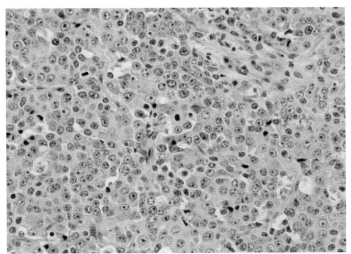

图7-14　胃大细胞型神经内分泌癌
细胞核增大,核仁明显,核分裂多见(HE 染色,高倍放大)

【治疗和预后】　手术切除是首选的治疗方式,病变表浅时可以选择内镜下切除,部分患者切除后需辅助药物治疗。Ⅲ型神经内分泌瘤呈侵袭性生长,浸润深度可达周围脂肪组织,预后明显比Ⅰ型和Ⅱ型差。淋巴结转移率约60%,肝转移率约50%。死亡率约27%,平均生存时间是28个月。

五、胃神经内分泌癌

【临床特征】　胃神经内分泌癌占胃神经内分泌肿瘤的6%~16%,男性多见(男女比例约为2:1),平均年龄63岁。在一项中国的调查中显示,NEC 和 MANEC 约占36.1%[1]。胃神经内分泌癌患者临床症状类似胃癌。

【病理所见】

1. **大体特征**　胃神经内分泌癌多表现为巨大的溃疡型或蕈伞样肿物,大多侵及胃壁深肌层。

2. **镜下特征**　肿瘤细胞排列紊乱,呈梁状、巢状或层状,细胞圆形、多边形或梭形,核质比高,核分裂常见,通常超过20/10HPF。可见多灶或大片坏死。

组织学上,分为大细胞型(图7-14)和小细胞型,具体形态特点同食管神经内分泌癌。

【治疗和预后】　目前手术切除加化疗是首选的治疗方式。患者预后差,大部分患者发现病变时就出现明显的浸润,处于进展期,即使有机会行手术切除,生存期通常也较短。化疗和生物治疗是有效的辅助手段。

六、混合性腺神经内分泌癌

发生在胃的混合性腺神经内分泌肿瘤包涵上皮性肿瘤和神经内分泌肿瘤两种成分,每种成分超过30%。上皮性肿瘤大多是腺癌,也可为高级别上皮内瘤。

【临床特征】　症状和内镜下表现同胃神经内分泌癌。301 医院的病例统计,MANECs 约占胃神经内分泌肿瘤手术切除的24%[8]。

【病理所见】

1. **大体特征**　MANEC 的大体表现类似胃癌,多呈现增生的大息肉或溃疡,侵入胃壁。

2. **镜下特征**　腺癌和神经内分泌肿瘤以各种形态混合在一起,具体参见本章第一节。

【治疗和预后】　同胃神经内分泌癌。

七、胃神经内分泌肿瘤的前驱病变

【定义】　胃神经内分泌瘤的前驱病变主要指胃神经内分泌细胞增生,但尚未形成明确肿瘤。慢性胃炎时常伴有神经内分泌细胞的增生,部分经抑酸治疗的患者,也可发生该病变,导致慢性高胃泌素血症。动物实验已经证实 ECL 细胞增生及不典型增生是 ECL 细胞神经内分泌瘤的前驱病变,但 ECL 细胞的各类增生发展到 ECL 细胞神经内分泌瘤的危险性评估尚不确定。

【临床特征】　增生的神经内分泌细胞如果没有肽类激素的过度分泌,通常无症状。内镜下通常难以发现病变,所以通常内镜大夫会多点取材。

【病理所见】

1. **大体特征**　大体上没有特异性改变,肉眼无法发现病变。

2. **镜下特征**　神经内分泌细胞增生,在 HE 切片上难以识别,类似于黏膜内淋巴细胞浸润,必须依靠免疫组化标记。根据神经内分泌细胞增生程度的差异,可分为以下几类:

（1）单纯增生/弥漫增生（simple hyperplasia）：单个腺体内单个或小于等于3个内分泌细胞增生。

（2）线性增生（linear hyperplasia）：一个腺体有5个或5个以上的内分泌细胞排列成链条状。

（3）微小结节状增生（micronodular hyperplasia）：球形结节状增生，但直径不超过一个腺体直径（图7-15）。

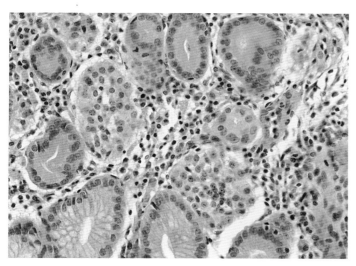

图7-15　胃神经内分泌细胞微小结节状增生（HE染色，高倍放大）

（4）腺瘤样增生（adenomatoid hyperplasia）：5个以上微小结节聚集在一起。

（5）异型增生/原位类癌（dysplasia）：增生结节扩大、相互融合、结节周围基底膜消失，但直径<0.5mm，且限于黏膜层。

（6）神经内分泌瘤（intramucosal or invasive carcinoids）：增生的内分泌细胞团直径>0.5mm，或浸润黏膜下层（图7-16）。

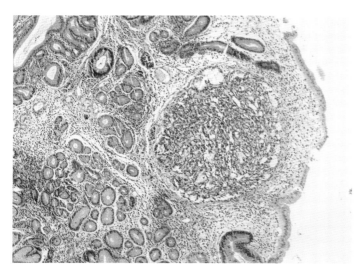

图7-16　胃神经内分泌瘤（HE染色，低倍放大）

3. 临床病理联系

（1）G细胞增生：能导致胃酸浓度降低的任何情况均可引发胃窦G细胞增生（表7-6）。原发及继发的胃窦G细胞增生主要集中在胃窦腺体的中下部，G细胞数量增多，偶尔可进展到多个微小结节状增生，甚至最终成为胃泌素瘤。

表7-6　引发高胃泌素血症和G细胞增生

慢性萎缩性胃炎
恶性贫血
原发G细胞增生和功能亢进
胃溃疡
胃癌
保留胃窦的胃切除
幽门螺杆菌感染
MEN-1
肢端肥大症
胃扩张
迷走神经切断术
慢性肾衰伴贫血
卓-艾综合征
慢性高钙血症
长期服用H_2受体阻断剂
长期服用质子泵抑制剂

（2）ECL细胞增生：ECL细胞对胃泌素极为敏感。胃泌素增多会直接刺激成熟ECL细胞和多潜能干细胞增生，同时促进ECL细胞分泌更多的组胺。ECL细胞增生可逆，当高胃泌素血症解除后，ECL细胞的数量会恢复。只有在泌酸黏膜内才会发生ECL细胞增生，在慢性萎缩性胃炎肠化的腺体内，ECL细胞不增生。ECL细胞可发生任何一种程度的增生，从单纯增生到微腺瘤甚至神经内分泌瘤。

（3）D细胞增生：胃窦D细胞增生多发生在有十二指肠溃疡的患者，是少见的病变。

4. 免疫组化　单纯的HE染色很难明确诊断，需要特异的神经内分泌标记物Syn和CgA表达识别出来。肽类激素也有免疫组化标记物，如胃泌素、ACTH等都可在细胞质内表达。

【治疗和预后】 这一类的病变通常都是偶然发现，不需要治疗，但要找到引发ECL细胞增生的原因，是其他部位出现胃泌素瘤，还是患者有自身免疫性胃炎等。治疗原发疾病后，胃神经内分泌肿瘤的前驱病变就会自然消退。

第四节 肠道正常内分泌细胞

正常情况下,肠道的神经内分泌细胞多数位于隐窝的基底,少数可能略高,位于隐窝内,它们的种类和数量都是巨大的。十二指肠有散在的 G 细胞分泌胃泌素,D 细胞分泌生长抑素,以及一些其他细胞分泌肠促胰液素、肠促胰酶肽和肠高血糖素等。空肠和回肠的重要内分泌细胞是 EC 细胞,产生血清素(5-羟色胺)。一些细胞既产生 5-羟色胺也产生 P 物质,调节肠道的运动。阑尾的内分泌细胞除了在隐窝,还有少量散在分布于固有膜内,主要有 EC 细胞及分泌抑制食欲的 YY 肽(PYY)的 L 细胞。结直肠有些 EC 细胞,还有其他细胞分泌胰多肽、肠高血糖素等。肛管主要有 EC 细胞,存在于肛管及移行区上皮,不在鳞状上皮的区域。

不同部位的神经内分泌细胞不同,可能是高分化神经内分泌肿瘤会因部位、肿瘤分泌产物、预后而有所差异的原因。但与之相反,小细胞或大细胞神经内分泌癌在各个部位没有太大差别,预后也较为相近。

第五节 小肠神经内分泌肿瘤

一、十二指肠高分化神经内分泌瘤

【临床特征】 十二指肠的 NEN 较为少见,约占消化道 NEN 的 5.7% ~ 7.9%[1],其中高分化 NET 远多于 NEC。十二指肠分为四段,解剖与组织结构不尽相同,还有特殊的壶腹部与肠道其他部位有很大不同,不同功能的 NEN 的发生也很有特点。多数十二指肠 NEN 发生于第一、二段。非功能性胃泌素生成性 NET 位于十二指肠壶腹部,而伴 Zollinger-Ellison 综合征的胃泌素瘤最常见于第一段,也可见于第二、三段,或空肠上段。生长抑素生成性 NET、神经节细胞性副节瘤及 NEC 好发于壶腹及周围区[1]。

1. 胃泌素生成性神经内分泌瘤 从功能来说,胃泌素生成性 NET 在十二指肠最为常见,占到半数以上。这些肿瘤通过免疫组化染色可以标记出有胃泌素的生成和分泌,但是不一定能够表现出异常内分泌功能。功能性胃泌素瘤分泌过多胃泌素,进而促进胃酸过度分泌,临床常发生多发非典型部位的消化性溃疡,即 Zollinger-Ellison 综合征。此外也可能出现腹泻,为大量的水样泻或脂肪泻。

约半数散发性胃泌素生成性 NET 有 Z-E 综合征,即散发性胃泌素瘤。多为单发性肿瘤,60% ~ 75% 发生于十二指肠,其余发生于胰腺。这些肿瘤多不足 1cm,但有 60% ~ 80% 在诊断时已有淋巴结转移[9]。

除散发性胃泌素瘤,还有胃泌素瘤为遗传性,与多发性神经内分泌肿瘤综合征 1 型(MEN 1)相关。几乎所有的 MEN 1 相关胃泌素瘤都发生在十二指肠,胰腺常有的 NEN 多数无胃泌素的分泌。MEN 1 相关胃泌素瘤直径很小,通常不足 1cm 并且多发,有时太小而难以在临床发现[9]。转移情况和生物学行为与散发性胃泌素瘤相似。

(1) 大体特征:胃泌素瘤常为黏膜下肿瘤,可浸润黏膜,如较大可浸润肌层。

(2) 镜下特征:形态学为高分化 NET(图 7-17),多见宽的小梁状和围绕血管的假菊形团样结构,有时可见血管侵犯。免疫组化 Syn 和 CgA 可证实(图 7-18)。肿瘤的增殖指数多在 2% ~ 10% 之间,即 G2[9]。MEN 1 相关胃泌素瘤可见背景十二指肠隐窝和 Brunner 腺有不同程度的胃泌素细胞增生[10]。

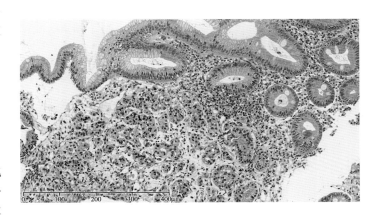

图 7-17 十二指肠高分化 NET,形态温和(HE 染色)

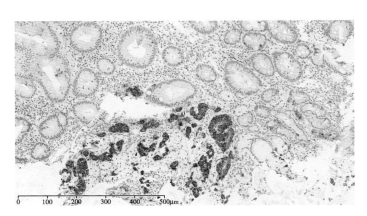

图 7-18 十二指肠高分化 NET,免疫组化 Syn 染色阳性

无 Z-E 综合征的胃泌素生成性 NET 与胃泌素瘤相比,Ki-67 指数较低(图 7-19),淋巴结转移少,分期较早,肿瘤较小,常可经内镜切除。但是形态相似,与完整切除的功能性胃泌素瘤相比总生存期和复发率相似[11]。

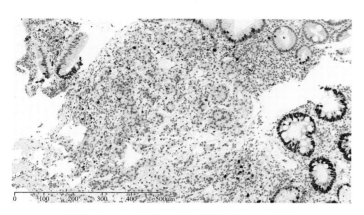

图 7-19　十二指肠高分化 NET,Ki-67 指数低

（3）免疫组化:胃泌素瘤和无 Z-E 综合征的胃泌素生成性 NET 均可有胃泌素的表达。一些肿瘤还可以同时表达胆囊收缩素、胰多肽、生长抑素、胰岛素等其他激素。3/4 病例 CDX-2 阳性[1]。

2. **其他神经内分泌瘤**　除胃泌素瘤外,十二指肠的其他 NET 都无明显相应的激素症状,常见的有生长抑素生成性 NET、神经节细胞性副节瘤,好发于壶腹部。壶腹部 NET 可导致梗阻性黄疸,偶尔出现急性胰腺炎和出血。

（1）大体特征:大体观乳头增宽,壶腹堵塞,表面黏膜完好,很少发生溃疡。壶腹周围肿瘤一般不堵塞壶腹,但可以累及乳头,形成息肉样病变突向管腔。

（2）镜下特征:生长抑素生成性 NET 主要由腺管样结构组成,混有岛状和梁状结构。约 1/3 的肿瘤在腺样结构内见沙砾体,是较为特异的表现[1]。神经节细胞副神经节瘤由三种细胞构成:神经内分泌细胞、伴神经鞘细胞分化的梭形细胞、神经节细胞,三者以不同比例分布。肿瘤细胞呈带状、实性巢状或假腺样排列,有时有沙砾体。多数预后较好,少数有局部淋巴结转移[1]。

【治疗与预后】约 1/4 壶腹 NET 患者与 NF1 相关,有神经纤维瘤病,有时还合并 GIST 或其他肿瘤。约一半在发现时已有淋巴结转移,但总体生物学行为惰性[1]。

与十二指肠 NET 相比,壶腹部 NET 较大,分级较高,更易转移,总生存期短些。但如能完整局部切除,生存期与十二指肠 NET 相似[12]。

二、空肠和回肠高分化神经内分泌瘤

【临床特征】在消化道中,小肠的高分化 NET 较为常见,而回肠 NET 远多于空肠。空、回肠的 NET 主要为 EC 细胞肿瘤,分泌 5-羟色胺(5-HT)。多数为散发病例,与 MEN 1 相关者很少。

肿瘤患者可表现为肠梗阻,为较为常见的临床表现。分泌的 5-HT 引起类癌综合征,表现为皮肤潮红、腹泻、心

内膜和右心瓣膜增厚等,但仅见于约 5% 已有肝转移或远处转移的患者。因为分泌的激素会被肝脏代谢失活,仅有转移肿瘤绕过了肝脏代谢才会引起症状。

【病理所见】

1. **大体特征**　肿瘤大体表现为黏膜或黏膜下层结节,质地稍韧,约 1/4 患者为多发性。间质可继发产生较多纤维增生,继而导致肠管扭转及肠梗阻。还有少数病例系膜血管出现系膜血管病,表现为血管周弹力纤维变性,导致肠壁缺血坏死或溃疡。Zhang 等[13]研究了纤维化相关的生长因子在系膜硬化病变中的表达,发现相比无血管病的患者,有系膜硬化和血管病的患者 BMP4 的水平较高,BMP4 是调节细胞生长和基质产生的重要分子,包括调节骨的形成。同时,调节血管生成的分子 NGF 的水平较低,提示可能存在异常的血管生成。

2. **镜下特征**　多数肿瘤细胞排列紧密,形成实性巢状,周围常呈栅栏状结构,和间质之间易有收缩间隙。实性巢内可见到菊形团、筛状、腺样结构排列。细胞巢周围的细胞常有细小的红色颗粒,是源于小肠的 NET 比较特异的表现。细胞大小较一致,增殖指数多较低。深部浸润到肌层处,可伴大量纤维间质反应,肿瘤细胞呈条索状或列兵样穿插于纤维中。常见神经侵犯,淋巴管侵犯也可见到,并可导致黏膜的多灶生长。有些病例周围黏膜有微小神经内分泌细胞增生灶。系膜血管可管壁增厚、管腔狭窄,或出现上述血管弹力纤维变性,因此肠壁可出现局部缺血的变化。

3. **免疫组化**　CgA、Syn 阳性,多数肿瘤还表达 5-HT,此外还表达 CgB 和 5-HT 受体 2A。肿瘤表达 CDX-2,显示了肠上皮分化,在转移肿瘤的鉴别有意义。约 20% 表达前列腺酸性磷酸酶(PAP),并无表达前列腺特异性抗原(PSA)。

【治疗与预后】肿瘤很小即可出现转移,约 1/5 在肿瘤不足 1cm 时已有转移[14]。当肿瘤达 2cm 或以上时,约 35% 转移至淋巴结。此外,还有肠内多灶病变。多灶肿瘤的患者年纪较轻,更易有类癌综合征,更易带瘤生存或因肿瘤死亡。多灶病变是肿瘤播散还是多中心发生尚存争议。5 年及 10 年的生存率分别为 60% 及 43%[14]。

三、小肠的低分化神经内分泌肿瘤/神经内分泌癌

小肠的神经内分泌癌极少见,仅壶腹部有少量小细胞癌的报道。肿瘤可侵犯十二指肠、胰腺和胆管,常见淋巴结转移。除经典的小细胞癌形态,还常有鳞状分化的表现。

第六节　结直肠神经内分泌肿瘤

一、结肠高分化神经内分泌瘤

结肠的高分化 NET 较为少见,因此相关数据较少。肿瘤多见于盲肠,较常见于女性,在诊断时多较大,因而有侵袭的表现。肿瘤不足 2cm 时,转移率约 15%,而肿瘤大于 2cm 时,转移率达 75%。局限性肿瘤的 5 年存活率为 70%,有播散的肿瘤 5 年存活率约 40%。约 5% 有类癌综合征。

二、直肠高分化神经内分泌瘤

【临床特征】　直肠 NET 较为多见,多无症状,在常规内镜或直肠检查时发现。多见于 60 多岁老年人,男女比例相当。

【病理所见】

1. **大体特征**　直肠 NET 多数较小,诊断时约半数直径不足 0.5cm。不足 1cm 的肿瘤转移率约 5%,但超过 2cm 的肿瘤常出现转移。当肿瘤较大出现症状,多见直肠出血、疼痛及便秘。直肠 NET 基本上没有类癌综合征。

直肠 NET 为黏膜或黏膜下层结节,多数表现为息肉样隆起,表面上皮完整。体积较大时表面可有糜烂或溃疡。多数直肠 NET 较小,可能原因为较易在体检时发现。多数直肠 NET 位于齿状线上 4~13cm,位于直肠前壁或后壁[1]。

2. **镜下特征**　直肠 NET 多源于后肠的 L 细胞,生成胰高血糖素样肽和 PP/PYY。形态学主要为梁状结构,混有腺管状结构,偶尔见实性巢状(图 7-20)。

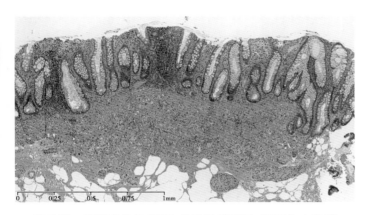

图 7-20　直肠高分化 NET,位于黏膜下层,表面上皮完整(HE 染色)

3. **免疫组化**　与其他 NET 不同,直肠 NET 多数病例 CgA 阴性,依据 Syn 阳性及典型的形态学可诊断。肿瘤多表达 CEA,还可表达前列腺酸性磷酸酶,这有时会引起

混淆,尤其是直肠距前列腺非常近。前列腺特异性抗原可以帮助鉴别。

【治疗与预后】　多数直肠 NET 表现为息肉样隆起,可行内镜下息肉切除术切除。有时因为病变位置较深,局部息肉切除常常不能完整切除。如需进一步追加处理,再次内镜时有时能够见到息肉切除的瘢痕,但有时也不能找到病变部位,从而不能进行追加切除,只能定期随诊局部有无复发。

直肠 NET 多数为 G1,预后较好,5 年存活率 72%~89%[1]。溃疡和浸润固有肌层提示进展,如局部切除时见到,需要根治性手术,特别是肿瘤在 1~2cm 间[5]。

三、结直肠神经内分泌癌

结直肠 NEC 几乎仅发生于两端:盲肠及近段升结肠,或乙状结肠、直肠。它们常见于广基大腺瘤的基底部,腺瘤常有明显的绒毛成分。如果没有相关的腺瘤,表现为边缘隆起的溃疡型肿物,切面为浸润性肿瘤。75% 的结直肠 NEC 为大细胞 NEC,肛门区多见小细胞癌(图 7-21)。小细胞癌可有灶状鳞癌或腺癌的分化。发病年龄、性别及肿瘤大体表现与结直肠腺癌相似,约 70% 诊断时已有转移[1],甚至 3mm 的肿瘤已有转移[14]。

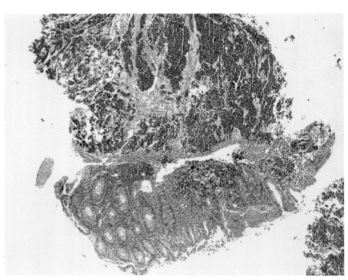

图 7-21　直肠小细胞癌
肿瘤细胞小,深染,形态与肺小细胞癌一致(HE 染色,低倍放大)

第七节　阑尾神经内分泌肿瘤

一、阑尾高分化神经内分泌瘤

【临床表现】　阑尾的神经内分泌肿瘤较为多见,占

所有阑尾肿瘤的50%~77%,占胃肠道NET的19%[1]。多数为NET,NEC极罕见。阑尾NET好发于30~40岁青年人,报道女性多见,但这些数据可能有偶然因素影响,因为几乎所有的阑尾NET都是阑尾切除术时偶然发现。

大多数肿物位于阑尾末端,患者无症状。少数病例肿瘤位于其他部位,可导致阑尾管腔堵塞和阑尾炎。类癌综合征多在肿瘤转移后发生。

【病理所见】 阑尾高分化NET肿瘤细胞的多形性小,核分裂很少,多数都是G1级肿瘤(图7-22)。多数排列成实性巢状,形态特征与回肠的NET比较一致,位于黏膜深层或黏膜下层。有些肿瘤巢周被S-100阳性的梭形细胞包绕,在其他消化道NET较为少见。另一种形态称为"管状类癌",多较小,限于阑尾尖端。呈小管状或条索状排列,间以富于胶原的间质,像纤维间质反应。小腺管状结构、丰富的间质以及有时CgA阴性,造成这种形态的NET易被误为转移癌,但是肿瘤能很好表达Syn,可以鉴别。这种肿瘤被认为是L细胞分化,和直肠一致[14]。阑尾NET易呈浸润性生长,但淋巴结转移或远处转移并不多见。

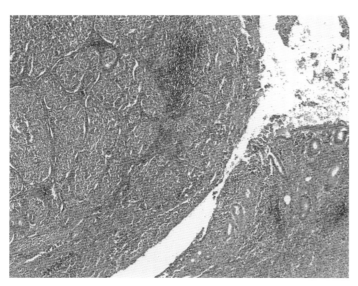

图7-22 阑尾高分化NET
肿瘤细胞分化好,形态一致(HE染色,低倍放大)

【治疗与预后】 多于95%的阑尾高分化NET直径不足2cm,转移概率很低,因此阑尾切除术即足够。但大于2cm的肿瘤,约有1/3出现淋巴结或远处转移,则多数医师的观点是需要右半结肠切除术。但目前此手术是否能改善生存尚不明确。肿瘤累及阑尾系膜/浆膜下脂肪、>2cm或有血管浸润的淋巴结转移风险增高。阑尾NET

总体预后较好,但出现远处转移者预后明显转差。管状NET呈良性生物学行为[1]。

二、杯状细胞类癌

杯状细胞类癌(goblet cell carcinoid,GCC)是一种少见的阑尾肿瘤,有混合的表型,既有肠杯状细胞的形态和分泌,又有内分泌分化[15]。其内分泌分化不完全,因此对其分类归属尚存争议,很多人将它归入混合性腺神经内分泌癌[1,5],但较新的观点有将它归为杯状细胞腺癌的趋势。

【临床特征】 杯状细胞类癌非常少见,不足所有阑尾肿瘤的5%。平均发病年龄58.8岁,男女比例大致相当[5]。临床多表现为急性阑尾炎的表现,也有患者并无症状或仅感腹痛,少数病例可发现腹部包块[16]。

【病理所见】

1. 大体特征 杯状细胞类癌常表现为阑尾壁增厚,有时肉眼难以分辨。肿瘤平均大小2cm。

2. 镜下特征 显微镜下,肿瘤细胞成小团分布,胞质内有丰富的黏液,似杯状细胞,细胞核被挤压。细胞核无明显异型性,核分裂少见。单看肿瘤细胞也像印戒细胞,但成团排列,且细胞核小(图7-23)。有时肿瘤细胞胞质嗜酸。肿瘤细胞团多数无腔,若中间有腔,很像隐窝。少数病例有细胞外黏液池,则池中漂浮的肿瘤细胞仍保持小团状排列,无大筛状结构出现[5]。典型的杯状细胞类癌不诱发反应性间质增生。

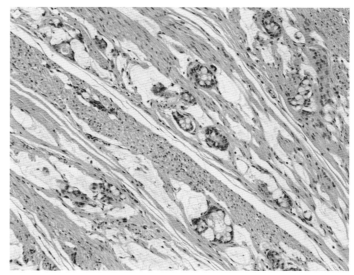

图7-23 阑尾杯状细胞类癌
胞质内黏液丰富,成小团分布,漂浮于黏液池中(HE染色,中倍放大)

3. 免疫组化　肿瘤细胞表达 CK7、CK20、CEA、CDX-2 和 E-cadherin，同时表达神经内分泌标记 CgA 和 Syn。各种标记常呈灶性、弱阳性表达（图 7-24）。

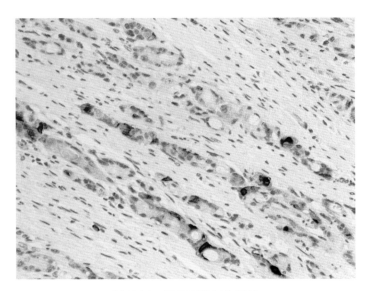

图 7-24　阑尾杯状细胞类癌
免疫组化 CgA 染色示部分肿瘤细胞阳性

【治疗与预后】　杯状细胞类癌最令人困惑的是与腺癌的关系和生物学行为预测指标的问题。杯状细胞类癌的预后明显差于分化好的神经内分泌瘤，但因病例较少，人们对杯状细胞类癌的生物学行为的了解并不深入，目前尚无广泛接受的判断标准。

为了提示预后，Burke 等[17] 在 1990 年认为杯状细胞类癌内混杂有腺癌成分，将融合或筛状腺体，单行列兵式样结构，弥漫浸润的印戒细胞和成片肿瘤细胞都判定为腺癌成分。肿瘤含有不足 25% 的腺癌成分为杯状细胞类癌，预后好；肿瘤含有超过 50% 的腺癌成分被分为混合性类癌-腺癌，预后差。Burke 等的病例中没有腺癌成分占 25%～50% 的病例。

与此思路类似，2008 年，Tang 等[15] 建立了一个 3 级分类系统（表 7-7）：典型杯状细胞类癌（A 类）；腺癌发生于杯状细胞类癌，印戒细胞型（B 类）；腺癌发生于杯状细胞类癌，低分化癌型（C 型）。这个分类被广泛引用，也具有预后提示意义。但是它的主要问题是，所谓的腺癌成分，特别是印戒细胞癌有时和杯状细胞类癌成分形态相似，难以区分，而免疫组化神经内分泌标记都为斑片状表达，在不同形态的肿瘤细胞中并无差别。另外，其诊断标准条目较多，当部分满足时，难以确定归入哪一类[18,19]。

因此，2015 年 Lee 等[18] 建立了一个 2 级分类方法，并确立了几个组织学形态指标：①细胞异型性，含有核质比增高的肿瘤细胞，胞质内黏液减少，细胞核增大深染、

核型不规则，并且超过 $1mm^2$（4 个视野直径为 0.55mm 的高倍视野算 $1mm^2$，至少每个高倍视野内要有 1 个异型细胞）；②肿瘤周促纤维增生，需取代周围固有肌层组织，单单黏膜下或浆膜下的纤维组织增生不足诊断；③实性生长方式，密集的肿瘤细胞，无或极少间质，簇状结构消失，并需达到 $1mm^2$ 以上。3 个指标中仅满足 1 个为低级别，有 2 个或以上为高级别。这个分类比较简洁易行，对预后的判断也比较有效。此分类较新，需要在实践工作中验证。

表 7-7　Tang 等[15] 的杯状细胞类癌病理分类

分类	形态
典型 GCC（A 类）	分化好的杯状细胞排列成簇或粘连的线状结构
	微小的细胞异型性
	无或少促纤维增生反应
	阑尾壁微小的结构异常
	可有退变性细胞外黏液
腺癌发生于 GCC，印戒细胞型（B 类）	杯状细胞或印戒细胞排列成不规则大簇，但缺乏融合的成片细胞
	不粘连的单个成排或单个细胞浸润
	明显的细胞异型性
	纤维增生反应和相关的阑尾壁结构混乱
腺癌发生于 GCC，低分化癌型（C 型）	至少有灶性杯状细胞形态
	有与低分化腺癌难以区分的成分（>1 个低倍视野或 $1mm^2$），可表现为腺管状，融合成片的印戒细胞，或未分化癌

（周炜洵　常晓燕）

参 考 文 献

1. Bosman FT, Carneiro F, Hruban RH, et al. WHO Classification of Tumours of the Digestive System. Lyon：International Agency for Research on Cancer（IARC），2010.

2. 2013 年中国胃肠胰神经内分泌肿瘤病理诊断共识专家组. 中国胃肠胰神经内分泌肿瘤病理诊断共识（2013 版）. 中华病理学杂志，2013，42（10）：691-694.

3. Korse CM, Taal BG, van Velthuysen ML, et al. Incidence and survival of neuroendocrine tumours in the Netherlands according to histological grade：experience of two decades of cancer registry. European journal of cancer（Oxford，England：1990），2013，49（8）：1975-1983.

4. Rindi G, Wiedenmann B. Neuroendocrine neoplasms of the gut and pancreas：new insights. Nature reviews Endocrinology，2011，8（1）：54-64.

5. Odze RD, Goldblum JR. Odze and Goldblum Surgical Pathology of

the GI Tract，Liver，Biliary Tract and Pancreas，3rd ed，2015.

6. La Rosa S，Marando A，Sessa F，et al. Mixed Adenoneuroendocrine Carcinomas（MANECs）of the Gastrointestinal Tract：An Update. Cancers（Basel），2012，4（1）：11-30.

7. 张盼，张雨. 241 例胃神经内分泌肿瘤的临床分型及其特点. 中华胃肠外科杂志，2016，19（11）：1241-1246.

8. 梁文全，高云鹤. 104 例胃神经内分泌肿瘤的临床病理特征及预后分析. 中华胃肠外科杂志，2016，19（4）：427-432.

9. Anlauf M，Garbrecht N，Henopp T，et al. Sporadic versus hereditary gastrinomas of the duodenum and pancreas：distinct clinico-pathological and epidemiological features. World J Gastroenterol，2006，12（34）：5440-5446.

10. Anlauf M，Perren A，Meyer CL，et al. Precursor Lesions in Patients With Multiple Endocrine Neoplasia Type 1-Associated Duodenal Gastrinomas. Gastroenterology，2005，128（5）：1187-1198.

11. Rosentraeger MJ，Garbrecht N，Anlauf M，et al. Syndromic versus non-syndromic sporadic gastrin-producing neuroendocrine tumors of the duodenum：comparison of pathological features and biological behavior. Virchows Archiv：an international journal of pathology，2016，468（3）：277-287.

12. Randle RW，Ahmed S，Newman NA，et al. Clinical outcomes for neuroendocrine tumors of the duodenum and ampulla of Vater：a population-based study. J Gastrointest Surg，2014，18（2）：354-362.

13. Zhang PJ，Furth EE，Cai X，et al. The role of beta-catenin，TGF beta 3，NGF2，FGF2，IGFR2，and BMP4 in the pathogenesis of mesenteric sclerosis and angiopathy in midgut carcinoids. Hum Pathol，2004，35（6）：670-674.

14. Riddell RH，Jain D. Lewin，Weinstein，and Riddell's Gastrointestinal Pathology and Its Clinical Implications，2nd ed，2014.

15. Tang LH，Shia J，Soslow RA，et al. Pathologic classification and clinical behavior of the spectrum of goblet cell carcinoid tumors of the appendix. Am J Surg Pathol，2008，32：1429-1443.

16. Piao J，Veerapong J，Li Z，et al. Adenocarcinoma Ex Goblet Cell Carcinoid（GCC）of the Appendix：Report of Five Cases and Pitfalls in Diagnosis of GCC. Archives of Surgical Oncology，2016，02（01）.

17. Burke AP，Sobin LH，Federspiel BH，et al. Goblet cell carcinoids and related tumors of the vermiform appendix. American journal of clinical pathology，1990，94（1）：27-35.

18. Lee LH，McConnell YJ，Tsang E，et al. Simplified 2-tier histologic grading system accurately predicts outcomes in goblet cell carcinoid of the appendix. Hum Pathol，2015，46（12）：1881-1889.

19. Taggart MW，Abraham SC，Overman MJ，et al. Goblet cell carcinoid tumor，mixed goblet cell carcinoid-adenocarcinoma，and adenocarcinoma of the appendix：comparison of clinicopathologic features and prognosis. Arch Pathol Lab Med，2015，139（6）：782-790.

第八章

肺及胸腺神经内分泌疾病

第一节 肺神经内分泌细胞肿瘤

肺神经内分泌肿瘤是一类免疫组化具有神经内分泌标记物表达或电镜下胞质内具有神经内分泌颗粒的肿瘤。一般认为,是支气管多潜能干细胞在致癌因素作用下发生癌变,并向神经内分泌分化的结果。

肺神经内分泌肿瘤约占所有肺肿瘤的25%[1],近年来,肺神经内分泌肿瘤总体发病率有增高的趋势,部分原因可能是由于诊断手段的改进及对该类肿瘤认识的提高。肺神经内分泌肿瘤包括以下4种类型:典型类癌、非典型类癌、小细胞癌及大细胞神经内分泌癌。典型类癌(typical carcinoid)属于低级别,约占所有肺肿瘤2%;非典型类癌(atypical carcinoid)属于中级别,发病率最低,约占所有肺肿瘤的1%;小细胞肺癌(small cell lung carcinoma)与大细胞神经内分泌癌(large cell neuroendocrine carcinoma,LCNEC)属于高级别肿瘤,分别占所有肺肿瘤的20%及3%。

2004年的WHO肺肿瘤的分类中,类癌及小细胞癌单独为一类,大细胞神经内分泌癌归为大细胞癌的一个亚型。在2015年新版的WHO肺肿瘤分类中,4种肺神经内分泌肿瘤归为一大类[1]。在这一大类肿瘤中,不同级别的肺神经内分泌肿瘤在临床、流行病学、生物学行为、分子生物学特征上存在显著差异,提示它们为一组异质性肿瘤,具有不同的肿瘤发生通路。如:类癌发病年龄较轻、无明显性别差异、通常无吸烟史、可伴有微小瘤及弥漫性神经内分泌细胞增生、体细胞突变率及3号染色体短臂的缺失发生率较低、预后较好。相反,多发性神经内分泌肿瘤1型(MEN 1)基因突变仅限于类癌。小细胞癌及大细胞神经内分泌癌常为老年男性、绝大多数有吸烟史、一般不伴有微小瘤及弥漫性神经内分泌细胞增生、体细胞突变率较高、常有3号染色体短臂的缺失、P53及RB基因异常、预后较差[2,3]。

近年来,消化道、胰腺、前列腺等器官的神经内分泌肿瘤采用了新的分类系统,其中Ki-67指数及核分裂是肿瘤分级的重要指标。相关研究提示肺神经内分泌肿瘤与消化系统有差异[4,5],在肺神经内分泌肿瘤中,Ki-67与肿瘤级别有一定的相关性,小细胞癌一般大于40%,类癌与非典型类癌Ki-67指数较低,一般小于20%,但Ki-67指数在不同级别肿瘤中有重叠,难以截然分开,特别是类癌和非典型类癌,并且Ki-67指数与核分裂不完全一致。因此,在新版的2015年WHO肺肿瘤的分类中,肺神经内分泌肿瘤仍然使用类癌(典型类癌/非典型类癌)、小细胞癌及大细胞神经内分泌癌的命名原则,其诊断标准主要依据核分裂数及有无坏死。Ki-67没有作为肺神经内分泌肿瘤分级的指标。但在实际的临床病理诊断工作中,Ki-67对鉴别肺神经内分泌肿瘤的级别仍然有其参考价值,特别是经支气管镜活检的小标本,有时有挤压,影响细胞形态的判断及分辨核分裂。如果Ki-67指数很低,则不支持高级别神经内分泌肿瘤。

核分裂数值是区分肺神经内分泌肿瘤级别的重要指标。类癌核分裂≤2个/2mm²、非典型类癌2~10个/2mm²、小细胞癌及大细胞神经内分泌癌≥11个/2mm²。需要注意的是不同的显微镜对应的高倍视野面积不同,2mm²在有些显微镜大约为10个高倍视野的面积总和,有些可能为6个高倍视野。在实际工作中,应根据具体的显微镜型号,换算出2mm²对应的高倍镜数量。

一、小细胞癌

小细胞癌(small cell carcinoma)是一类肿瘤细胞体积较小的高度恶性(高级别)神经内分泌肿瘤。肿瘤细胞体积较小,胞质很少,核染色质细腻,无核仁,核分裂象非常常见,常伴有大片坏死。复合性小细胞癌是指小细胞合并有其他非小细胞癌成分。

小细胞癌患者未见伴有弥漫性神经内分泌细胞增生。至今尚未发现小细胞癌的癌前病变,一般认为,小细胞癌是起源于多潜能干细胞。

【临床特征】 小细胞癌约占肺癌的10%~20%,多见于中老年男性。近年来,男性发病率有下降趋势,相反女性发病率有所增高[6]。肺小细胞癌与吸烟关系密切,85%以上为吸烟者。患者可有咳嗽、偶有咯血、哮鸣,累及声带及其神经可表现声音嘶哑、声带麻痹。支气管腔可因压迫阻塞,继发阻塞性肺炎。患者可有上腔静脉综合征及异位激素分泌产生副肿瘤症状,如:类癌综合征。进展期可有脑、骨、肝等器官转移。

【病理所见】

1. 大体特征 肿瘤常发生在段以上的大支气管,于肺门周围形成巨大肿块。癌组织侵犯支气管壁及周围肺组织,压迫或阻塞支气管腔,并常伴有肺门及纵隔广泛的淋巴结转移。少数(约5%)小细胞癌见于肺外周部,呈周围型,肿瘤切面呈白褐色,质软,较脆,常伴广泛坏死和出血。可见沿支气管向周围扩散。

2. 镜下特征 小细胞癌肿瘤细胞体积较小(图8-1A),通常小于3个静止期淋巴细胞的体积,圆形、卵圆形或短梭形,核染色质细而弥散呈粉尘状,缺乏核仁,核分裂多见,超过11个/2mm²,有时每高倍视野可超过10个,平均60个/2mm²。肿瘤细胞胞质稀少呈嗜碱性,或呈裸核状。癌细胞常弥漫分布呈实性片块,也可呈条索状或小梁状,常广泛坏死。在肿瘤退变坏死区,常见具有特征性的嗜碱性物质沉积在小血管壁内(Azzopardi现象)。由于癌组织质软,在经支气管镜活检标本中,常见癌组织人为挤压现象,造成病理诊断困难。

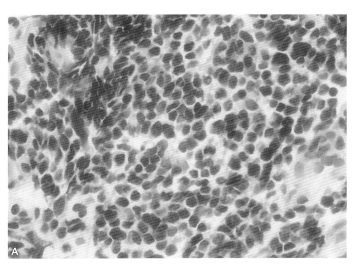
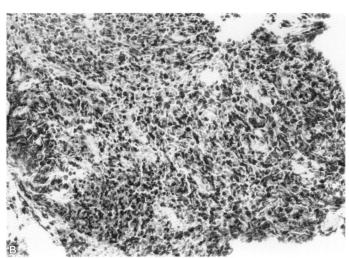

图 8-1 肺小细胞癌

A. 肿瘤细胞体积较小,圆形及卵圆形,核染色质细腻粉尘状,缺乏核仁(HE染色,高倍放大);B. Ki-67免疫组化染色显示 Ki-67 指数较高(>90%)

复合性小细胞癌(combined small cell carcinoma)是指小细胞癌中混合非小细胞癌成分,包括鳞状细胞癌、腺癌、大细胞癌或大细胞神经内分泌癌,有时可为梭形细胞癌或巨细胞癌,其中大细胞神经内分泌癌成分应超过10%,其他成分的非小细胞癌不论多少,只要存在就可。病理报告中应注明非小细胞癌的组织学类型。

3. 免疫组化 小细胞癌的诊断除了细胞组织学形态外,免疫组化已成为常规的检查方法。肿瘤细胞神经内分泌标记物(Syn、CgA、NCAM/CD56和NSE)呈阳性,其中NCAM/CD56较敏感,但特异性较差。小细胞癌的诊断需要一组免疫组化,一般需要2个以上神经内分泌标记阳性。广谱角蛋白(AE1/AE3、CAM5.2)常呈弱阳性,可为核旁逗点样或胞质内弥漫表达。高分子量角蛋白(CK1、CK5、CK10、CK14等)常阴性。90%的小细胞癌TTF-1阳性[7];NapsinA阴性[8]。超过60%的小细胞癌

CD117阳性。肿瘤细胞Ki-67指数较高,通常大于50%(图8-1B)。

4. 电镜 大约2/3的小细胞癌患者肿瘤细胞胞质可见直径接近100nm的神经分泌颗粒。

【鉴别诊断】

1. 肺大细胞神经内分泌癌 肺小细胞癌需要与大细胞神经内分泌癌相鉴别,两者均为高级别神经内分泌癌,免疫组化都有神经内分泌标记阳性。但小细胞癌细胞体积小、胞质少,无核仁;大细胞神经内分泌癌癌细胞体积大,胞质丰富,可见核仁。

2. 肺小细胞鳞状细胞癌 二者癌细胞体积均较小,但小细胞鳞状细胞癌染色质较粗,可见核仁,有角化现象及细胞间桥。小细胞鳞状细胞癌免疫组化染色神经内分泌标记为阴性。

3. 淋巴瘤及淋巴细胞浸润 小细胞癌与淋巴细胞体

积相似，染色质均较细腻，特别是在支气管黏膜活检小标本，当标本有挤压时，更增加了诊断难度。淋巴瘤或黏膜内浸润的淋巴细胞免疫组化神经内分泌标记阴性。在小细胞癌的免疫组化组合中也可常规增加 CD20、CD3 或 LCA 这些淋巴细胞标记，以便鉴别。

4. 肺典型类癌及非典型类癌　两者神经内分泌细胞标记均阳性，但类癌及非典型类癌属于低-中级别肿瘤，Ki-67 指数显著低于小细胞癌，细胞体积较大，可见胞质及核仁。在日常的病理诊断工作中，要特别注意支气管镜活检小标本，肿瘤细胞较少或伴有挤压，影响对细胞形态观察，Ki-67 指数是重要参考指标，过低的 Ki-67 指数不支持小细胞癌。

5. 原始神经外胚层肿瘤　原始神经外胚层肿瘤细胞体积也较小，偶可累及肺部，需要与小细胞癌鉴别。原始神经外胚层肿瘤免疫组化 CD99 阳性，CK 及 TTF-1 阴性。

6. 转移性癌　部分肺的转移性癌，如乳腺小叶癌及前列腺癌有时肿瘤细胞体积较小，易误诊为小细胞癌，需要关注患者有无肿瘤病史，及加做相应免疫组化加以鉴别。

二、大细胞神经内分泌癌

大细胞神经内分泌癌（large cell neuroendocrine car-cinoma，LCNEC）是一种高级别肺神经内分泌肿瘤，细胞体积较大，具有神经内分泌肿瘤的形态特征及免疫组化神经内分泌标记表达。约占所有肺肿瘤的 3%。在 2004 版的 WHO 肺肿瘤分类中，肺大细胞神经内分泌癌是大细胞癌的一个亚型。2015 版的 WHO 肺肿瘤分类把肺大细胞神经内分泌癌归为神经内分泌肿瘤中。

【临床特征】　患者平均年龄 64 岁（35～75 岁），男性多见，与吸烟关系密切，90% 以上患者有吸烟史。与小细胞癌相比，较少产生异位激素引起副肿瘤综合征。

【病理所见】

1. 大体特征　大细胞神经内分泌癌可发生在中央或外周，肿瘤平均大小为 3～4cm（1.3～10cm），通常为境界清楚的结节状肿块，常可坏死，偶尔可见呈多结节者。切面呈灰白色质硬，常有广泛坏死及出血。淋巴结转移常见。

2. 镜下特征　大细胞神经内分泌癌的癌细胞体积较大呈多角形（图 8-2A），多大于 3 个静止期淋巴细胞，核质比例降低，胞质呈嗜酸性颗粒状；核染色质细或呈泡状，核仁常见；癌细胞呈实性巢、小梁状、片块状、栅栏状排列，并显示器官样或菊形团样结构；癌细胞核分裂多见，超过 11 个/2mm²，常伴广泛坏死。

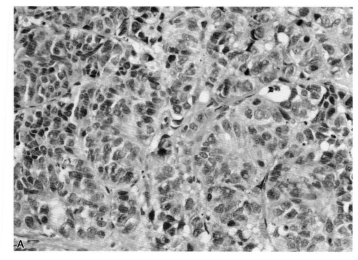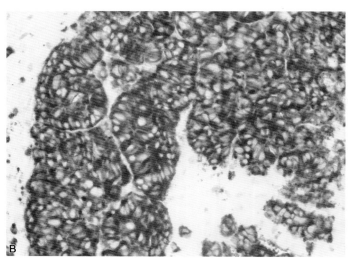

图 8-2　肺大细胞神经内分泌癌

A. 癌细胞体积较大，胞质丰富，嗜酸性颗粒状，核仁常见；癌细胞排列成小梁状、栅栏状、菊形团样（HE 染色，高倍放大）；B. Syn 免疫组化染色阳性

复合性大细胞神经内分泌癌（combined large cell neuroendocrine）：大约 30% 的大细胞神经内分泌癌伴有非神经内分泌癌成分，包括腺癌、鳞状细胞癌、巨细胞癌或梭形细胞癌，肺神经内分泌癌成分不论多少，称为复合性大细胞神经内分泌癌。偶尔大细胞神经内分泌癌与小细胞癌混合存在，当大细胞神经内分泌癌含量达 10% 以上时，目前分类仍然归入复合性小细胞癌类型。

3. 免疫组化　大细胞神经内分泌癌广谱角蛋白、低分子量角蛋白及 CK7 呈阳性，可为核旁逗点样或胞质内弥漫表达。高分子量角蛋白（CK1、CK5、CK10、CK14 等）

常阴性。瘤细胞表达神经内分泌标记物，如 CD56、CgA 和 Syn（图 8-2B），CD56 较敏感，但特异性较差，CgA 和 Syn 是较可靠的神经内分泌肿瘤标记物。P40 阴性，P63 可阳性。部分病例（约 50%）TTF-1 阳性。约有 70% 的病例表达 CD117，Ki-67 指数一般为 40%~80%。

4. 电镜　肿瘤细胞胞质内可见神经分泌颗粒。

【鉴别诊断】大细胞神经内分泌癌主要是与低分化鳞癌及大细胞癌相鉴别。

1. 低分化鳞状细胞癌　低分化鳞状细胞癌可见局灶细胞间桥及单细胞角化，免疫组化神经内分泌标记阴性，P63、P40 呈阳性。

2. 大细胞癌　大细胞癌为肺未分化癌，免疫组化神经内分泌标记均呈阴性。

三、类癌

类癌（carcinoid）分为典型类癌（typical carcinoid）及非典型类癌（atypical carcinoid），是低-中级别神经内分泌肿瘤[9,10]。典型类癌约占原发肺肿瘤的 2%，非典型类癌是最少见的肺神经内分泌肿瘤，约为 1%。

【临床特征】女性为主，与吸烟无关，常发生于肺门部，少数位于外周。约半数患者无症状，常体检发现。有时肿瘤阻塞气道及刺激气道黏膜引起相应症状，常见为咳嗽、咯血及阻塞性肺炎。少数患者有类癌综合征。

【病理所见】

1. 大体特征　类癌 60%~80% 为中央型，肿瘤向支气管腔内生长，呈息肉状或指状突入支气管腔内，大小不等 0.5~10cm，平均直径 3.1cm，蒂部可侵犯支气管壁及周围肺组织。肿瘤远端肺组织可见阻塞性肺炎。少数类癌可呈外周型，于肺外周胸膜下肺实质内见单发或多发结节，平均直径 2.4cm（0.5~6cm），肿瘤实性、界清，切面棕黄色。

2. 镜下特征　类癌肿瘤细胞中等大小（图 8-3），大小与形状一致，胞核圆形或卵圆形，位于中央，染色质细而分布均匀，核仁不明显，分裂象少见；胞质量中等，呈透明或微嗜酸性细颗粒状。癌细胞通常排列成实性片块、条索、小梁状、带状、栅栏状，可见小的腺样或假菊形团样结构。间质富于毛细血管，偶见钙化、骨化及淀粉样物质沉着。典型类癌通常无坏死，核分裂数<2 个/2mm²；非典型类癌核分裂数 2~10 个/2mm²，可有灶性坏死。核分裂应在肿瘤生长最活跃的区域计数[11]。

3. 免疫组化　类癌及不典型类癌大多数广谱角蛋白呈阳性，约 20% 为阴性。CgA、Syn、CD56 通常呈阳性。Ki-67 指数在典型类癌和不典型类癌一般小于 20%，典型

类癌 Ki-67 指数较低，常常小于 5%，不典型类癌的 Ki-67 指数偏高，但二者数值有重叠，难以截然分开。少部分 TTF-1 呈阳性，特别是周围型梭形细胞类癌 TTF-1 常阳性[12]。S-100 散在（支持细胞）阳性。CD99 常呈阴性。

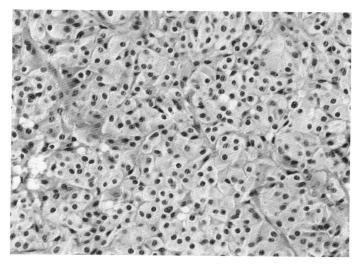

图 8-3　肺典型类癌

肿瘤细胞中等大小，大小与形状一致，胞质丰富，微嗜酸细颗粒状，胞核圆形或卵圆形，位于中央，分裂象少见（HE 染色，高倍放大）

4. 电镜　电镜下，瘤细胞胞质内可见桥粒及致密核心的神经分泌颗粒。

【鉴别诊断】

1. 微小瘤　类癌与微小瘤的鉴别主要是肿瘤体积，后者长径<5mm。

2. 肺小细胞癌及大细胞神经内分泌癌　肺小细胞癌及大细胞神经内分泌癌常见大片坏死，核分裂较多、Ki-67 指数较高，一般>50%。在小活检标本中，尤其要注意，由于肿瘤组织较少或有挤压，细胞形态不易辨认，如果 Ki-67 指数<20%，不支持小细胞癌。

3. 血管球瘤　血管球瘤偶见于肺内，其免疫组化 SMA 阳性，神经内分泌标记阴性。

4. 副节瘤　副节瘤可见于肺部，肿瘤由两种类型细胞构成，即主细胞和支持细胞，主细胞胞质丰富，淡嗜酸性，呈巢状排列，免疫组化 CgA、Syn、CD56 阳性。支持细胞位于细胞巢的周边部，免疫组化 S-100 阳性。副节瘤细胞形态及免疫组化与类癌有相似之处，需要与类癌鉴别。副节瘤免疫组化 CK 阴性，类癌常为阳性。

5. 转移性癌　肺是转移性肿瘤的好发部位，转移性癌，如乳腺癌、前列腺癌或转移性神经内分泌肿瘤等。注意询问患者有无肿瘤病史。肺外类癌免疫组化 TTF-1 常常阴性。

四、弥漫性特发性肺神经内分泌细胞增生

正常气道黏膜层有散在的神经内分泌细胞存在,一些刺激因素可导致神经内分泌细胞数量增加,如高海拔、儿童、囊性纤维化或支气管扩张症患者。弥漫性特发性肺神经内分泌细胞增生(diffuse idiopathic pulmonary neuroendocrine cell hyperplasia, DIPNECH),是支气管和细支气管上皮黏膜内神经内分泌细胞弥漫性增生,进展非常缓慢,可侵犯基底膜形成微小瘤,或进展为类癌。因此,目前认为弥漫性特发性肺神经内分泌细胞增生是肺类癌的癌前病变。

DIPNECH 是 Aguayo 等 1992 年首次提出并系统性描述及总结了其临床、影像及病理特征[13]。此病多见于非吸烟中年女性,表现为慢性咳嗽及气短,有阻塞性或混合性肺功能障碍,胸部 CT 是肺条索状阴影及气体陷闭。显微镜下,细支气管黏膜弥漫性及结节状神经内分泌增生,有时伴微小瘤及类癌。随后这一病变被病理界所注意,病例报道不断增加。文献报道的病例中,可分两种情况,约一半患者与 Aguayo 描述相似,伴有临床影像异常;另一半患者仅有病理组织学表现,不伴有临床影像异

常。两种情况是否为同一疾病或具有相同临床意义尚有争议。有作者建议前者称为"弥漫性特发性肺神经内分泌细胞增生综合征",后者称为"弥漫性特发性肺神经内分泌细胞增生"[14]。

【临床特征】 DIPNECH 可见于任何年龄,50~70 岁女性较多见,常为非吸烟者。可无症状或表现为慢性干咳、气促及喘息,有时误诊为哮喘。肺功能显示阻塞性或混合性肺功能障碍。可伴有多发性神经内分泌肿瘤 I 型或其他神经内分泌疾病。

【病理所见】

1. **大体特征** 大体通常无特征,偶见局限于气道黏膜小结节,平坦或略突入腔内。

2. **镜下特征** 弥漫性特发性肺神经内分泌细胞增生显微镜下表现为细支气管黏膜内神经内分泌细胞数量增多,常常位于终末细支气管,神经内分泌细胞较小,排列不整,核形不一、深染,可呈线样(图 8-4),或小巢状,可形成小结节状,突向腔内,但未突破基底膜。关于 DIPNECH 中,神经内分泌细胞具体诊断阈值尚未统一。有作者建议至少要有 3 个病灶以上,每个病灶有大于 5 个神经内分泌细胞,并伴有 3 个以上的微小瘤后才能诊断该病。

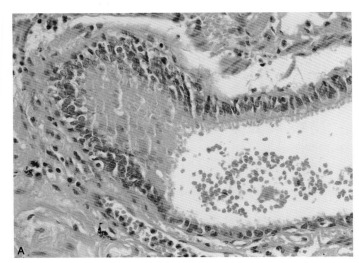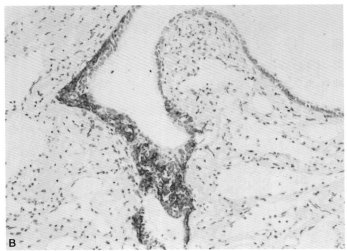

图 8-4　弥漫性特发性肺神经内分泌细胞增生

A. 细支气管黏膜上皮细胞层次增多,其内神经内分泌细胞增生,神经内分泌细胞较小,核圆形,呈线样,未突破基底膜(HE 染色,高倍放大);B. Syn 免疫组化染色显示黏膜内增生的神经内分泌细胞呈阳性

细支气管管壁可伴有纤维组织增生,导致管腔狭窄及缩窄性细支气管炎。如病变突破基底膜,形成具有纤维组织间质的结节,直径为 2~5mm,称为微小瘤(tumourlet)(图 8-5)。如直径大于 5mm 则诊断为类癌[15]。

3. **免疫组化** 同类癌。

4. **电镜** 神经内分泌细胞胞质内可见致密神经分泌

颗粒。

【鉴别诊断】 弥漫性特发性肺内分泌细胞增生需要与细支气管上皮的基底细胞增生相鉴别,细支气管上皮的基底细胞增生时,基底细胞数量增多,排列较规律,大小、形状较一致,免疫组化神经内分泌标记阴性。

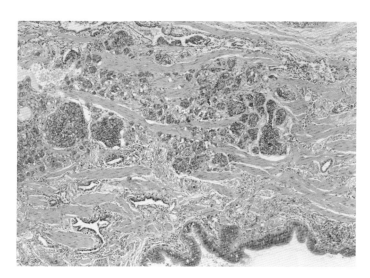

图 8-5　肺微小瘤
细支气管管壁外侧见神经内分泌细胞结节状增生,长径<
5mm(HE 染色,低倍放大)

第二节　胸腺神经内分泌肿瘤

胸腺神经内分泌肿瘤较少见,约占胸腺肿瘤 2% ~
5%。由于发病率较低,其流行病学及临床病理研究资料
相对较少,认识相对不足。胸腺的神经内分泌肿瘤分型
一般参照肺神经内分泌肿瘤,分为典型类癌、非典型类
癌、小细胞癌及大细胞神经内分泌癌 4 种类型[1]。典型
类癌和非典型类癌为低-中级别肿瘤,小细胞癌及大细胞
神经内分泌癌为高级别肿瘤。与肺神经内分泌肿瘤不
同,胸腺非典型类癌较典型类癌更常见。胸腺的神经内
分泌肿瘤无论是低级别或高级别均有复发、淋巴结转移
及远处转移风险。

一、胸腺小细胞癌

胸腺小细胞癌(small cell carcinoma of the thymus)是
一种高级别神经内分泌肿瘤,其肿瘤细胞体积较小,几乎
没有胞质,核染色质细腻,缺乏核仁,核分裂多见,常伴大
片坏死。复合性小细胞癌是除小细胞癌外,含有其他非
小细胞癌成分(包括胸腺瘤及胸腺癌)的肿瘤。

【临床特征】胸腺小细胞癌约占胸腺神经内分泌肿
瘤 10%。发病原因不明,一般不伴有 Ⅰ 型多发性神经内
分泌肿瘤(MEN 1 型),与吸烟无明显关系,无明显性别差
异。患者可有体重下降、多汗、咳嗽。少数患者由于异位
ACTH 分泌出现库欣综合征。肿瘤常侵犯周围组织,如
肺、主动脉、肺动脉、心包等。压迫上腔静脉可有上腔静
脉综合征。小细胞癌为高度恶性肿瘤,预后差,中位生存
13.75 个月(13~26 个月),5 年生存率为 0%[1]。

【病理所见】
1. **大体特征**　胸腺神经内分泌肿瘤大体形态类似,
肿瘤位于前纵隔,均呈浸润性生长,无包膜,肿瘤大小不
等,长径可 2~20cm 不等。切面灰白色或棕色、质硬,无
胸腺瘤分叶状结构。小细胞癌常肿瘤体积较大,并常见
出血坏死。

2. **镜下特征**　胸腺的小细胞癌与肺小细胞癌组织学
形态及免疫组化类似,为高级别神经内分泌肿瘤。小细
胞癌肿瘤细胞体积较小,通常小于 3 个静止期淋巴细胞
的体积,圆形、卵圆形或梭形,核染色质细而弥散呈粉尘
状,核仁不清,核分裂多见,超过 11 个/2mm^2,有时每高倍
视野可超过 10 个,其胞质稀少呈嗜碱性,或呈裸核状。
癌细胞常弥漫分布呈实性片块,也可呈条索状或小梁状,
常见广泛坏死,大量凋亡小体。

复合性胸腺小细胞癌和伴有胸腺瘤、胸腺癌、鳞状细
胞癌或腺鳞癌等成分。

3. **免疫组化**　同肺小细胞癌。另外,CK20 阴性。
TTF-1 一般呈阴性。

4. **电镜**　肿瘤细胞胞质内可见神经分泌颗粒。

二、胸腺大细胞神经内分泌癌

胸腺大细胞神经内分泌癌(large cell neuroendocrine
carcinoma of the thymus)是一种高级别神经内分泌肿瘤,
其肿瘤细胞体积较大,伴有神经内分泌形态及免疫组化
神经内分泌标记阳性或电镜下可见神经内分泌颗粒的肿
瘤。复合性大细胞神经内分泌癌是除大细胞神经内分泌
癌外,含有其他胸腺上皮性肿瘤成分(如胸腺瘤、胸腺癌)
的肿瘤。

【临床特征】胸腺大细胞神经内分泌癌大约占胸腺
所有神经内分泌肿瘤的 14%~26%,男性多见,男女比例
2:1,平均年龄 51 岁(16~79 岁)。约半数患者没有症状,
常见症状有咳嗽、气短、上腔静脉综合征。胸腺大细胞神
经内分泌癌恶性度高,就诊时大多数已侵犯周围及远处
转移。5 年总体生存率为 30%~66%。

【病理所见】
1. **大体特征**　同胸腺小细胞癌。
2. **镜下特征**　胸腺大细胞神经内分泌癌是高级别神
经内分泌肿瘤,核分裂多见,超过 11 个/2mm^2;常伴广泛
坏死,癌细胞体积较大。部分形态类似不典型类癌,但核
分裂数较高。复合性胸腺大细胞神经内分泌癌合并有其
他非神经内分泌肿瘤,如胸腺瘤或胸腺癌。

3. **免疫组化**　同肺大细胞神经分泌癌。
4. **电镜**　肿瘤细胞胞质可见神经分泌颗粒。

三、胸腺典型类癌/不典型类癌

胸腺类癌(thymic carcinoid)为低级别神经内分泌肿瘤,包括典型类癌(typical carcinoid)及不典型类癌(atypical carcinoid)。典型类癌核分裂<2 个/2mm², 缺乏坏死。不典型类癌核分裂 2~10 个/2mm², 可见小灶状坏死。胸腺不典型类癌远较典型类癌多见。类癌可以和其他胸腺肿瘤混合存在(如小细胞癌,胸腺瘤等),或为胸腺成熟性畸胎瘤一部分[16]。

【临床特征】 部分患者有临床症状,表现为胸痛、咳嗽、气短、上腔静脉压迫综合征等。可伴有副肿瘤综合征,如:类癌综合征、库欣综合征、高钙/低磷血症等。非典型类癌较典型类癌预后差,半数发病时已有纵隔、颈部或锁骨上淋巴结转移,或邻近器官累及。

【病理所见】

1. **大体特征** 同胸腺小细胞癌。

2. **镜下特征** 胸腺典型类癌、不典型类癌与肺的诊断标准相同。典型类癌肿瘤细胞形态一致,多角形、胞质丰富、嗜酸性颗粒状,核染色质细颗粒状,可见小核仁。肿瘤细胞排列成小梁状、带状、筛状、实性巢状、菊型团及腺样。间质见丰富毛细血管。通常无坏死,核分裂数<2 个/2mm²;非典型类癌核分裂数 2~10 个/2mm², 可有灶性坏死。细胞形态类似典型类癌,但常见轻度大小不等、局灶弥漫性生长及增生的致密纤维组织间质,钙化更常见。

类癌的形态学亚型:

(1)梭形细胞类癌(spindle cell carcinoid):类癌肿瘤细胞完全由排列成束状梭形细胞组成[17]。

(2)色素性类癌(pigmented carcinoid):类癌部分肿瘤细胞胞质内可见黑色素颗粒,间质见嗜色素细胞[18]。电镜下可见黑色素小体。该亚型常伴有库欣综合征。

(3)伴有淀粉样物质的类癌(carcinoid with amyloid):此亚型间质有淀粉样物质沉积,肿瘤细胞常呈梭形[19]。与甲状腺髓样癌相同,降钙素免疫组化阳性。

(4)嗜酸细胞类癌(oncocytic/oxyphilic carcinoid):此型较罕见。肿瘤细胞体积大,多角形,胞质嗜酸性[20]。

(5)黏液性类癌(mucinous carcinoid):此型罕见。类癌肿瘤细胞间可见黏液样基质,类似转移性黏液腺癌[21]。肿瘤体积常较大。间质的黏液样基质可能是由于退行性变所致,而非肿瘤细胞产生。

(6)血管瘤样类癌(angiomatoid carcinoid):此型罕见。肿瘤大体及镜下均见含有血液的大腔隙,腔隙内衬类癌细胞[22],而非血管内皮细胞。

3. **免疫组化** 胸腺类癌广谱角蛋白及 CAM5.2 阳性,常呈点状阳性。神经内分泌标记物:Syn、CgA、CD56

和 NSE 阳性,其中 CD56 及 NSE 较敏感,大约 90% 呈阳性。类癌诊断需要 2 种以上神经内分泌标记物阳性方可诊断。

4. **电镜** 肿瘤细胞胞质可见神经分泌颗粒。

【鉴别诊断】

1. **转移性神经内分泌癌** 胸腺神经内分泌肿瘤需要除外转移性,特别是肺神经内分泌肿瘤累及或转移到纵隔。肺神经内分泌肿瘤远较胸腺多见。临床及胸部 CT 对鉴别诊断有非常重要的提示意义。另外,胸腺神经内分泌肿瘤 TTF-1 常呈阴性。

2. **副节瘤** 副节瘤细胞形态及免疫组化与类癌有相似之处,神经内分泌标记物 CgA、Syn、CD56 阳性。需要与胸腺类癌鉴别。副节瘤免疫组化 CK 阴性,类癌常为阳性。

3. **胸腺癌** 部分胸腺癌肿瘤细胞内有散在神经内分泌细胞,免疫组化神经内分泌标记物可有少量散在阳性,不要误诊为神经内分泌肿瘤。胸腺癌中神经内分泌细胞散在、数量少,不像神经内分泌肿瘤弥漫阳性。

(冯瑞娥)

参 考 文 献

1. Travis WD, Brambilla E, Burke AP, et al. WHO Classification of Tumours of the Lung, Pleura, Thymus and Heart. Lyon: International Agency for Research on Cancer, 2015.

2. Swarts DR, Ramaekers FC, Speel EJ. Molecular and cellular biology of neuroendocrine lung tumors: Evidence for separate biological entities. Biochim Biophys Acta, 2012, 1826(2):255-271.

3. Fernandez-Cuesta L, Peifer M, Lu X, et al. Frequent mutations in chromatin-remodelling genes in pulmonary carcinoids. Nat Commun, 2014, 5:3518.

4. Pelosi G, Rindi G, Travis WD, et al. Ki-67 antigen in lung neuroendocrine tumors: unraveling a role in clinical practice. J Thorac Oncol, 2014, 9:273-284.

5. Walts AE, Ines D, Marchevsky AM. Limited role of Ki-67 proliferative index in predicting overall short-term survival in patients with typical and atypical pulmonary carcinoid tumors. Mod Pathol, 2012, 25:1258-1264.

6. Devesa SS, Bray F, Vizcaino AP, et al. International lung cancer trends by histologic type: male: female differences diminishing and adenocarcinoma rates rising. Int J Cancer, 2005, 117(2):294-299.

7. Folpe AL, Gown AM, Lamps LW, et al. Thyroid transcription factor-1: immunohistochemical evaluation in pulmonary neuroendocrine tumors. Mod Pathol, 1999, 12(1):5-8.

8. LaPoint RJ, Bourne PA, Wang HL, et al. Coexpression of c-kit and bcl-2 in small cell carcinoma and large cell neuroendocrine carcinoma of the lung. Appl Immunohistochem Mol Morphol, 2007, 15(4):401-406.

9. Caplin ME, Baudin E, Ferolla P, et al. Pulmonary neuroendocrine (carcinoid) tumors: European neuroendocrine tumor society expert consensus and recommendations for best practice for typical and atypical pulmonary carcinoid. Ann Oncol, 2015, 26: 1604-1620.

10. Travis WD, Rush W, Flieder DB, et al. Survival analysis of 200 pulmonary neuroendocrine tumors with clarification of criteria for atypical carcinoid and its separation from typical carcinoid. Am J Surg Pathol, 1998, 22: 934-944.

11. Pelosi G, Rodriguez J, Viale G, et al. Typical and atypical pulmonary carcinoid tumor overdiagnosed as small-cell carcinoma on biopsy specimens: a major pitfall in the management of lung cancer patients. Am J Surg Pathol, 2005, 29: 179-187.

12. Du EZ, Goldstraw P, Zacharias J, et al. TTF-1 expression is specific for lung primary in typical and atypical carcinoids: TTF-1-positive carcinoids are predominantly in peripheral location. Hum Pathol, 2004, 35(7): 825-831.

13. Aguayo SM, Miller YE, Waldron JA Jr, et al. Brief report: idiopathic diffuse hyperplasia of pulmonary neuroendocrine cells and airways disease. N Engl J Med, 1992, 327: 1285-1288.

14. Mengoli MC, Rossi G, Cavazza A, et al. Diffuse Idiopathic Pulmonary Neuroendocrine Cell Hyperplasia (DIPNECH) Syndrome and Carcinoid Tumors With/Without NECH: A Clinicopathologic, Radiologic, and Immunomolecular Comparison Study. Am J Surg Pathol, 2018, 42(5): 646-655.

15. Marchevsky AM, Wirtschafter E, Walts AE. The spectrum of changes in adults with multifocal pulmonary neuroendocrine proliferations: what is the minimum set of pathologic criteria to diagnose DIPNECH? Hum Pathol, 2015, 46: 176-181.

16. Lancaster KJ, Liang CY, Myers JC, et al. Goblet cell carcinoid arising in a mature teratoma of the mediastinum. Am J Surg Pathol, 1997, 21: 109-113.

17. Levine GD, Rosai J. A spindle cell varient of thymic carcinoid tumor. A clinical, histologic, and fine structural study with emphasis on its distinction from spindle cell thymoma. Arch Pathol Lab Med, 1976, 100: 293-300.

18. Klemm KM, Moran CA, Suster S. Pigmented thymic carcinoids: a clinicopathological and immunohistochemical study of two cases. Mod Pathol, 1999, 12: 946-948.

19. Wick MR, Rosai J. Neuroendocrine neoplasms of the mediastinum. Semin Diagn Pathol, 1991, 8: 35-51.

20. Yamaji I, Iimura O, Mito T, et al. An ectopic, ACTH producing, oncocytic carcinoid tumor of the thymus: report of a case. Jpn J Med, 1984, 23: 62-66.

21. Suster S, Moran CA. Thymic carcinoid with prominent mucinous stroma. Report of a distinctive morphologic variant of thymic neuroendocrine neoplasm. Am J Surg Pathol, 1995, 19: 1277-1285.

22. Moran CA, Suster S. Neuroendocrine carcinomas (carcinoid tumor) of the thymus. A clinicopathologic analysis of 80 cases. Am J Clin Pathol, 2000, 114: 100-110.

第九章

女性生殖系统神经内分泌肿瘤

第一节 外阴神经内分泌肿瘤

一、Merkel 细胞癌

Merkel 细胞癌(Merkel cell carcinoma)是由表皮下方小型神经内分泌细胞构成的恶性肿瘤,也称皮肤神经内分泌癌。

【临床特征】 该肿瘤非常罕见,多见于老年患者。临床表现为外阴活动性无痛性包块,短期增大呈结节状,也可表现为红色斑块状伴表面皮肤溃疡和接触性出血。病灶多位于大阴唇,还可见于小阴唇、前庭大腺、阴蒂周围、后阴唇系带等处。区域淋巴结可受累。有的女性患者同时伴有外阴上皮内瘤变或鳞状细胞癌。Merkel 细胞癌可产生异位 ACTH[1-4]。

【病理所见】

1. **大体特征** 大体上,表现为皮下多结节状肿块,直径 1.5~9cm,部分病例紧邻肿瘤的表皮可见红斑或溃疡形成。肿瘤切面呈淡黄色或灰白色,实性、质硬,边界不清楚,伴有局灶出血、坏死。

2. **镜下特征** 显微镜下,Merkel 细胞癌可显示多向分化模式,主要分为两种类型:形态特征所见如肺内的小细胞癌(肺型)和非肺型(经典型)。前者肿瘤组织形态类似于肺的小细胞癌,由大小一致的小圆细胞排列呈梁状、巢状或片状,偶见菊形团结构。肿瘤细胞胞质少,核染色质细致、点彩状,核分裂象多见。肿瘤细胞呈带状或小梁状向真皮侵犯,可累及皮下脂肪组织。后者细胞圆形至多角形,体积较小,胞质稀少,核淡染,染色质细颗粒状,有小核仁,类似于低级别神经内分泌肿瘤(见宫颈神经内分泌肿瘤)。外阴 Merkel 细胞癌可伴有腺体或鳞状上皮分化。周围鳞状上皮可见 Paget's 病样播散。

3. **免疫组化** CK 在细胞核周围胞质呈特征性点状阳性,特别是低分子量角蛋白(CK20)阳性被认为有特征性。神经内分泌标记 NSE、CD56 一般阳性,一些病例

CgA 和 Syn 呈阳性,但并非全部。此外,CD117 可阳性表达。

4. **电镜** 电镜观察可见中间丝在细胞核周围呈球形分布,中间有致密核心颗粒。部分肿瘤细胞中可见致密神经内分泌颗粒,有界膜,大小为 100~250nm。

【鉴别诊断】 鉴别诊断方面,除要与转移性神经内分泌癌相鉴别外,还需要和其他类型的小圆细胞肿瘤相鉴别,如恶性淋巴瘤、小细胞黑色素瘤、汗腺癌、神经母细胞瘤、粒细胞肉瘤、Ewing 肉瘤等,免疫组化可以帮助诊断及鉴别诊断。

【治疗及预后】 由于发病率低,病例数少,目前尚无规范性治疗方案。建议尽量采用较为积极的联合治疗,争取早期手术,尽可能切除癌灶,术后可采用放疗或化疗,放疗以局部治疗为主。化疗往往用于更广泛病变或复发病例[5]。

小细胞癌(肺型)恶性程度高,具有很强的侵袭性,病程发展迅速,多数病例早期即发生局部淋巴结转移,转移的部位主要有腹股沟、宫旁及主动脉旁淋巴结、阴阜、大腿皮肤等。晚期还可累及膀胱、肺脏、肝脏和骨等部位。影响预后的因素有:肿瘤大小、浸润深度、组织分化、淋巴结转移情况以及治疗方式。患者一般在发现后 1~2 年内死亡。

二、外阴高级别神经内分泌癌

外阴高级别神经内分泌癌(high grade neuroendocrine carcinoma of the vulva)是相似于肺小细胞癌或大细胞神经内分泌癌的外阴癌,非常罕见,预后差[6]。目前报道病例数很少。

第二节 阴道神经内分泌肿瘤

一、阴道类癌

阴道类癌(vaginal carcinoid)类似于胃肠道及肺类癌

的肿瘤,阴道发生罕见[4]。

二、阴道高级别神经内分泌癌

阴道高级别神经内分泌癌(high grade neuroendocrine carcinoma of the vagina)为发生在阴道的类似于肺小细胞癌或大细胞神经内分泌癌的肿瘤。

【临床特征】阴道原发性恶性肿瘤少见,仅占妇科恶性肿瘤的1%~2%。其中,神经内分泌癌就更为少见,发病率极低。在阴道发生的高级别神经内分泌癌中以小细胞型为主。在女性生殖系统,小细胞型高级别神经内分泌癌最常见于宫颈,其次是子宫、阴道、外阴。见于中老年妇女,年龄范围32~78岁。症状主要表现为不规则阴道出血、排液、性交痛、小便困难伴盆腔/背部疼痛。此外,部分病例有激素分泌过多的表现,如出现库欣综合征[7-11]。

【病理所见】大体和镜下表现及免疫组化表型同其他部位(可参见宫颈)类似。通常表面有溃疡,大小0.5~10cm,外生性或内生性,沿阴道生长。

【鉴别诊断】鉴别诊断同其他部位的小细胞型高级别神经内分泌癌,主要是需要明确是原发性还是转移性。此外,需要与小细胞黑色素瘤、小细胞鳞癌等其他小细胞性肿瘤鉴别。

【治疗及预后】治疗方法有手术、放疗、化疗等。治疗视肿瘤具体部位和期别不同而采用不同治疗方法。早期患者多采用全阴道切除、子宫根治性切除及盆腔淋巴结清扫,术后进行化疗。晚期患者多采用同步放化疗的方法。肿瘤侵袭性很强,进展迅速,多数患者发现时已为晚期。患者多在2年内死亡,有个别存活时间较长的病例,最长1例存活超过41个月。

三、副神经节瘤

副神经节瘤(paraganglioma)为起源于自主神经节(副神经节)特殊的神经嵴细胞的一种神经内分泌肿瘤,偶见发生于阴道。

【临床特征】非常罕见,目前仅有个位数的病例报道。多数病例发生于成年,通常表现为非经期阴道流血或绝经后阴道流血,可能为肿物破裂出血所致,因副节瘤血供丰富,出血量较大,不易自止。当肿瘤较大时容易出现邻近器官的压迫症状,如直肠压迫的症状。此外,同其他部位的副节瘤一样通常出现心血管症状,引起阵发性高血压,继发头痛、心悸、呕吐、大汗、惊厥等症状。部分患者可无症状。妇科查体时可触及阴道壁内占位。由于功能性副神经节瘤能合成、储存和分泌儿茶酚胺,产生多种肽类神经激素及嗜铬蛋白颗粒,测定血和尿中儿茶酚胺及去甲肾上腺素的分泌水平也有助于副神经节瘤的定

性诊断。有功能性副神经节瘤伴高血压和高血压危象的报道[12-15]。

【病理所见】

1. **大体特征** 大体上,肿瘤多呈实性、质软、界限清楚,新鲜标本切面灰红色,可见出血、坏死及囊性变。在固定液中或空气暴露逐渐转变为棕褐色。

2. **镜下特征** 显微镜下,发生于阴道的副神经节瘤与发生于其他解剖部位的同名肿瘤具有相似的组织学表现和免疫表达谱。肿瘤细胞主要由主细胞和支持细胞组成,排列成小巢状,主细胞排列成界限清楚的小巢状,类似于细胞球结构。细胞间被丰富而扩张的血窦样纤维血管性间质分隔,核分裂象少见。

3. **免疫组化** CgA、Syn、S-100蛋白同时在细胞巢周围支持细胞阳性表达,具有诊断副神经节瘤的意义,而NSE在绝大部分神经内分泌肿瘤中表达阳性,不具有特异性。CD31、CD34免疫染色可以显示肿瘤间丰富的血管。

【鉴别诊断】阴道副神经节瘤由于极其罕见,可能被误诊为阴道横纹肌肉瘤、阴道血管瘤等。

【治疗与预后】治疗主要是局部肿瘤手术切除,由于阴道手术时无法完全避免牵拉、挤压、损伤肿瘤,易引起短期儿茶酚胺大量分泌入血,导致高血压危象,术前应做好抢救准备工作。目前多数学者认为副神经节瘤是一种生长缓慢、潜在恶性或低度恶性的肿瘤,不能单纯通过肿瘤组织学形态判断其良恶性,主要通过肿瘤的生物学行为如肿瘤复发、发生淋巴结或无嗜铬组织处的转移、侵犯、浸润邻近脏器等诊断为恶性副神经节瘤。因此,需要长期随诊患者。

第三节 宫颈神经内分泌肿瘤

宫颈的神经内分泌肿瘤是一种主要发生于青中年女性宫颈的罕见恶性肿瘤,其形态学特点同胃肠道和肺的同类肿瘤:均有不同程度的器官样、小梁状、巢状或条索状结构,核体积小到中等大小,细胞均匀一致。区别不同组织学亚型特点比较细微,包括器官样结构发育的程度、细胞核的多形性、核分裂和坏死。1997年美国病理家学会和美国国立癌症研究院将宫颈的神经内分泌肿瘤,分为典型类癌、非典型类癌、小细胞癌和大细胞神经内分泌癌4类。近年来,随着胃、肠、胰腺神经内分泌肿瘤的分类和诊断标准有较快发展,参照前者分类和诊断标准,WHO(2014)女性生殖系统肿瘤分类将宫颈神经内分泌肿瘤分为:低级别神经内分泌肿瘤[包括G1(典型类癌)和G2(非典型类癌)],高级别神经内分泌肿瘤(包括大细

胞神经内分泌癌和小细胞癌)[4]。但是宫颈神经内分泌肿瘤与胃肠和肺神经内分泌肿瘤不同,各类型之间的预后均很差,且具有高度侵袭性。

一、宫颈低级别神经内分泌肿瘤

宫颈发生的神经内分泌肿瘤(NET),目前推荐使用类似于胃肠胰神经内分泌肿瘤的术语。宫颈低级别神经内分泌肿瘤(low-grade neuroendocrine tumor of the cervix)包括1级和2级肿瘤,显示神经内分泌分化和器官样分化。既往诊断类癌相当于低级别NET1级,既往诊断非典型类癌相当于低级别NET2级。

【临床特征】　宫颈低级别神经内分泌肿瘤罕见发生。临床表现较其他类型宫颈癌无异,主要表现为阴道出血、流液和宫颈不规则的肿块。细胞学检查通常不能检测到NET。大多数宫颈NET发现高危型HPV。NET(尤其是低级别)可产生多种肽类,例如降钙素、胃泌素、血清素、P物质、血管活性肠肽、胰多肽、生长抑素和肾上腺皮质激素,但仅在罕见情况下患者出现异位激素产物引起的症状或生化证据,或由于转移性疾病随后发展为类癌综合征[16]。

【病理所见】

1. 大体特征　表现不显著,类似于宫颈癌(图9-1)。

2. 镜下特征　显微镜下,NET1级等同于其他部位类癌的相同结构和细胞学特征,具有特征性的器官样排列结构,呈梁状、巢状、岛状或条索状结构(图9-2),菊形团样结构常见。肿瘤细胞圆形,大小一致,胞质较丰富,染色质呈特征性颗粒状,肉眼可辨认的不明显核仁至显著核仁,核分裂象极少见,未见坏死。2级肿瘤与1级肿瘤的区别在于核异型性程度和核分裂活性更大,缺乏典型的器官样排列,常呈片状或弥漫浸润,菊形团样结构少

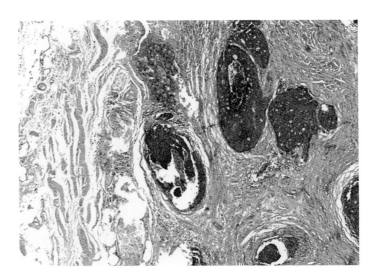

图9-2　宫颈低级别神经内分泌癌(1级)——类癌(HE染色,低倍放大)

见。细胞更丰富,伴有异型性,染色质粗,核分裂数增加,常5~10个/10HPF。罕见癌巢中央灶状坏死。

3. 免疫组化　Syn、CgA、CD56和NSE有助于组织学诊断。胃肠胰神经内分泌肿瘤推荐使用Ki-67指数和核分裂计数用于肿瘤分级,而宫颈的类似肿瘤尚无明确证据。

【鉴别诊断】　宫颈的神经内分泌瘤需要与非角化性鳞癌鉴别,免疫组化CgA或SYN阳性有助于神经内分泌瘤的诊断。

【治疗与预后】　1级NET通常为惰性,但有转移扩散的潜能。2级NET侵袭性更强,尽管只有很少病例报道了随访资料。它们的行为可能类似于大细胞神经内分泌癌。Ki-67免疫组化定量分析在非妇科部位有预后意义。

二、宫颈高级别神经内分泌肿瘤

宫颈高级别神经内分泌癌(high-grade neuroendocrine carcinoma,NEC)由高度恶性细胞组成,分为小细胞型和大细胞型,二者都是3级肿瘤。

(一)小细胞型高级别神经内分泌癌

小细胞型高级别神经内分泌癌(small cell type high-grade neuroendocrine carcinoma of the cervix)为类似于肺小细胞癌的宫颈高度恶性肿瘤。

【临床特征】　宫颈神经内分泌肿瘤占宫颈肿瘤的比例在0.5%~5%不等。其中最多见的是小细胞型高级别神经内分泌癌(SCNEC),发病率占宫颈恶性肿瘤的1%~3%。小细胞型NEC多见于中青年女性,多为25~40岁。

临床表现类似于宫颈其他类型肿瘤,约80%的患者首发症状为接触性出血、不规则阴道出血或分泌物增多,

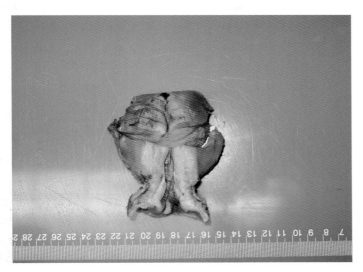

图9-1　宫颈低级别神经内分泌肿瘤(1级)——类癌(大体)

其余无明显症状。虽可以分泌多种激素和肽类神经递质,但临床表现一般不明显,仅有少数病例出现了促肾上腺激素升高而导致的库欣综合征。肿瘤具有高度侵袭性,即使疾病早期也是如此[17-23]。

宫颈细胞学检查多为阴性,绝大多数患者临床及实验室检查无激素异常分泌的表现。偶见血 CA125、NSE、SCCAg 增高。部分病例与 HPV 感染相关,特别是 HPV16/18 型,临床 HPV 检测结果呈阳性。CT 可显示宫颈不同程度的增厚,病变区域出现不均匀强化。

【病理所见】

1. 大体特征 大体上,肿物多呈外生型(菜花样赘生物)生长,也可呈内生型生长或宫颈呈桶状(图 9-3),肿物表面可见到溃疡或糜烂、出血及坏死,切面灰白、实性、质脆;有时宫颈未见明确新生物,仅看到糜烂。

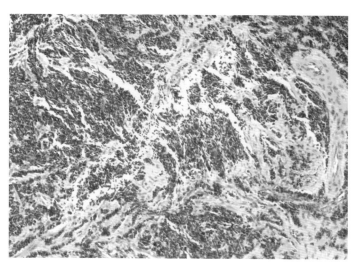

图 9-4 宫颈高级别神经内分泌肿瘤——小细胞型神经内分泌癌(HE 染色,低倍放大)

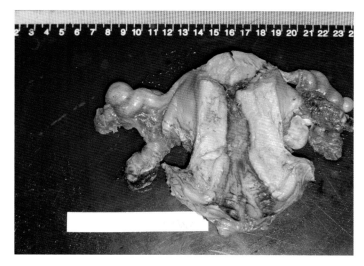

图 9-3 宫颈高级别神经内分泌肿瘤——小细胞型神经内分泌癌(大体)

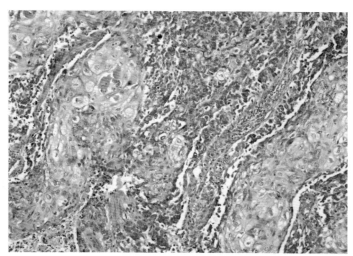

图 9-5 宫颈复合性神经内分泌肿瘤——小细胞型神经内分泌癌+鳞癌(HE 染色,中倍放大)

2. 镜下特征 显微镜下,小细胞型 NEC 是宫颈神经内分泌肿瘤中最常见的类型,约占宫颈神经内分泌肿瘤的 90%。肿瘤由单一的小圆形或短梭形细胞构成,排列成不规则巢状、索状及小梁状结构为主,细胞胞质稀少或缺乏,核染色质浓染,呈细颗粒状,核仁不明显(图 9-4)。肿瘤细胞通常呈镶嵌样。可见大量核分裂(一般>10 个/10HPF)、凋亡及大片坏死。肿瘤易侵犯脉管及神经,少许病例可合并原位或侵袭性鳞癌及腺癌(图 9-5)。

3. 免疫组化 肿瘤表达广谱神经内分泌标记物,如 CgA、Syn 和 NSE 显示神经内分泌分化,但也可能不表达任何神经内分泌标记。CD56 和 PDG9.5 也可显示神经内分泌分化。目前所使用的神经内分泌免疫组化标记物没有一个是 100% 特异的,CD56 和 Syn 为最敏感的标记,CgA 和 PGP9.5 敏感性较差。然而,CD56 染色在非神经

内分泌癌中也可以出现。在鉴别诊断中应联合应用,只有弥漫强阳性才具有确定的诊断意义。TTF-1 通常阳性,对于肺原发肿瘤的鉴别毫无价值。此外,肿瘤细胞也有多种多肽和激素表达,如降钙素、胃泌素、5-羟色胺、P 物质、血管活性肽、胰腺多肽、生长抑素和肾上腺皮质激素,但这些物质的临床意义有限。肿瘤偶尔不表达细胞角蛋白。

4. 电镜 瘤细胞排列密集,偶见发育差的桥粒样连接。核形态不规则,异染色质多。有些呈块状,少数可见核仁。细胞器少,有线粒体、核糖体。低级别神经内分泌肿瘤可见菊形团结构及神经内分泌颗粒。

【鉴别诊断】

1. 宫颈小细胞型鳞癌 肿瘤由实性片状小细胞组成,卵圆形,可见少量嗜酸性胞质,有时可见单个细胞角

化,不表达神经内分泌标志物,而 CK5/6、P63、P40 阳性。

2. **子宫内膜间质肉瘤** 患者年龄较大,多见于绝经前后妇女,肿瘤细胞卵圆形到梭形,排列成片状或束状,血管较丰富,肿瘤细胞表达 Vimentin 和 CD10;网织纤维染色也有助于诊断。

3. **淋巴瘤** 镜下为弥漫一致圆形细胞,核质比大,核异型明显;免疫组化染色显示淋巴细胞标志物(如 LCA、CD3、CD20)阳性,神经内分泌标志物阴性。

4. **宫颈原始神经外胚层肿瘤** 小梭形细胞,可见大量菊形团样结构,免疫组织化学 CD99 和 Vimentin 阳性,细胞内无神经内分泌颗粒。

5. **其他肉瘤** 还需要与胚胎性横纹肌肉瘤进行鉴别,好发于年轻人,肿瘤细胞胞质稀少,核小圆形或卵圆形,深染,核分裂象易见,个别细胞见嗜酸性胞质。肿瘤细胞表达 Vimentin、MyoD1 和 Desmin。此外,粒细胞肉瘤也需进行鉴别,肿瘤细胞表达 CD15、MPO 等。

6. **腺样基底细胞癌** 肿瘤细胞呈均匀一致的卵圆形,癌巢边缘光滑,周边细胞栅栏状排列,不表达神经内分泌标记物。

7. **小细胞黑色素瘤** 肿瘤细胞单一,其中往往可以看到黑色素颗粒,HMB45 和 S-100 阳性,而神经内分泌标记物阴性。

8. **转移性小细胞癌** 可来自于生殖道或生殖道外器官,最常见的部位是卵巢、大肠、胃、乳腺和肾,需结合病史及免疫组织化学鉴别。

【治疗与预后】对于宫颈神经内分泌肿瘤,目前尚没有形成公认的标准治疗方案,临床上基本参照子宫颈癌的分期治疗原则,并借鉴了肺小细胞癌的一些治疗经验。即早期(Ⅰ~Ⅱa 期)以根治性手术联合化疗为主,中晚期(Ⅱb~Ⅳ期)以放化疗为主。高级别 NEC 的处理包括基于特异性神经内分泌的系统性化疗和包括中轴部位的放疗。

肿瘤恶性度高,侵袭性强,发现时通常已是晚期,预后差。肿瘤的体积、淋巴结情况、吸烟史、临床分期、浸润深度均与预后有关。肿瘤具有侵袭性强、易复发、转移的特点,预后明显差于相同分期的子宫颈鳞癌及腺癌。文献报道最常发生转移的器官为肺、脑、肝,中位生存时间为 10.5~13 个月。文献报道 5 年生存率为 14%~40%,分期越高则预后越差。

高级别宫颈神经内分泌肿瘤极易出现远处转移及局部淋巴结转移,具有较高的侵袭性,患者预后差。早期患者 5 年生存率只有 28.95%,而晚期患者仅为 8.4%。北京协和医院资料显示即使患者接受了手术、放疗、化疗的综合治疗,患者中位生存期只有 14 个月,存活时间 5~12个月。

(二)大细胞型高级别神经内分泌癌

大细胞型高级别神经内分泌癌(large cell type high-grade neuroendocrine carcinoma of the cervix)为宫颈高级别神经内分泌肿瘤中的一种类型,相对于小细胞癌而言,细胞体积通常较大,核仁明显,常伴有坏死及易见核分裂。

【临床特征】宫颈大细胞神经内分泌癌的临床表现较其他类型宫颈癌无异,主要表现为阴道出血、流液和宫颈不规则的肿块。极少数患者以低血糖、库欣综合征、癌旁综合征等神经内分泌症状为主要临床表现。部分患者表现出转移部位的症状和体征[24,25]。

【病理所见】

1. **大体特征** 大体上,病灶最大直径通常 3~5cm,呈息肉样或外生型肿物,切面呈白色或灰黄色,伴有出血和坏死(图 9-6)。

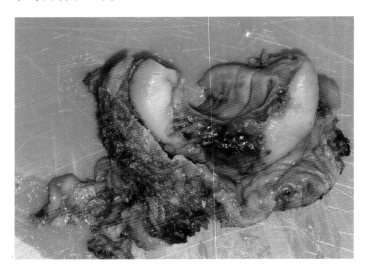

图 9-6 宫颈高级别神经内分泌癌——大细胞型神经内分泌癌(大体)

2. **镜下特征** 显微镜下,大细胞型高级别神经内分泌癌的肿瘤细胞弥漫分布,呈器官样、梁状或条索状排列,癌巢周围的瘤细胞呈明显的栅栏状排列(图 9-7)。肿瘤细胞体积大,胞质丰富,细胞核呈圆形或椭圆形,泡状,核仁显著,常见不同程度的坏死,核分裂多见(一般>10个/10HPF),局灶常有腺样分化,部分病例可伴发鳞癌或腺癌。

3. **免疫组化** 肿瘤细胞神经内分泌标记阳性,如 CgA、Syn、CD56,肿瘤细胞表达 CK,约 50%的病例 Vimentin 阳性。肿瘤细胞 P63 可以阳性。

【鉴别诊断】需要与宫颈鳞癌、腺癌鉴别,宫颈鳞癌和腺癌中可见孤立的神经内分泌细胞,若无典型的形态学特征,不应诊断为大细胞型高级别神经内分泌癌。

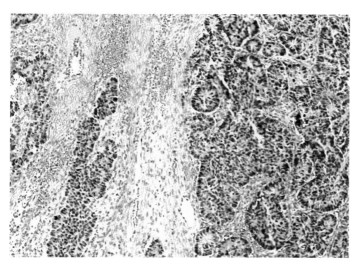

图 9-7　宫颈高级别神经内分泌癌——大细胞型神经内分泌癌(HE 染色,低倍放大)

【治疗与预后】　对于ⅠA~ⅡA 期的患者,如果肿瘤病灶直径小于 4cm,首选手术联合同步放化疗。手术方式通常为广泛性子宫切除术及盆腔、腹主动脉旁淋巴结清扫术。术后追加同步放化疗。化疗参照小细胞癌治疗方案。化疗同时接受系统放疗。如果肿瘤直径>4cm,建议先行新辅助化疗,再行手术及同步放化疗。对于ⅡB~ⅣA 期患者,首选同步放化疗及系统性化疗。对于ⅣB 期患者采用姑息治疗,主要是放化疗。

大部分宫颈大细胞神经内分泌癌患者易发生早期侵袭和转移,以淋巴结转移较为多见。常见转移部位为子宫内膜、盆腔骨骼、肝脏、肺和脑。

第四节　子宫体神经内分泌肿瘤

发生在子宫体的具有神经内分泌形态学表现的一组异质性肿瘤。罕见,不足子宫内膜癌发生率的 1%,未发现有特殊的危险因素。

一、低级别子宫体神经内分泌肿瘤

子宫体低级别神经内分泌肿瘤(low-grade neuroendocrine tumor of the uterine)罕见,有 2 例类癌(神经内分泌瘤 1 级)的病例报道,形态同其他部位[4]。

二、高级别子宫体神经内分泌肿瘤

高级别神经内分泌肿瘤(high-grade neuroendocrine tumor of the uterine)相似于肺小细胞癌或大细胞神经内分泌癌的子宫内膜癌。

【临床特征】　高级别神经内分泌癌一般发生于绝经后女性。小细胞型神经内分泌癌平均发病年龄为 60 岁,大细胞型为 55 岁。常见症状为绝经后阴道出血,但许多患者在诊断时已处于晚期,临床表现为可触及的盆腔或阴道肿块或疼痛[4,26,27]。

【病理所见】

1. **大体特征**　大体上,一般表现为大的外生性息肉样腔内肿块,伴有不同程度肌壁浸润(图 9-8、图 9-9)。

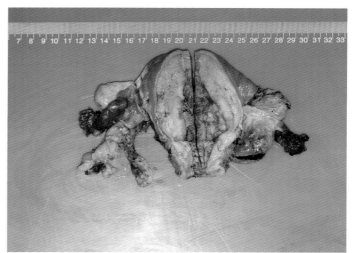

图 9-8　子宫体小细胞型神经内分泌癌(大体),子宫后壁可见溃疡型肿物

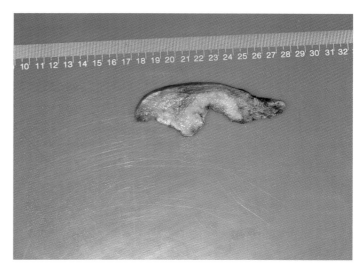

图 9-9　子宫体小细胞型神经内分泌癌(大体),肿物切面侵及深肌层

2. **镜下特征**　显微镜下,小细胞型的肿瘤组织形态类似于其他器官的小细胞癌(图 9-10),细胞弥漫生长、小梁状、巢状或出现菊形团结构。肿瘤由黏附性差的卵圆形细胞构成,染色质浓缩,胞质稀少。常见铸型核、大量核分裂象、坏死和凋亡小体。大细胞型高级别神经内分泌癌排列成境界清楚的巢状、梁状或索状,周边细胞栅栏状排列,细胞大、多角形、核空泡状或深染,单个显著核

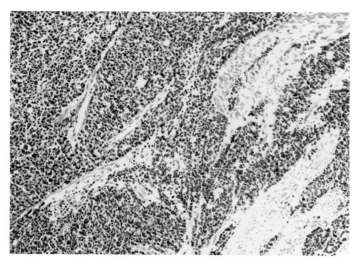

图 9-10 子宫体小细胞型神经内分泌癌（HE 染色，低倍放大）

仁，有丝分裂活性高，可见广泛的地图状坏死。

3. **免疫组化** 肿瘤细胞神经内分泌标记阳性，如 CgA、Syn、CD56，肿瘤细胞表达 CK，约 50% 的病例 Vimentin 阳性。

【鉴别诊断】 同宫颈高级别神经内分泌癌。

【治疗与预后】 预后差。与女性生殖系统其他部位的小细胞癌相比，其临床 I 期的预后好得多，5 年生存率大约 60%。有报道表明当肿瘤局限于子宫内膜息肉内时预后较好。

第五节 卵巢神经内分泌肿瘤

一、卵巢类癌

卵巢类癌（ovarian carcinoid）是一种含有大量分化好的神经内分泌细胞、且多数亚型与胃肠道类癌相似的卵巢高分化神经内分泌肿瘤。可单独发生或与皮样囊肿、黏液性囊性肿瘤、Brenner 瘤混合发生。应与黏液性肿瘤或 Sertoli-Leydig 细胞瘤中散在的神经内分泌细胞区分开来。原发性卵巢类癌分为四类：岛状、小梁状、甲状腺肿性、黏液性。上述类型可以混合出现，但不常见，而且常伴有成熟性囊性畸胎瘤。转移性类癌中以岛状类癌最常见，其次是小梁状和黏液性类癌。卵巢类癌被视为单胚层畸胎瘤。

【临床特征】 卵巢类癌是少见肿瘤，占所有类癌 0.5%~1.7%。发病年龄在 14~83 岁，大多数为绝经后或围绝经期妇女，平均年龄 53 岁。许多肿瘤是偶然发现。30% 的岛状型类癌、13% 的梁状型类癌和 3.2% 的甲状腺肿类癌临床上可出现类癌综合征，并没有转移，这一点不同于肠道类癌，后者只有出现肝转移时才出现类癌综合

征。这种差别的原因是来自卵巢的血流直接进入体循环，不通过肝脏，因而肝脏不能灭活肿瘤产生的 5-羟色胺。是否出现类癌综合征也取决于分泌性细胞的数量。25% 的梁状型类癌产生 YY 多肽，引起严重的便秘和排便疼痛。8% 的甲状腺类癌可引起功能性甲状腺的症状。如果肿瘤无功能，则没有特异性临床表现[4,28-31]。

类癌综合征患者尿中 5-羟基吲哚乙酸和血液中 5-羟色胺水平增高。

【病理所见】

1. **大体特征** 大体上，原发性卵巢类癌几乎总是单侧，尽管可能伴发对侧卵巢畸胎瘤。如果肿瘤伴发囊性畸胎瘤，则表现为突向囊腔内的褐色结节（图 9-11）。如果肿瘤伴发实性畸胎瘤或黏液性肿瘤，大体表现则相似于后两者。如果类癌不伴有其他组织成分，则表现为均一的实性或为有小囊腔的实性包块。肿瘤大小不定，从仅能在显微镜下发现到最大径 20cm，且为实性，切面质地均一，黏液性类癌切面可能有光泽。肿瘤颜色从淡褐色到黄色或灰白色。

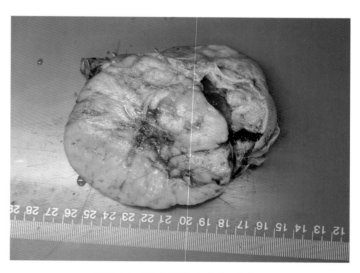

图 9-11 肿瘤伴发畸胎瘤（大体）
卵巢被一巨大肿物取代，大小 13cm×11cm×7cm，表面光滑，切面呈囊实性，囊直径 4.5cm，内含油脂毛发，部分囊内含黏液胶冻样，实性区直径 9.5cm，灰白、实性、质韧

2. **镜下特征** 显微镜下，岛状型类癌占 26%~53%，是最常见的卵巢类癌类型，与中肠来源的类癌相似。肿瘤由一致的多边形或圆形细胞构成的实性细胞巢组成。肿瘤细胞胞质丰富，细胞核圆形或卵圆形，深染，位于细胞中央。核分裂象少见。胞质嗜碱性或双嗜性，巢周边的细胞胞质内可见红色、褐色或橙色的亲银颗粒，这些颗粒见于大多数原发性卵巢类癌。有时瘤细胞形成腺泡状或筛网状的结构，通常位于实性细胞巢的边缘，腔内可见嗜酸性分泌物。肿瘤细胞巢周围的结缔组织常较致密并

有透明变性,这归因于肿瘤产生的5-羟色胺所引起的纤维化效应。该肿瘤的发生常与成熟性畸胎瘤的胃肠道或呼吸道上皮有关。单纯型岛状类癌被认为来自畸胎瘤的单胚层发育或来自卵巢内的肠嗜铬细胞。大约40%的卵巢岛状类癌为单纯型,其余60%为混合型。

梁状型类癌占23%~29%,与后肠或前肠来源的类癌相似。细胞排列成平行的小梁状结构或相互吻合的波浪状缎带、条索结构,由纤维性间质包绕(图9-12)。瘤细胞呈柱状,核拉长或为卵圆形,长轴相互平行,含有细腻而分散的染色质(图9-13)。胞质丰富,核两侧可见细小的橘红色至褐色的嗜银颗粒,通常可用嗜银和亲银染色显示。

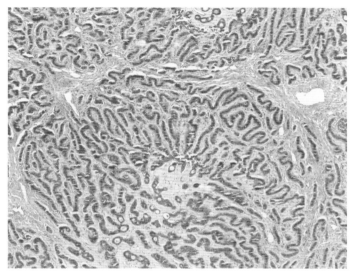

图9-12　卵巢类癌低倍镜下表现,肿瘤细胞呈小梁状排列(HE染色,低倍放大)

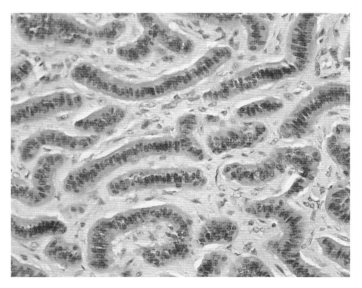

图9-13　卵巢类癌(小梁型)高倍镜下表现(HE染色,高倍放大)

甲状腺肿类癌定义为岛状或小梁状类癌伴不同比例的卵巢甲状腺肿,占26%~44%。甲状腺肿类癌似后肠类癌。类癌和甲状腺肿成分可能相对分离或密切混合,类癌成分多呈缎带或条索、小梁状排列,胞质轻度嗜酸性,常有红至褐色的嗜银颗粒,细胞核圆而规则,染色质呈点彩状,神经内分泌细胞逐渐浸润甲状腺组织并取代滤泡上皮细胞。两种组织交界处的甲状腺滤泡通常较小。

黏液型(杯状细胞)类癌罕见,占1.5%,形态上与发生于阑尾的杯状细胞类癌相似。黏液型类癌是类癌的一种变异型。高分化黏液型类癌由大量小腺体或腺泡构成,腺腔非常小,瘤细胞为柱状或立方状,部分细胞含胞质内黏液或呈杯状细胞样,而部分瘤细胞含橘红色至褐色的嗜银颗粒,胞核呈小圆形或卵圆形,直至挤压成扁平形。瘤细胞可同时含有黏液和嗜银颗粒。一些细胞因黏液过多而胀破,导致小腺体内黏液池形成,甚至可导致腺体闭塞,在间质内形成黏液池。腺体被结缔组织围绕,结缔组织可疏松水肿或致密纤维样或透明样变。一些腺体或腺泡可能更大,偶尔成囊性。有些区域的肿瘤细胞倾向于侵犯周围结缔组织,常呈现印戒细胞样形态。肿瘤细胞可形成实性细胞巢,形态欠一致,异型特征更明显,核大而深染,核分裂活跃。有时,不典型黏液型类癌为筛状结构,具有排列拥挤的细胞核。有时,具有典型或不典型结构的黏液类癌与伴有大量神经内分泌细胞的肠型腺癌相混合,其瘤细胞排列成岛状或排列密集的腺体,细胞非典型性明显,核分裂多见,可见坏死。一些黏液型类癌可与其他类型的类癌混合出现,如岛状或小梁状类癌,形成混合型类癌。

混合性类癌(岛状型和梁状型)的分类是根据其主要组织结构的类型而定。

3. 免疫组化　肿瘤细胞表达一种或多种神经内分泌标记物(CgA、Syn、CD56和PGP9.5,图9-14),染色范围和程度可变。肿瘤细胞通常表达CDX-2。岛状和小梁状类癌呈CK7阳性和CK20阴性,黏液型类癌多为CK7阴性、CK20弥漫性阳性。在甲状腺肿性类癌中,甲状腺肿成分通常表达TTF1和CK7,而类癌成分常为阴性。免疫组织化学技术也可用于显示肿瘤细胞质内的5-羟色胺。偶尔其他神经激素多肽也可以表达于肿瘤细胞的胞质,如胰多肽、胃泌素、血管活性肠肽和胰高血糖素等,多见于小梁状或甲状腺肿类癌。CK7和EMA作为卵巢癌常用的标记物,在卵巢类癌中表达有限。此外,ER和PR通常阴性。部分黏液类癌表达CEA。

4. 电镜　超微结构方面与其他部位的类癌细胞有相似的形态,肿瘤细胞含有丰富的神经内分泌颗粒,岛状型

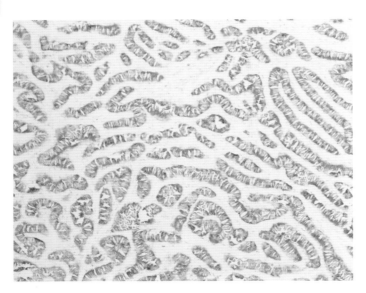

图 9-14　卵巢类癌免疫组化 Syn 阳性表达

类癌中颗粒大小形状差异显著，可为圆形、卵圆形或拉长。小梁状型类癌中颗粒大小略有不一，不同于岛状型类癌中的颗粒。黏液型类癌中部分肿瘤细胞含神经内分泌颗粒，部分细胞缺如，肿瘤细胞可同时含有内分泌颗粒和黏液。甲状腺肿类癌中，超微结构检查显示类癌成分和一些甲状腺滤泡细胞中含有神经内分泌颗粒。

【鉴别诊断】

1. **转移性卵巢类癌**　原发性类癌必须与转移性类癌相鉴别，后者通常为胃肠道来源。转移性类癌几乎总是累及双侧卵巢，不像原发性类癌是单侧的。转移性类癌大体表现为多个肿瘤结节，而原发性卵巢类癌则形成单一的均质肿块。转移性类癌可同时发现卵巢外病变或有既往病史。出现其他畸胎瘤样成分伴卵巢类癌证明肿瘤为原发性。若肿瘤为双侧性、多结节状、无卵巢畸胎瘤成分，并且在卵巢切除后仍有类癌综合征表现，则支持卵巢转移性类癌的诊断。

2. **Brenner 瘤**　原发性卵巢类癌有时可能与卵巢 Brenner 瘤混淆，后者的细胞巢和具有咖啡豆样细胞核形态不支持类癌诊断。

3. **颗粒细胞瘤**　颗粒细胞瘤的 Call-Exner 小体可被误诊为类癌的腺泡，但通常变现为腺泡形态的类癌有更多的细胞质和亲银颗粒。颗粒细胞瘤中可能出现囊性区域，而类癌中几乎不出现。颗粒细胞瘤可见典型的核沟，且表达 inhibin A 和 calretinin，类癌均不出现。

4. **Krukenberg 瘤**　偶尔，卵巢类癌可以与 Krukenberg 瘤混淆，特别是黏液型类癌。后者常为双侧发生，体积更大，而且肿瘤细胞与间质有融合倾向，细胞更大，多形性更明显，至少灶性为印戒细胞样形态，核分裂更活跃，而且腺泡结构不明显。

5. **Sertoli-Leydig 细胞瘤**　梁状型类癌必须与具有条索样形态的 Sertoli-Leydig 细胞瘤鉴别。前者没有小管结构，而且免疫组化不表达 inhibin A 和 calretinin。

6. **卵巢黏液性肿瘤和高分化子宫内膜样肿瘤**　黏液型类癌必须与卵巢黏液性肿瘤鉴别，特别是发生于畸胎瘤的伴有杯状细胞类癌特征的黏液性癌。当类癌由大腺泡组成、黏液分泌增加并有多形性形态时，更容易混淆。偶尔可与卵巢高分化子宫内膜样肿瘤混淆，后者可与黏液性肿瘤相似。

【治疗与预后】　岛状类癌生长缓慢，偶见发生转移，由于几乎全部发生于老年妇女，所以根治性手术和随诊是主要的治疗方式。如出现灶性卵巢外播散或转移则需要外科切除。化疗的经验有限。检测血清 5-羟色胺和尿 5-HIAA 可用于监测病情进展。梁状型类癌不发生转移，最佳治疗是切除受累附件，即可达到完全治愈，但建议患者密切随访。黏液型类癌治疗方式为手术，根据疾病范围选择术式，对于绝经后、对侧卵巢受累和无生育意愿的女性应切除子宫、双侧卵巢输卵管、网膜和所有肿瘤结节，可能需要清扫主动脉旁淋巴结。术后可给予 5-FU 的联合化疗。肿瘤局限于卵巢的绝经前患者，可行单侧卵巢卵管切除并密切随诊。

几乎所有的原发性梁状型类癌和甲状腺肿类癌均为临床 I 期，预后较好。岛状型类癌的 5 年生存率为 95%，10 年生存率为 88%。

黏液型类癌比其他类型的类癌更具侵袭性，类似于阑尾黏液性类癌的生物学行为，特别是伴有非典型特征者。肿瘤主要通过淋巴道播散，淋巴结的转移率明显增高，最初开腹手术时可能已有卵巢外扩散和淋巴结转移。黏液型类癌中有明显癌的成分也是影响预后的重要因素。治疗原则是根治性手术加化疗。

二、卵巢小细胞癌（肺型）

卵巢小细胞癌（肺型）（ovarian small cell carcinoma, pulmonary type），又名小细胞神经内分泌癌，是一种发生于卵巢的类似于肺的小细胞癌的神经内分泌癌。

【临床特征】　罕见，年龄范围 28~85 岁，大多数患者是绝经后妇女。表现为盆腔或腹部包块，可为单侧包块，也可累及双侧卵巢[4,32,33]。有报道对 8 例患者标本行流式细胞仪检测，5 例病例为非整倍体，3 例为二倍体。

【病理所见】

1. **大体特征**　大体上，典型者体积较大，肿瘤最大径 4.5~26cm，实性为主，伴大小不同的囊性成分，常有坏死区域。它们通常双侧发生，常见卵巢外播散。

2. **镜下特征**　显微镜下，肺型小细胞癌与发生于肺的小细胞癌组织形态相似,通常弥漫性生长,有时出现片状、大片状聚集或密集拥挤的巢状分布,有时呈岛状、小梁状、腺样和菊形团结构。肿瘤细胞圆形至梭形,胞质稀少,核深染,常有"椒盐样"染色质(细点彩状),核镶嵌拥挤,核仁不明显,核分裂多见,常见凋亡。坏死通常显著。部分病例可伴有表面上皮-间质肿瘤,多为子宫内膜样癌或黏液性肿瘤,可伴有鳞状分化、Brenner 瘤或内衬非典型黏液上皮的单个囊腔。

3. 免疫组化 广谱 CK 在肺型小细胞癌可能仅为局灶性阳性(常呈胞质点状阳性)甚或阴性。NSE 特征性的阳性。肿瘤不同程度地表达神经内分泌标记物 CgA、CD56、Syn 和 PGP9.5。CgA 阳性可能很局灶,呈细胞质点状阳性。某些病例呈现 TTF1 核阳性。如果形态学表现是典型的,缺乏神经内分泌标记物阳性也能诊断肺型小细胞癌。

【鉴别诊断】 形态学上需要与其他小细胞的肿瘤鉴别,如高血钙型小细胞癌及小细胞鳞癌等。此外,需要和肺小细胞癌转移至卵巢相鉴别。

1. 转移性肺小细胞癌 两者在临床和病理上均有所不同。

2. 伴高钙血症的小细胞癌 肺型小细胞癌患者年龄较大,通常为绝经期前后的妇女,无高钙血症,近一半患者为双侧发生。而高钙血症型小细胞癌肿瘤细胞染色质呈块状,有明显的核仁,40% 的病例存在较大的细胞,核质丰富,嗜伊红色,且常见滤泡样囊腔。此外,近半数肺型小细胞癌可见子宫内膜样肿瘤和 Brenner 瘤成分。

3. 小细胞鳞癌 免疫组化可以帮助诊断。

【治疗与预后】 手术治疗及术后的化疗。有 5 例Ⅲ期患者和 2 例Ⅰ期患者接受了联合化疗,除了均使用顺铂外,多数也联合使用阿霉素。选择性的治疗方法也包括使用对肺小细胞癌有效的药物进行强力的治疗。

肿瘤呈高度恶性,无论临床分期如何,均呈侵袭性临床经过。通常表现为晚期疾病,总体预后差。已知随访的 9 例患者中 5 例死于诊断后的 1~13 个月,1 例死亡时间不详,2 例术后 6 个月和 8 个月复发。1 例联合化疗后随访 7.5 年仍存活。

三、卵巢大细胞神经内分泌癌

卵巢大细胞神经内分泌癌(large cell neuroendocrine carcinoma of the ovarian)是由大细胞构成的恶性肿瘤,瘤细胞显示神经内分泌分化。这些肿瘤可能伴有表面上皮-间质或生殖细胞成分。

【临床特征】 患者年龄范围 22~77 岁。部分文献关于卵巢大细胞神经内分泌癌的报道中,患者为育龄女性或

年龄较大女性(平均 56 岁)[34-36]。多数表现为盆腔包块。

【病理所见】

1. 大体特征 大体上,表现为卵巢囊实性或实性包块。

2. 镜下特征 显微镜下,报道的病例均伴有良性或恶性表面上皮-间质肿瘤。神经内分泌细胞为中等大小的细胞至大细胞,胞质不等,核大,有些细胞具有明显的核仁。核分裂常见。肿瘤细胞排列成实性岛或梁索结构,有少量纤维组织包绕。

3. 免疫组化 广谱 CK、CK7、CK20、CgA 和 Syn 阳性,部分病例可检测到神经肽为阳性。

【鉴别诊断】 该肿瘤的神经内分泌成分可能类似于卵巢的岛状类癌,但细胞通常较大且更富于细胞性和核多形性,表面上皮-间质成分的存在有助于两者的鉴别。两者鉴别很重要,因两者预后相差很大。

【治疗与预后】 此类肿瘤呈高度侵袭性,转移灶中仅出现神经内分泌癌的成分。一些肿瘤为Ⅰ期,即使如此预后还是很差。

四、副神经节瘤

副神经节瘤(paraganglioma)可以发生于卵巢,作为卵巢神经内分泌肿瘤的一种,常有明显包膜。其起源于自主神经节(副神经节)特殊的神经嵴细胞。

【临床特征】 罕见。已报道的病例,年龄为 15~68 岁[4,37]。患者可表现卵巢肿块所致的症状,或伴有因肾上腺素或去甲肾上腺素紊乱而导致的高血压。个别病例偶见于卵巢畸胎瘤。

【病理所见】

1. 大体特征 大体上,体积可以巨大,最大径高达 22cm。肿物实性,呈棕色、褐色或黄色。偶见于畸胎瘤,有 1 例大体检查表现为畸胎瘤的附壁结节。

2. 镜下特征 显微镜下,肿瘤呈特征性的"细胞球"样结构,相同于卵巢外副神经节瘤。由多角型的上皮样细胞排列呈巢状,周围为纤维血管间质间隔。多角形细胞核通常居中,形态规则,胞质丰富、颗粒状嗜酸性或有时透明;可能出现多核巨细胞。核分裂活性通常低。

3. 免疫组化 免疫组化显示肿瘤细胞神经内分泌标记阳性,如 CgA、Syn 和 CD56,而不表达 CK 和 EMA;某些病例中 S-100 可突出显示多角形细胞巢周围的细长梭形的支持细胞。需要注意某些病例呈 inhibin A 或 calretinin 阳性[37],可能会混淆诊断思路。生化检查示肿瘤组织含肾上腺素和去甲肾上腺素。

【鉴别诊断】 同其他部位的副神经节瘤。

【治疗与预后】 一些患者可能存在卵巢外的肿瘤扩

散。有 1 例 15 岁的病例,患者肿瘤切除后随访 15 个月,情况良好无复发。

第六节 输卵管神经内分泌肿瘤

原发性输卵管神经内分泌肿瘤(neuroendocrine tumor of the fallopian tube)非常罕见[38-40],仅有为数不多的高级别神经内分泌肿瘤的报道和个别类癌的报道,其中 1 例类癌合并畸胎瘤。报道病例数最多的一个研究报道了 2 例低级别神经内分泌肿瘤(类癌)和 2 例高级别神经内分泌肿瘤(1 例小细胞型,1 例大细胞型),患者年龄 49～71 岁,均为单侧发生。文献报道的输卵管高级别神经内分泌癌中个别病例合并浆液性癌出现[40]。

(霍 真)

参 考 文 献

1. Gil-Moreno A. Merkel cell carcinoma of the vulva. Gynecol Oncol,1997,64:526-532.

2. Mohit M. Merkel cell carcinoma of the vulva. Saudi Med J,2009,30(5):717-718.

3. Hierro I. Merkel cell(neuroendocrine)carcinoma of the valva. A case report with immunohistochemical and ultrastructural findings and review of the literature. Pathol Res Pract,2000,196:503-509.

4. Kurman RJ. WHO classification of tumours of female reproductive organs. 4th Edition. Lyon:International Agency for Research on Cancer,2014,196-198.

5. 程贤鹦. 外阴神经内分泌癌的诊治. 实用医学杂志,2010,26:2087-2089.

6. Ana Correia. Small cell carcinoma of the vulva:case report. Clin Pract,2017,7(2):918.

7. 张仕田. 阴道神经内分泌癌 1 例. 华西医学杂志,2004,19:486.

8. Weberpals J. A rare case of ectopic adrenocorticotropic hormone syndrome in small cell carcinoma of the vagina:acase report. J Low Genit Tract Dis,2008,12:140-145.

9. Bing Z. Primary small cell neuroendocrine carcinoma of the vagina:a clinicopathologicstudy. Arch Pathol Lab Med,2004,128(8):857-862.

10. Bhalodia JN. Primary small cell neuroendocrine carcinoma of vagina:a rare case report. Patholog Res Int,2011;306921.

11. Oliveira R. Primary small cell carcinoma of the vagina. Case Rep Obstet Gynecol,2013,2013:827037.

12. 黄裕. 阴道副神经节瘤 1 例. 实用妇产科杂志,2014,30:135-136.

13. Cai T. Paraganglioma of the vagina:a case report and review of the literature. Onco Targets Ther,2014,7:965-968.

14. Akl MN. Vaginal paraganglioma presentingas a pelvic mass. Surgery,2010,147(1):169-171.

15. Hassan A. Paraganglioma of the vagina:report of a case,including immunohistochemical and ultrastructuralfindings. Int J Gynecol Pathol,2003,22(4):404-406.

16. Yoshida Y. Atypical metastatic carcinoid of the uterine cervix and review of the literature. Obstet Gynaecol Res,2011,37(6):636-640.

17. McCusker ME. Endocrine tumors of the uterine cervix:incidence,demographics,and survival with comparison to squamous cell carcinoma. Gynecol Oncol,2003,88:333-339.

18. Cohen JG. Small cell carcinoma of the cervix:treatment and survival outcomes of 188 patients. Am J Obstet Gynecol,2011,203:347. e1-347. e6.

19. Sheets E. Surgically treated, early-stage neuroendocrine small-cell cervical carcinoma. Obstetrics and gynecology,1988,71(1):10-14.

20. McCann GA. Neuroendocrine carcinoma of the uterine cervix:the role of multimodality therapy in early-stage disease. Gynecol Oncol 2013;129(1):135-139.

21. Crowder S. Small cell carcinoma of the female genital tract. Semin Oncol,2007,34(1):57-63.

22. Atienza-Amores M. Small cell carcinoma of the gynecologic tract:a multifaceted spectrum of lesions. GynecolOncol,2014,134(2):410-418.

23. 王子毅. 早期子宫颈神经内分泌癌 32 例临床分析. 中华妇产科杂志,2015,50(3):198-203.

24. Sato Y. Large cell neuroendocrine carcinoma of the uterine cervix:a clinicopathological study of six cases. Int J Gynecol Pathol,2003,22(3):226-230.

25. 黄勇. 原发性宫颈大细胞神经内分泌癌临床病理观察. 诊断病理学杂志,2012,19(3):193-195.

26. Koo YJ. Small cell neuroendocrine carcinoma of the endometrium:a clinicopathologic study of six cases. Taiwan J Obstet Gynecol,2014,53(3):355-359.

27. 揭由坤. 原发性子宫内膜神经内分泌小细胞癌 7 例临床病理分析. 临床与实验病理学杂志,2017,33(3):316-317.

28. Baker PM. Ovarian mucinous carcinoids including some with a carcinomatous component:a report of 17 cases. Am J Surg Pathol,200l,25(5):557-568.

29. Yi Kyeong Chun. Neuroendocrine tumors of the female reproductive tract:A literature review. Journal of Pathology and Translational Medicine,2015,49:450-461.

30. 欧阳密霞. 表现为顽固性便秘的卵巢类癌 1 例. J South Med Univ,2013,33(2):312.

31. 朱燃. 卵巢原发性类癌的临床病理学观察. 中华病理学杂志,2018,47(5):339-343.

32. Koo YJ. Small cell neuroendocrine carcinoma of the endometrium:a clinicopathologic study of six cases. Taiwan J Obstet Gynecol,2014,53(3):355-359.

33. 程玺.肺型原发性卵巢小细胞癌三例报告及文献复习.中华妇产科杂志,2006,41(7):481-483.

34. Kwon YS. Ovarian large cell neuroendocrine carcinoma in the youngest woman. Eur J Gynaecol Oncol,2016,37(2):244-246.

35. Lin CH. Primary pure large cell neuroendocrine carcinoma of the ovary. Taiwan J Obstet Gynecol,2014,53(3):413-416.

36. 李敏.卵巢混合性大细胞神经内分泌癌伴黏液性上皮性肿瘤临床病理观察.诊断病理学杂志,2016,23(1):50-53.

37. McCluggage WG. Paraganglioma of the ovary:report of three cases of a rare ovarian neoplasm,including two exhibiting inhibin positivity. Am J Surg Pathol,2006,30:600-605.

38. Neumann F. Primary neuroendocrine tumor of the fallopian tube:a case report. Ann Pathol,2010,30(1):33-35.

39. Grondin K. Neuroendocrine tumors of the fallopian tube:report of a case series and review of the literature. Int J Gynecol Pathol,2019,38(1):78-84.

40. Kim KM. Combined serous carcinoma and neuroendocrine carcinoma of the fallopian tube. Pathology,2015,47(7):711-714.

第十章

泌尿及男性生殖系统神经内分泌疾病

第一节　肾脏神经内分泌肿瘤

一、肾类癌

肾类癌(renal carcinoid tumor)是一种原发于肾的少见伴神经内分泌分化的低度恶性肿瘤,此瘤常与其他肾异常相关,包括马蹄肾(18%)、肾畸胎瘤(14%)与多囊肾(2%)[1-3]。

【临床特征】　肾的原发类癌非常少见,已报道的病例不足百例。已经报道的病例平均年龄约49岁,发病年龄自12岁至78岁不等。男女发病无明显差异。

临床上,约30%的病例为偶然发现,其余表现的症状为腹部或侧腹部疼痛、血尿、便秘、发热、体重减轻、睾丸痛。约12%患者表现神经内分泌症状[4-6],27%患者可触及肿块。

典型肾类癌的影像学特点为血管稀少或无血管,常有肿瘤内钙化。生长抑素受体显像有助于术前与术后对疾病状态的评估。

【病理所见】

1. **大体特征**　肿瘤最大径为1.5~30cm不等,平均8.4cm。大体切面为黄白至红棕色,大多数为实性,约半数肿瘤局限于肾实质。

2. **镜下特征**　显微镜下,肾类癌与身体其他部位的类癌表现类似。多数肿瘤具有混合的生长方式,细胞排列为小梁状、实性巢、腺泡结构、岛状、管状、玫瑰花丛状结构,核分裂不常见(图10-1)。

3. **免疫组化**　肾类癌免疫组化标记与其他部位的类癌相似,多数病例突触素(Syn)、嗜铬素A(CgA)、NSE、CK阳性。

【治疗与预后】　目前肾类癌的主要治疗方法是以手术为主的综合治疗,整体预后较好,但有报道在随访7年的时间内有50%的患者出现转移。

转移常见于大于40岁的患者,肿瘤实性、大于4cm、突破肾包膜、核分裂>1/10高倍视野也与转移相关。肾类癌致死率小于10%。

【鉴别诊断】　首先要除外肾盂原发和转移性神经内分泌肿瘤,其他需要鉴别的是后肾腺瘤或肾母细胞瘤。

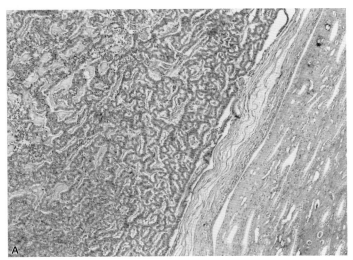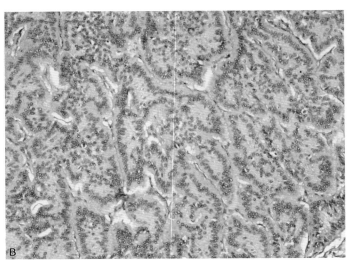

图 10-1　肾类癌
A. 瘤细胞排列成小梁状(HE染色,低倍);B. HE染色,中倍

二、肾神经内分泌癌

肾神经内分泌癌(neuroendocrine carcinoma of the kidney)是一种原发于肾的少见伴神经内分泌分化的高度恶性肿瘤,包括肾原发的小细胞癌和大细胞神经内分泌癌。

【临床特征】 已经报道的肾小细胞癌不足百例,其中小细胞癌为所有肿瘤成分的比例更少[6-8]。患者发病年龄范围为37~83岁,平均59岁。目前的报道中男女无明显差异。

临床症状包括血尿、后背或腹部疼痛、乏力及其他系统症状与非特异性胃肠道症状。

【病理所见】

1. **大体特征** 肿瘤的典型表现为实性、境界不清,灰黄色,广泛的坏死与出血。手术切除时,肿瘤分期常为进展期,往往累及肾周结构、肾静脉与区域淋巴结。

2. **镜下及免疫组化** 组织学、免疫组化及超微结构与肺的小细胞癌类似[8,9]。

【鉴别诊断】 很多肾原发的小细胞癌都混有尿路上皮癌、鳞癌或腺癌的成分,考虑肿瘤来源于肾盏或近肾盂的尿路上皮,其他需要鉴别的是来源周围器官或者远处转移的小细胞或大细胞神经内分泌癌。

【治疗与预后】 虽然有些患者预后较好,大多数肾小细胞癌患者预后较差,可能因其出现症状时往往有隐匿性转移。不管采用何种治疗方法,中位生存期小于1年;铂类化疗可延长生存期[9]。

三、肾原始神经外胚层肿瘤

肾原始神经外胚层肿瘤(primitive neuroectodermal tumor of the kidney, PNET)是高度恶性的小细胞肿瘤,非常罕见。在组织学上认为 Ewing 和 PNET 是同一族起源于神经嵴细胞的肿瘤,肿瘤分化谱的一端为仅呈 Vimentin 阳性间叶表型的 Ewing 瘤,另一端为具 NSE 等神经标记的外周原始神经外胚瘤。

【临床特征】 已经报道的肾 PNET 不足百例,绝大多数都是在1994年之后才有的明确报道[10-12]。

患者发病年龄范围为1个月~72岁,平均26岁,大多数患者为青少年或青年人。目前的报道中男性略占优势。

临床症状可以表现为血尿、可触及的肿块或腹部疼痛,也可以表现为其他系统症状与全身症状。

【病理所见】

1. **大体特征** 肿瘤常较大(很多病例>10cm),界限不清、灰黄-灰白至白色,往往取代正常肾实质。大体常见出血、坏死及肾静脉侵犯。

2. **镜下特征** 显微镜下,PNET 由形态一致的小圆细胞组成,弥漫分布或呈分叶状结构,细胞为圆或卵圆形,胞质少,核不规则,核仁不明显,可见 Homer-Wright 菊形团。

3. **免疫组化** PNET 常表达 CD99 和 FLI-1 蛋白,达50%形态典型的病例表达广谱角蛋白 AE1/AE3,25%显示CD117 阳性。同时也有人指出,在诊断肾 PNET 时如果仅仅依靠免疫组化来作为辅助诊断结果可能是不可信的,任何时候,如有可能应该进行融合基因分子检测来验证。

【治疗与预后】 大多数患者发病时已经为进展期,在一个40例 PNET 的患者分析显示在随访的5~58个月的情况下,约有47%患者死于此病[13]。

【鉴别诊断】 肾的 PNET 要和胚基为主的 Wilm's 瘤相鉴别,都有原始的小圆细胞的组织学形态,其中两者鉴别的免疫组化组合为 CD99、FLi-1 和 WT-1,虽然两者都表达 CD99 和角蛋白,但是 PNET 常表达 FLi-1,不表达 WT-1,Wilm's 瘤则相反。但是最有意义的还是进行相关的分子检测。

四、肾非肿瘤性神经内分泌疾病

肾原发的非肿瘤性神经内分泌疾病多与少见的异位综合征相关,罕见因肾脏原发的非肿瘤性神经内分泌疾病。

第二节　膀胱及尿路的神经内分泌疾病

一、膀胱神经内分泌肿瘤

(一)膀胱小细胞癌

膀胱小细胞癌(small cell carcinoma of the bladder)是一种原发于膀胱的上皮性的恶性神经内分泌肿瘤,组织学类似于肺神经内分泌肿瘤。它是一种非常少见的恶性肿瘤,在膀胱癌中的比例小于1%[14]。

【临床特征】 膀胱小细胞癌的人口统计学和临床特征与常见尿路上皮癌的相似。大部分患者为男性,多数患者为50~70岁年龄段。诊断时的平均年龄为66岁,范围从36~85岁,男性患者多与女性(男女比大约为3:1)。

临床表现包括部位特异性症状和系统性症状。部位特异性症状与尿路上皮癌的症状相似,临床表现包括血尿、刺激症状例如排尿困难、夜尿、尿频、尿路阻塞症状或局灶的腹部或盆腔疼痛[14]。系统性症状是非特异性的,包括厌食和体重下降。有时,患者有副肿瘤综合征,如高钙血症、低磷酸血症或异位分泌促肾上腺皮质激素[15]。

大多数膀胱小细胞癌患者在首诊时已是晚期,典型

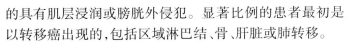

的具有肌层浸润或膀胱外侵犯。显著比例的患者最初是以转移癌出现的,包括区域淋巴结、骨、肝脏或肺转移。

【病理所见】

1. **大体特征**　多数肿瘤表现为一个单发的、大的、实性息肉样肿块,但是也可表现为无蒂的、溃疡状以及广泛浸润膀胱壁。膀胱侧壁和圆顶是最常累及的部位,但是少数病例也可发生于膀胱憩室。

2. **镜下特征**　组织学上,膀胱的小细胞癌由小到中等大小的巢片状细胞组成,这些细胞细胞核裸露、缺乏胞质、核仁不明显、均匀分散分布的细颗粒状染色质,核分裂易见。可以出现广泛的细胞核碎裂,点状或地图样的坏死也很常见。小细胞癌可同时见到非小细胞癌成分,例如传统的尿路上皮癌、腺癌或鳞癌的成分,在 Cheng 的报道中,仅有30%左右的病例为单一成分的小细胞癌,大多数都是小细胞癌和其他组织类型的癌混合而成[14](图10-2)。

3. **电镜**　超微结构上,肿瘤细胞核不规则、染色质粗糙。细胞质很少,有稀少的细胞器,包括多核糖体、粗面内质网的小片段、线粒体,偶尔有高尔基复合体。诊断的重要线索是出现膜包绕的、圆形的致密核心颗粒,直径150~250nm,几乎在所有的病例中均可观察到此改变[16]。

4. **免疫组化**　肿瘤细胞典型的表达上皮和神经内分泌标记。标记物在确认小细胞癌的神经内分泌分化时有所帮助,包括神经特异性烯醇酶(NSE)、嗜铬素、突触素、Leu-7、蛋白基因产物9.5、5-羟色胺、血管活性肠肽以及其他在肺及常见的神经内分泌肿瘤的标记抗体。然而,即使神经内分泌的分化没能得到证实,小细胞癌也可以只根据典型的形态学特征来做诊断。在不同的研究中,小细胞癌病例神经内分泌分化的阳性率可以从30%到100%,尤其是嗜铬素 A 看起来是一个相对不太敏感的标记物,仅在三分之一的病例中有明确表达,而 CK7 大约在60%的病例中阳性[16]。

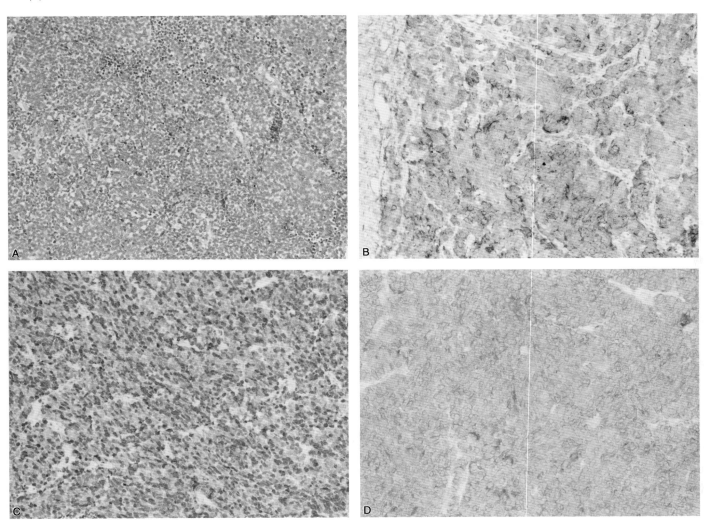

图 10-2　膀胱小细胞癌

A. 细胞形态类似肺的小细胞癌,细胞核质比高,核分裂易见,细胞核内染色质致密(HE 染色,×150);B. 免疫组化 CgA 染色,细胞质阳性;C. 免疫组化 Ki-67 染色,细胞质阳性;D. 免疫组化 Syn 染色,细胞质阳性

【预后】膀胱小细胞癌总体的预后较差,尽管有少数患者长期生存,但中位生存时间为 1 ~ 2 年[14]。按照 WHO 的报道,5 年生存期 8% ~ 25%,但是据最近的结合化疗后的患者生存期较前有了一定的提高[16]。

【鉴别诊断】CD44v6 有助于鉴别低分化尿路上皮癌和小细胞癌。CD44 是跨膜糖蛋白家族的一个成员,它介导细胞-细胞以及细胞-基质之间的黏附,CD44 作为透明质酸盐结合的受体在细胞-基质之间的黏附中发挥作用。60%尿路上皮癌的病例中 CD44v6 免疫反应阳性,而在小细胞癌中仅有 7%阳性[17]。

甲状腺转录因子-1(TTF-1)是一个在甲状腺和肺上皮中表达的核转录因子蛋白。TTF-1 在鉴别肺原发腺癌与肺外脏器的腺癌以及肺小细胞癌与 Merkel 细胞癌时被认为是一个可靠的标记物。Jones 和同事研究显示大约 40%的膀胱小细胞癌患者 TTF-1 染色阳性。因此,在起源未定的转移性小细胞癌时,TTF-1 的免疫染色并不能可靠的区分肿瘤时来源于肺还是膀胱的原发肿瘤[18]。

（二）大细胞神经内分泌癌

膀胱大细胞神经内分泌癌(large cell neuroendocrine carcinoma)是一种发生在膀胱的分化差的高级别神经内分泌肿瘤,形态学上与肺的大细胞神经内分泌癌相似。

【临床特征】膀胱大细胞神经内分泌癌的病例报道很少,仅限于个案报道。年龄范围 32 ~ 82 岁。

临床表现与传统的尿路上皮癌的症状相似。

【病理所见】

1. 镜下特征 肿瘤的镜下形态与肺的原发大细胞神经内分泌癌类似,肿瘤可以是单一成分,但是在各个报道中可以见到与其他的成分共存,包括经典的尿路上皮癌、鳞癌、腺癌或肉瘤样癌。

2. 免疫组化 除了神经内分泌标记物,肿瘤细胞常表达细胞角蛋白 CAM5.2、AE1/AE3 和 EMA,可以显示局灶的波形蛋白阳性。

【预后】这些肿瘤具有侵袭性,尽管进行积极的辅助疗法也容易全身转移。在诊断原发的膀胱大细胞神经内分泌癌前,应该考虑到是否从肺原发肿瘤转移而来。

（三）分化好的神经内分泌肿瘤

分化好的神经内分泌肿瘤(well-differentiated neuro-endocrine tumor)又称为类癌。原发于膀胱的类癌罕见,已经报道的病例中常见于老年人,临床表现可以以刺激性排尿症状为首发症状。

【病理所见】

1. 大体特征 肿瘤多位于黏膜下,报道中好发于膀胱三角,常为息肉状。

2. 镜下特征 组织学形态与其他部位的类癌相似,

可以有丰富的嗜双染色的胞质,排列成岛状、腺泡状、小梁状或假腺样,具有纤细的血管、丰富的间质。有时可见到类似副节瘤的器官样生长方式。肿瘤细胞核具有细腻点状的染色质和不明显的核仁。核分裂不常见,没有肿瘤坏死。

3. 免疫组化 肿瘤细胞神经内分泌标记物(NSE、嗜铬素、5-羟色胺和突触素)和细胞角蛋白(AE1/AE3)免疫组化染色阳性。

（四）副神经节瘤

膀胱的副神经节瘤(paraganglioma)和其他非肾上腺原发的副神经节瘤一致,都是起源于神经外胚层嗜铬组织的肿瘤。

【临床特征】膀胱副神经节瘤的男女性别比例 1:3。肿瘤好发于年轻患者(平均年龄 45 岁),80%以上的患者出现症状。出现的症状包括血尿,高血压症状会在排尿时加重,以及其他的一些儿茶酚胺过量的症状[19-21]。

其他部位的肾上腺外副神经节瘤大约 10%的病例表现出浸润等的生物学行为,而膀胱的副神经节瘤的比例大约为 20%[21]。

【病理所见】

1. 大体特征 膀胱镜检时,在膀胱三角、圆顶或后壁可发现小的(<3cm)、被覆正常黏膜的圆顶状的结节。

2. 镜下特征 肿瘤含有圆形或多角形的上皮样细胞,具有丰富的嗜酸性或颗粒性的胞质。肿瘤细胞核居中,呈空泡状,有细腻的颗粒状染色质。肿瘤细胞排列成分离的细胞巢,中间有血管间隔。

尚没有可靠的组织学标准来评估其生物学行为[19-21]。根据细胞核的多形性、核分裂和坏死的组织学特征来预测膀胱副神经节瘤患者的临床结局并不可靠。过去认为只有出现区域或远处的转移才能确定这种肿瘤为恶性,目前认为,副神经节瘤均为恶性,只是恶性程度有所不同而已。但在肿瘤限于膀胱壁内的患者中,没有观察到肿瘤的转移或复发[20,21]。

3. 免疫组化 副神经节瘤通常表达神经内分泌标记物,比如嗜铬素、突触素和 NSE。支持细胞表达 S-100 蛋白。肿瘤细胞常表达波形蛋白,但是 CK7、CK20 或 AE1/AE3 常常阴性[21]。

二、膀胱非肿瘤性神经内分泌疾病

膀胱的非肿瘤性神经内分泌疾病多于炎症或憩室相关,为膀胱神经内分泌细胞的增生或化生,偶尔会出现相应的临床表现。在罕见的情况下会导致患者出现和排尿相关的高血压或其他的神经内分泌表现。

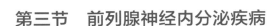

第三节　前列腺神经内分泌疾病

一、前列腺腺癌中的神经内分泌细胞

前列腺腺癌中的神经内分泌细胞（neuroendocrine cells in the prostate carcinoma）　随着所用的组织固定液、抗体、染色方法以及审阅的组织切片的数量的不同，在几乎所有的前列腺腺癌的病例中，尽管细胞数量不同，均可见一定范围的神经内分泌分化，至少是局灶性的。其中的神经内分泌分化细胞，经典的情况下为散在分布，应用 CgA、Syn、CD56 等神经内分泌标记可见阳性的表达，而其中 CgA 和 5 羟色胺是研究中福尔马林固定标本相对较好的标记物。应用抗体数量和染色切片的比例不同，报道中腺癌的神经内分泌细胞的占比 10%～100% 不等[22]。

大多数报道中神经内分泌细胞在良性上皮、原发性前列腺癌、淋巴结转移癌中，没有明显的临床和预后意义。积累多篇报道可以发现，经典腺癌的神经内分泌分化与任何临床结果变量之间都没有显著的一致性的相关性[23]。

二、腺癌伴潘氏细胞样的神经内分泌改变

腺癌伴潘氏细胞样的神经内分泌改变（adenocarcinoma with Paneth cell-like neuroendocrine differentiation）　含有大的嗜酸性颗粒（潘氏细胞样改变）的细胞代表了前列腺癌的一种不常见但是独特的神经内分泌分化类型。镜下通常由散在细胞或者小簇构成，目前报道的病例比以前为多，发生率可达 10%，病灶常很小，因而容易被忽略[24]。

【病理所见】在良性上皮以及腺癌中的含有大的嗜酸性颗粒的细胞，在光镜下类似于小肠的潘氏细胞，它们显示了细胞质中对嗜铬素、NSE、5-羟色胺的强烈的免疫活性，并且类似于阑尾的"嗜酸性嗜银细胞"、宫颈腺上皮黏膜、结肠腺瘤、睾丸的 Sertoli 细胞。

在含大的嗜酸性颗粒的细胞中也观察到了 PSA 和 PAP 免疫活性，类似于前列腺中其他的良性和肿瘤性神经内分泌细胞[25]。现在认为是前列腺中的一些细胞同时出现了腺体分化和神经内分泌分化。这个和纯粹的前列腺神经内分泌癌不同，后者是克隆性增生，PSA 失表达很常见。

【预后】潘氏细胞样细胞的出现，报道中提示与前列腺癌侵袭行为的因子（包括更高的肿瘤分期、血清 PSA 含量、肿瘤分级）都没有相关性，这提示神经内分泌分化的这种类型并不代表预后不良[26]。在新版的 WHO 中，提到此类细胞既可以在 Gleason 评分较低的部分出现，也可以出现在 5 分的腺癌中，推荐不将潘氏细胞样的细胞作为 Gleason 的评分依据。

三、分化好的神经内分泌肿瘤（类癌）

分化好的神经内分泌肿瘤（类癌）（well-differentiated neuroendocrine tumor）在前列腺中单纯的类癌非常罕见，只有不伴有常见类型前列腺腺癌，同时表达神经内分泌标记且 PSA 阴性的情况下才能诊断。

四、小细胞癌

前列腺的小细胞癌（small cell carcinoma of the prostate）的形态学和免疫组化定义与其他部位的相似，具有典型的小细胞癌的致密核质比，核分裂多见，增殖指数很高。

【临床特征】大多数神经内分泌癌的病例，有经典的前列腺腺癌的症状和体征，并且血清 PSA 水平通常随着肿瘤体积和分期而有变化，然而，纯粹的小细胞癌中的一些病例，可能进展期间不伴随可测的 PSA 水平[26]。罕见病例可有巨大的肿块，前列腺增大至超过 500g[27]。此外，副肿瘤综合征在前列腺小细胞癌和类癌的患者中常见，其中以库欣综合征最常见，此时肿瘤细胞中促肾上腺皮质激素免疫活性较强。其他的临床表现包括恶性高钙血症、抗利尿激素分泌不当综合征、重症肌无力（Eaton-Lambert）综合征[26-28]。

【病理所见】

（1）镜下特征：前列腺的小细胞癌形态上与肺和其他部位的小细胞癌完全一样，但在大约 25% 的病例中，存在典型的腺泡型腺癌，很多病例中至少是局灶性的合并经典型的腺癌，并且可能见到移行类型。在伴有 Gleason 评分为 5 的实性肿瘤提示可能是神经内分泌癌的病例中，推荐用免疫组化染色来进行鉴别诊断，但是要注意有些病例中肿瘤细胞免疫标记可以呈阴性表达[28,29]。

（2）免疫组化：在小细胞癌的癌细胞中，可以检测出一系列分泌产物，包括 5-羟色胺、降钙素、促肾上腺皮质激素、人绒毛膜促性腺激素、促甲状腺激素、铃蟾肽、降钙素基因相关肽、atachalcin 和抑制素等抗体均可以不同程度的阳性，细胞角蛋白和上皮标记物的阳性程度常较弱，同时有报道指出这些细胞也可以表达 PSA[15,28,30]。

（3）电镜：超微结构上，小细胞癌和类癌均表现出与肺的相应病变的相似。其特点是可见数量不等的、圆形或者不规则形的，直径 100～400nm 的膜包绕的神经分泌颗粒。通常能看到结构清晰的细胞质突触，大概每个突触中有 8～15 个颗粒。细胞体积小，染色质散在和核仁小

而不明显。神经内分泌成分中缺乏腺泡形成,也没有张力丝。

【治疗和预后】 前列腺小细胞癌具有高度侵袭性,迅速致死。起初把它分类为 Gleason 类型 5 的变异型的癌。目前描述这个癌的组织发生时,一般不应用 Gleason 分级。按照 WHO 的报道,大约 40%~50% 的病例之前都有经典型的前列腺腺癌的病史,最常见的转移为内脏转移,如果出现骨转移,表现为溶骨性病变。在相应的报道中,单纯的前列腺小细胞癌的患者生存中位时间为 19 个月,而转化自经典的前列腺腺癌的小细胞癌的中位生存时间仅为 7 个月[30,31]。

治疗方案和小细胞肺癌的治疗方案类似,但是很多临床肿瘤专家认为应该应用更加激进的方式来处理,所以在前列腺的小细胞癌治疗中常常是化疗、放疗和内分泌治疗联合进行的。

【鉴别诊断】 尽管不常见,其他部位转移至前列腺的癌症可能类似于前列腺小细胞癌,例如膀胱的高级别癌侵犯前列腺,可能被错认为是前列腺的神经内分泌癌。其他罕见的肿瘤,比如外周神经外胚层肿瘤、促纤维增生性小细胞肿瘤和恶性淋巴瘤,都可能被误认为是前列腺神经内分泌癌。一般情况下应用相应的临床病史及免疫组化标记可以区分大部分的情况,但是也有罕见的病例被误诊。

另外一个需要鉴别的形态是在 Gleason 评分 5 的腺癌时出现的小细胞癌,由于没有特异的标记物来鉴别,究竟是诊断为前列腺小细胞癌还是低分化腺癌伴神经内分泌分化是一个很棘手的问题。在新版 WHO 中提出当 Ki-67 的指数>50%、TTF-1 阳性并且 PSA 染色阴性的时候,更推荐诊断为小细胞癌。

五、大细胞神经内分泌癌

发生在前列腺的大细胞神经内分泌癌(large cell neuroendocrine carcinoma of the prostate)是单纯神经内分泌癌的一个不常见的变异型。

【病理所见】

1. 镜下特征 典型形态为巢状或栅栏状生长,细胞质丰富,淡染至嗜双色,细胞核大,染色质粗糙,核仁明显,核分裂活跃,常可见坏死灶。

2. 免疫组化 神经内分泌标记 CD56、CD57、嗜铬素 A、突触素和消旋酶、Bcl-2、MIB1、P53 等免疫组化强阳性,有时候 PSA 和 PAP 局灶阳性[32]。

【预后】 前列腺大细胞癌常有频繁的前期腺癌激素治疗史,经常与腺癌同时存在,迅速转移和死亡。

第四节　睾丸及睾丸旁神经内分泌疾病

一、睾丸神经内分泌肿瘤

(一)睾丸类癌

睾丸类癌(testicular carcinoid)是一种单胚层畸胎瘤,在 WHO 睾丸生殖细胞肿瘤的分类中,命名为高分化神经内分泌肿瘤(Well-differentiated neuroendocrine tumor)单胚层畸胎瘤(monodermal teratoma),有 15%~25% 的睾丸类癌与畸胎瘤的其他成分伴发[33,34]。

【临床特征】 美军病理研究所(AFIP)提供的数据显示睾丸类癌占睾丸肿瘤的 0.17%[33]。其发病年龄较其他生殖细胞肿瘤患者的年龄偏大,患者中位年龄 45~50 岁,一些病例报道其发生于年龄更大的男性[33,34]。大多数患者表现为睾丸肿块,仅少数患者可出现类癌综合征(约 12%),但类癌综合征的出现与肿瘤的转移潜能增加相关。临床常见的监测方法是检测患者组织或血清中的 5-羟色胺或者尿液中的 5-羟色胺代谢产物。

【病理所见】

1. 大体特征 大体上,肿瘤呈实性,黄色至棕褐色,边界清楚,直径 0.8~8.0cm 不等。肿瘤的囊性区可能出现畸胎瘤成分;约 10% 的病例出现钙化[34]。

2. 镜下特征 显微镜下,肿瘤多呈典型的类癌生长方式,在纤维性至玻璃样变性的间质内肿瘤细胞呈实性巢团状或者腺泡状排列。肿瘤细胞核呈圆形,染色质均匀或呈胡椒盐样。大多数类癌呈惰性生长方式,但是约 20% 的病例会发生血管侵犯或者累及睾丸外组织。

3. 免疫组化 常见的内分泌标记物,例如 5-羟色胺、P 物质、嗜铬素、突触素、NSE、胃泌素、血管活性肠多肽、神经丝蛋白及细胞角蛋白等均可呈阳性。而常规的生殖细胞标记物例如 OCT4、CD30、CD117、TTF-1 及 CDX-2 免疫组化染色阴性[35]。

【鉴别诊断】 对预后至关重要是鉴别原发或者转移性睾丸类癌。睾丸类癌内出现其他畸胎瘤成分提示其为睾丸原发病变。如果肿瘤累及双侧睾丸、呈多灶性、伴血管浸润、或者具有睾丸外播散则倾向于转移性类癌。

【预后】 睾丸原发性类癌预后较好,肿瘤过大(发生转移的肿瘤平均直径 7.3cm,而未发生转移的肿瘤直径为 2.9cm)及类癌综合征的出现高度提示肿瘤发生转移,而核分裂活性高、血管浸润及肿瘤性坏死并不具有明确的预后意义[34]。

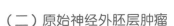

（二）原始神经外胚层肿瘤

睾丸原始神经外胚层肿瘤（primitive neuroectodermal tumor，PNET）同类癌一样，被认为是一种单胚层畸胎瘤。该肿瘤是由未成熟性睾丸畸胎瘤内的原始神经外胚层成分过度生长所致。

【临床特征】　患者的发病年龄在生殖细胞肿瘤的年龄范围内，但少数病例发生于儿童。睾丸生殖细胞肿瘤伴 PNET 的生物学行为较不伴有 PNET 的侵袭性更强。有文章报道了 15 例临床 1 期的患者，其中 7 例在监测治疗中发生了转移或者复发，此外该文章还报道了 23 例转移性 PNET 患者，采用化疗方法治疗后，只有 3 例达到完全缓解[36]。

【病理所见】

1. **大体特征**　肿瘤大体呈灰白色，部分病例可见坏死。

2. **镜下特征**　显微镜下，肿瘤细胞表现为小而深染的幼稚的神经样细胞，排列成菊形团状、小管状或者弥漫分布。肿瘤通常与中枢神经系统的室管膜瘤较为相似。与中枢神经系统发生的 PNET 相似，睾丸的 PNET 一般不会出现外周型 PNET 所特征性的 t（11；22）染色体转位[37]。

3. **免疫组化**　如果免疫组化神经标记的抗体，如嗜铬素、突触素及 CD99 阳性，可进一步支持诊断，但通常神经内分泌标记除了 CD57 阳性外都为阴性。

【鉴别诊断】　睾丸 PNET 需要同其他小细胞肿瘤相鉴别，如未成熟性畸胎瘤、转移性小细胞癌、恶性淋巴瘤和肾母细胞瘤。

二、睾丸周及附睾神经内分泌肿瘤

（一）色素性神经外胚层肿瘤

色素性神经外胚层肿瘤（melanotic neuroectodermal tumor）的定义为含有黑色素的肿瘤，在富含细胞的间质中有不同比例的两型细胞。

【临床特征】　非常罕见，多发生在儿童，大多数患儿<1 周岁，报道中最大为 8 岁。典型病例多累及面部，极少病例发生在附睾和睾丸周区域。

临床表现为附睾或睾丸周的质硬肿块，有时伴有鞘膜积液。

【病理所见】

1. **大体特征**　肿瘤大体界限清楚，圆形或椭圆形，质硬，直径多<4cm，切面灰白色。

2. **镜下特征**　镜下可见两种细胞，大的上皮样细胞含有色素，呈条索或腺样结构；而小的细胞呈神经母细胞样，核质比高。两种细胞可以不同的比例出现，可以以任意一种为主，另外一种有时很容易见到，有时比例很少，需要仔细在镜下寻找才能见到两种细胞。

3. **免疫组化**　肿瘤细胞表达上皮、黑色素细胞和神经标记物，AE1/AE3、HMB45、S-100、NSE、Syn 等呈不同程度的阳性表达。

（二）副神经节瘤

精索和附睾的副神经节瘤的定义与其他部位一致，临床和预后由于病例数太少没有明确的总结，镜下的形态和免疫组化与常见的副神经节瘤亦无特殊。目前仅有 1 例发生在附睾的病例报道，按照现有的临床信息，发生在精索或附睾的病例预后均非常好，既无复发也无转移。

第五节　阴茎及阴囊神经内分泌疾病

阴茎和阴囊的原发神经内分泌肿瘤非常罕见，仅见于极少数的原始神经外胚层肿瘤，无论临床表现和镜下特点均和盆腔或周围软组织原发的肿瘤类似，由于数量太少，目前没有明确的预后和治疗的数据。

（赵大春）

参 考 文 献

1. Krishnan B，Truong LD，Saleh G，et al. Horseshoe kidney is associated with an increased relative risk of primary renal carcinoid tumor. J Urol，1997，157：2059-2066.

2. Begin LR，Guy L，Jacobson SA，et al. Renal carcinoid and horseshoe kidney：a frequent association of two rare entities—a case report and review of the literature. J Surg Oncol，1998，68：113-119.

3. Isobe H，Takashima H，Higashi N，et al. Primary carcinoid tumor in a horseshoe kidney. Int J Urol，2000，7：184-188.

4. Priest JR. Pleuropulmonary blastoma A clinicopathologic study of 50 cases. Cancer，1997，80（1）：147-161.

5. Priest JR. Pleuropulmonary blastoma：a marker for familial disease. J Pediatr，1996，128：220-224.

6. Tetu B，Ro JY，Ayala AG，et al. Small cell carcinoma of the kidney：a clinicopathologic，immunohistochemical，and ultrastructural study. Cancer，1987，60：1809-1814.

7. Gonzalez-Lois C，Madero S，Redondo P，et al. Small cell carcinoma of the kidney：a case report and review of the literature. Arch Pathol Lab Med，2001，125：796-798.

8. Akkaya BK，Mustafa U，Esin O，et al. Primary small cell carcinoma of the kidney. Urol Oncol，2003，21：11-13.

9. Majhail NS，Elson P，Bukowski RM. Therapy and outcome of small cell carcinoma of the kidney：report of two cases and a systematic review of the literature. Cancer，2003，97：1436-1441.

10. Sheaff M，McManus A，Scheimberg I，et al. Primitive neuroectodermal tumor of the kidney confirmed by fluorescence in situ hybrid-

ization. Am J Surg Pathol,1997,21:461-468.

11. Quezado M,Benjamin DR,Tsokos M. EWS/FLI-1 fusion transcripts in three peripheral primitive neuroectodermal tumors of thekidney. Hum Pathol,1997,28:767-771.

12. Rodriguez-Galindo C,Marina NM,Fletcher BD,et al. Is primitive neuroectodermal tumor of the kidney a distinct entity? Cancer,1997,79:2243-2250.

13. Ellinger J,Bastian PJ,Hauser S,et al. Primitive neuroectodermal tumor:rare,highly aggressive differential diagnosis in urologic malignancies. Urology,2006,68:257-262.

14. Cheng L,Pan CX,Yang XJ,et al. Small cell carcinoma of the urinary bladder:a clinicopathologic analysis of 64 patients. Cancer,2004,101:957-962.

15. Choong NW,Quevedo JF,Kaur JS. Small cell carcinoma of the urinary bladder:the Mayo Clinic experience. Cancer,2005,103:1172-1178.

16. Blomjous CE,Vos W,De Voogt HJ,et al. Small cell carcinoma of the urinary bladder:a clinicopathologic,morphometric,immunohistochemical,and ultrastructural study of 18 cases. Cancer,1989,64:1347-1357.

17. Iczkowski KA,Shanks JH,Allsbrook WC,et al. Small cell carcinoma of urinary bladder is differentiated from urothelial carcinoma by chromogranin expression,absence of CD44 variant 6 expression,a unique pattern of cytokeratin expression,and more intense gamma-enolase expression. Histopathology,1999,35:150-156.

18. Jones TD,Kernek KM,Yang XJ,et al. Thyroid transcription factor 1 expression in small cell carcinoma of the urinary bladder:an immunohistochemical profile of 44 cases. Hum Pathol,2005,36:718-723.

19. Zhou M,Epstein JI,Young RH. Paraganglioma of the urinary bladder:a lesion that may be misdiagnosed as urothelial carcinoma in transurethral resection specimens. Am J Surg Pathol,2004,28:94-100.

20. Pugh R,Gresham G,Mullaney J. Phaeochromocytoma of the urinary bladder. J Path Bact,1960,79:89-107.

21. Cheng L,Leibovich BC,Cheville JC,et al. Paraganglioma of the urinary bladder:can biologic potential be predicted? Cancer,2000,88:844-852.

22. Helpap B,Koch V. Immunohistochemical analysis of the proliferative activity of neuroendocrine tumors from various organs. Virchows Arch,438:86-91.

23. Yamada Y,Nakamura K,Aoki S,et al. Is neuroendocrine cell differentiation detected using chromogranin A from patients with bone metastatic prostate cancer a prognostic factor for outcome? Oncol Rep,2006,15:1309-1313.

24. Tamas EF,Epstein JI. Prognostic significance of paneth cell-like neuroendocrine differentiation in adenocarcinoma of the prostate. Am J Surg Pathol,2006,30:980-985.

25. Adlakha H,Bostwick DG. Paneth cell-like change in prostatic adenocarcinoma represents neuroendocrine differentiation:report of 30 cases. Hum Pathol,1994,25:135-139.

26. Leibovici D,Spiess PE,Agarwal PK,et al. Prostate cancer progression in the presence of undetectable or low serum prostate-specific antigen level. Cancer,2007,109:198-204.

27. Yashi M,Suzuki K,Tokue A. A case of giant small cell carcinoma of the prostate. Hinyokika Kiyo,2001,47:55-57.

28. Kawai S,Hiroshima K,Tsukamoto Y,et al. Small cell carcinoma of the prostate expressing prostate-specific antigen and showing syndrome of inappropriate secretion of antidiuretic hormone:an autopsy case report. Pathol Int,2003,53:892-896.

29. Inman BA,DiMarco DS,Slezak JM,et al. Outcomes of Gleason score 10 prostate carcinoma treated by radical prostatectomy. Urology,2006,68:604-608.

30. Yao JL,Madeb R,Bourne P,et al. Small cell carcinoma of the prostate:an immunohistochemical study. Am J Surg Pathol,2006,30:705-712.

31. Moch H,Humphrey PA,Ulbright TM,et al. WHO Classification of Tumours of the Urinary System and Male Genital Organs. 4th ed. Lyon,France:IARC,2016.

32. Huang J,Yao JL,di Sant'Agnese PA,et al. Immunohistochemical characterization of neuroendocrine cells in prostate cancer. Prostate,2006,66:1399-1406.

33. Feuillan PP,Jones JV,Barnes KM,et al. Boys with precocious puberty due to hypothalamic hamartoma:reproductive axis after discontinuation of gonadotropinreleasing hormone analog therapy. J Clin Endocrinol Metab,2000,85:4036-4038.

34. De Sanctis V,Corrias A,Rizzo V,et al. Etiology of central precocious puberty in males:the results of the Italian Study Group for Physiopathology of Puberty. J Pediatr Endocrinol Metab,2000,13(Suppl 1):687-693.

35. De Vries L,Kauschansky A,Shohat M,et al. Familial central precocious puberty suggests autosomal dominant inheritance. J Clin Endocrinol Metab,2004,89:1794-1800.

36. Sockalosky JJ,Kriel RL,Krach LE,et al. Precocious puberty after traumatic brain injury. J Pediatr,1987,110:373-377.

37. Wierman ME,Beardsworth DE,Mansfield MJ,et al. Puberty without gonadotropins:a unique mechanism of sexual development. N Engl J Med,1985,312:65-72.

第十一章

乳腺神经内分泌肿瘤

原发于乳腺的神经内分泌肿瘤是较为少见并且具有异质性的一组乳腺肿瘤。其最早报道见于1963年，由Feyrter和Hartmann首次描述了形态学相似于肠道类癌的浸润性乳腺癌[1]。以后陆续有文献报道，但由于其发病率低，相关文献较少，且命名及诊断标准均不统一，故结论也不尽相同。目前对于这组肿瘤的研究尚在进行中，无明确而一致的结论。

2003年版WHO乳腺肿瘤分类[2]将乳腺的神经内分泌肿瘤称为乳腺原发性神经内分泌癌，定义为"一组与胃肠道和肺的神经内分泌肿瘤形态学相似的肿瘤，通常有50%以上的肿瘤细胞表达神经内分泌标志物。非特殊类型的乳腺癌可伴有局灶或散在的神经内分泌标记的表达，但不应归为神经内分泌癌"。而最新的2012年版WHO乳腺肿瘤分类[3]对其定义及诊断标准有所改动，将乳腺的神经内分泌肿瘤列为一组少见的特殊类型的乳腺癌（rare special subtype of breast carcinoma），命名为伴有神经内分泌特征的癌（carcinomas with neuroendocrine features），其定义为"具有相似于胃肠道和肺的神经内分泌肿瘤的形态学特征的乳腺癌，并且所有肿瘤均需不同程度地表达神经内分泌标记"，不再强调阳性表达的肿瘤细胞的比例。此外，还将能够表达神经内分泌标记的非特殊类型的浸润性乳腺癌（invasive breast carcinoma，NOS）以及一些特殊类型的乳腺癌如：乳腺黏液癌、实性乳头状癌等也囊括其中。WHO推荐将这组肿瘤划分为三类，包括：

高分化神经内分泌瘤（neuroendocrine tumor，well-differentiated） ICD-O 8246/3

低分化神经内分泌癌/小细胞癌（neuroendocrine carcinoma，poorly differentiated/small cell carcinoma） ICD-O 8041/3

乳腺浸润性癌伴神经内分泌分化（invasive breast carcinoma with neuroendocrine differentiation） ICD-O 8574/3

【临床特征】 文献报道这组肿瘤的发生率从不足1%

到高达30%不等[3-6]，造成这种差异的部分原因可能与检测方法、诊断标准不同有关。最早的文献多以嗜银染色、亲银染色及电镜找到内分泌颗粒为主要诊断标准，检出率较低。随着技术的更新，后来的文献多以免疫组化表达神经内分泌标记为主要诊断标准，阳性率明显上升，以及随着肿瘤定义的扩展，更多肿瘤被纳入其中，其发病率也会随之升高。发病年龄从27~95岁不等，平均年龄为59.5岁[7]。

大部分患者的临床表现与其他类型的乳腺癌相似，无特异性的临床表现，其中多数表现为可触及的乳腺肿块或无症状而体检发现。少数患者可表现为分泌激素的临床综合征[8-10]，以及个别文献报道血清乳酸脱氢酶轻度升高[11]。发生于乳腺的小细胞癌非常少见，文献报道不足50例。绝大多数患者为女性，但有个别报道可发生于男性[12]。发病年龄从28~70岁不等，但多发生于大于60岁的患者[13]。临床多表现为可触及的乳腺肿块，部分患者有吸烟史或乳腺癌家族史。

【病理所见】

1. 大体特征 通常表现为边界不清的乳腺肿块，与其他类型的乳腺癌相似，无特异性大体表现。

2. 镜下特征

（1）高分化神经内分泌瘤（neuroendocrine Tumor，well-differentiated）（图11-1）：低倍镜下见肿瘤细胞密集排列呈实性巢片状、小梁状、脑回样，偶尔可呈假腺管样，被纤细的纤维血管间质相间隔。巢团周边的肿瘤细胞可呈栅栏状，而类似于胃肠道及肺类癌特征性的缎带状及菊形团样结构在乳腺并不常见[3]，无肿瘤性坏死。高倍镜见肿瘤细胞呈梭形、圆形、多角形、浆细胞样或胞质透明的大细胞，胞质呈嗜酸性颗粒状；一些细胞可含丰富的细胞内黏液。细胞核较为一致，呈卵圆形或圆形，位于细胞中央或偏位，通常可具有轻-中度异型性。染色质细腻，核仁不明显，核分裂少见。

（2）低分化神经内分泌癌/小细胞癌（neuroendocrine

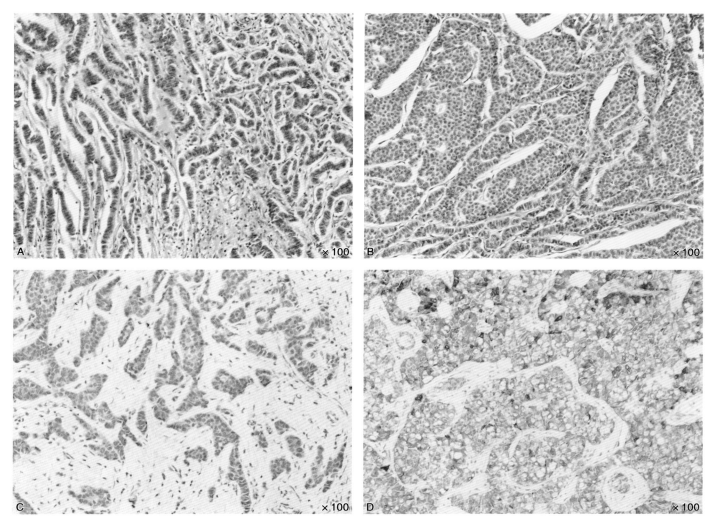

图 11-1　乳腺高分化神经内分泌瘤

A. 肿瘤细胞排列呈缎带状、栅栏状，细胞巢周边可见假性裂隙；细胞形态较为一致，相似于肺类癌（HE 染色，×100）；B. 肿瘤排列呈实性片状，偶尔可呈假腺管样结构，被纤细的纤维条带分隔（HE 染色，×100）；细胞相对较为一致，呈圆形、多角形，胞质丰富、呈嗜酸性颗粒状；细胞核呈卵圆形或圆形，位于细胞中央或偏位，染色质呈点彩状，核仁不明显，核分裂少见（HE 染色，×100）；C. 肿瘤细胞表达 CgA，呈胞质颗粒状着色（IHC 染色，×100）；D. 肿瘤细胞弥漫表达 Syn，呈胞质颗粒状着色（IHC 染色，×100）

carcinoma，poorly differentiated/Small cell carcinoma）（图 11-2）：低倍镜下见肿瘤排列成实性片状，被纤维条带所分隔。肿瘤细胞呈均匀一致的小细胞，胞质较少，胞界不清；核质比高，核染色质深染，核仁不明显。核分裂易见，从 10~20 个/10HPF，可伴有坏死。有时，在其周边可见形态相似的原位病变。

（3）乳腺浸润性癌伴神经内分泌分化（invasive breast carcinoma with neuroendocrine differentiation）：文献报道在乳腺浸润性癌非特殊型（not otherwise specified，NOS）及一些特殊类型的乳腺癌，如：富于细胞型的黏液癌和实性乳头状癌中，常能检测到神经内分泌标记的表达，其发生率可高达 30% 左右[5]。2012 年版 WHO 乳腺肿瘤分类中将其纳入乳腺神经内分泌癌的分类中，其镜下表现与各种类型的乳腺癌相似，而诊断主要依据组织化学及免疫组织化学不同程度的表达神经内分泌标记（图 11-3）。

3. 免疫组化　这组肿瘤除表达 CgA、Syn 等神经内分泌标记外，通常表达 ER、PR、CK7、CK14 等，而不表达 HER-2。文献报道小细胞癌通常表达 CAM5.2、CK7、NSE、GPG9.5、CgA/Syn、Bcl-2，部分表达 TTF-1[14,15]，而不表达 ER、PR、Her-2、CD99、CD30、HMB45。有少数文献报道小细胞癌可表达 CK5/6、EGFR，提示其有可能是一种基底样型乳腺癌[14]。

【鉴别诊断】　这组肿瘤具有典型的形态学及免疫组化特征，神经内分泌标记可将其与其他类型乳腺癌相区别。而最主要的鉴别诊断是要除外转移性的神经内分泌癌。因此，诊断原发于乳腺的神经内分泌癌需要首先了解临床及影像学资料，以除外其他部位存在肿瘤；此外，

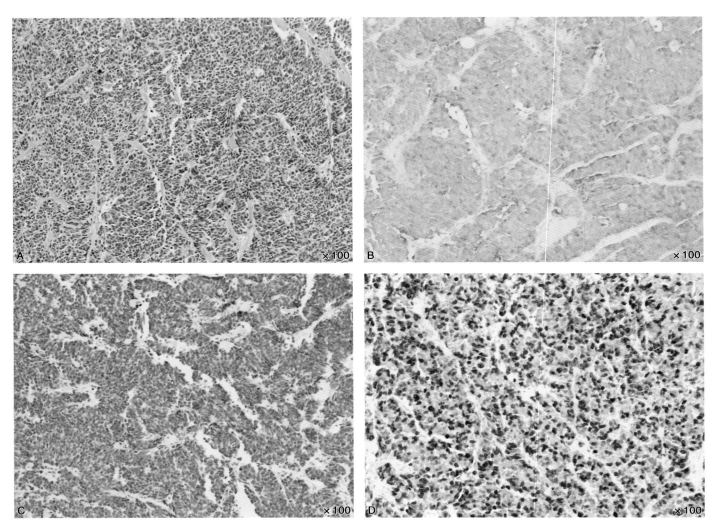

图 11-2 乳腺小细胞癌

A. 肿瘤排列成实性片状,被纤细的纤维条带所分隔;肿瘤细胞呈均匀一致的小细胞,胞质较少,核质比高,胞界不清;核染色质深染,核仁不明显,核分裂易见(HE 染色);B. 肿瘤细胞弥漫表达 Syn,呈胞质颗粒状着色(IHC 染色);C. 肿瘤细胞弥漫表达 TTF-1,呈胞核阳性着色(IHC 染色);D. 肿瘤细胞弥漫表达 Ki-67,增殖指数较高,呈胞核阳性着色(IHC 染色)

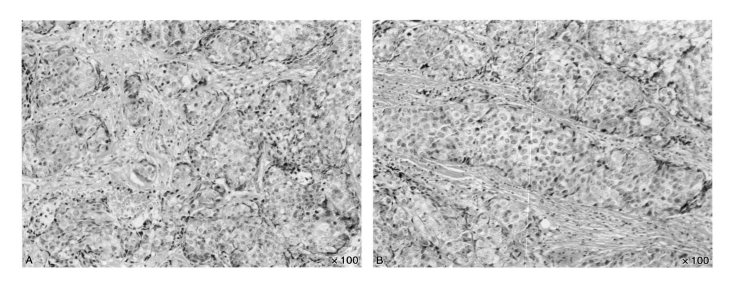

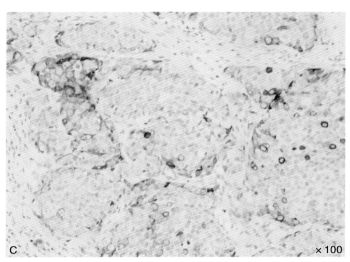
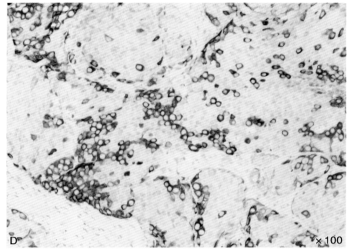

图 11-3　乳腺浸润性癌非特殊型伴神经内分泌分化

A. 肿瘤细胞呈大小不等、形状不规则的巢片状生长，浸润在纤维性间质中；B. 肿瘤细胞体积较大，胞质丰富，核大小不等，呈圆形或卵圆形，染色质淡染，可见小核仁（HE 染色）；C. 肿瘤细胞散在及灶性表达 CgA，呈胞质颗粒状着色（IHC 染色）；D. 部分肿瘤细胞强阳性表达 Syn，呈胞质颗粒状着色（IHC 染色）

如在肿瘤周边发现形态相似的原位癌也可提示是乳腺原发的肿瘤。

【治疗及预后】 目前对于这组肿瘤的预后情况存在着争议，有文献将乳腺神经内分泌癌与浸润性癌非特殊型的预后相对比，病例数从 10～78 例不等，其结论不一，有报道乳腺神经内分泌癌的预后更好[16-18]，有报道两者预后没差别[19,20]，而其中 Wei 等比较了 63 例乳腺神经内分泌癌和与之相配比的浸润性癌非特殊型的预后相对比，发现乳腺神经内分泌癌的预后更差，淋巴结转移可作为独立的预后指示因子，高核级也可提示预后不良[21]。Sapino 等也提出组织学 1 级的肿瘤患者，随访 13 年仍存活，而组织学 3 级的肿瘤患者预后较差，通常在诊断后 6 个月内死亡[22]。Tian 等提出临床分期也对预后具有指示作用，临床Ⅰ期、Ⅱ期、Ⅲ/Ⅳ期患者的 5 年总生存期分别为 100%、75% 及 80%，而 5 年无复发转移生存期分别为 80%、60% 及 47%。Ⅲ/Ⅳ期患者的无复发转移生存期短于Ⅰ期、Ⅱ期患者，差异具有统计学意义[23]。也有文献提出如果肿瘤较小且没有淋巴结转移其预后好[24]，支持上述观点。而对于乳腺的小细胞癌，大多数文献报道其临床进展快[25]，预后较差。但仍有少部文献报道随访未见肿瘤复发，个别文献提出若临床分期早，其预后好[26]。总之，由于这组肿瘤中所含的各个肿瘤的分化不同，各个文献纳入研究的比例不同，其预后结论也会存在差异。随着诊断标准的统一，按各个亚型进一步分类总结，可能结论会趋向一致。

由于病例较少，目前对于这组肿瘤的治疗尚没有标准方案。文献中多采用与同一临床分期的非特殊型乳腺癌相同的治疗方法：外科手术目前仍被作为一线的治疗方案，常采用手术根治性切除或肿物扩大切除加/不加淋巴结清扫。而保乳手术也越来越多地被采用，但其临床效果尚待证实。术后依据其临床分期及是否有转移进行放疗、化疗等手段。对于化疗药物的选择，多数采用治疗乳腺癌的传统化疗药。而对于雌、孕激素受体阳性的患者推荐加用内分泌治疗[21,27]。但对于小细胞癌的患者也有个别文献提出采用铂类等治疗肺小细胞癌的化疗药物，临床反应较好[26]。

（师　杰）

参 考 文 献

1. Feyrter F HG. On the carcinoid growth form of the carcinoma mammae, especially the carcinoma solidum (gelatinosum) mammae. Frankfurter Zeitschrift fur Pathologie,1963,73:24-39.

2. Tavassoli FA, Devilee P. Pathology and Genetics: Tumours of the Breast and Female Genital Organs. WHO Classification of Tumours series, Volume 4. 3rd edition. Lyon, France: IARC Press, 2003:32-34.

3. Lakhani SR EI, Schnitt SJ, Tan PH, et al. World Health Organization Classification of Tumours of the Breast. 4th ed. Lyon: IARC Press, 2012.

4. Azzopardi JG, Muretto P, Goddeeris P, et al. "Carcinoid" tumours of the breast: the morphological spectrum of argyrophil carcinomas. Histopathology,1982,6:549-569.

5. Lopez-Bonet E, Alonso-Ruano M, Barraza G, et al. Solid neuroendocrine breast carcinomas: Incidence, clinicopathological features and immunohistochemical profiling. Oncol Rep,2008,20:1369-1374.

6. Gunhan-Bilgen I, Zekioglu O, Ustun EE, et al. Neuroendocrine differ-

entiated breast carcinoma: imaging features correlated with clinical and histopathological findings. Eur Radiol, 2003, 13: 788-793.

7. Adams RW, Dyson P, Barthelmes L. Neuroendocrine breast tumours: breast cancer or neuroendocrine cancer presenting in the breast? Breast, 2014, 23(2): 120-127.

8. Woodard BH, Eisenbarth G, Wallace NR, et al. Adrenocorticotropin production by a mammary carcinoma. Cancer, 1981, 47(7): 1823-1827.

9. Kaneko H, Homo H, Ishikawa S, et al. Norepinephrine-producing tumors of bilateral breasts. Cancer, 1978, 41: 2002-2007.

10. Cohle SD, Txchen JA, Smith FE, et al. ACTH secreting carcinoma of the breast. Cancer, 1979, 43: 2370-2376.

11. Jochems L, Tjalma WA. Primary small cell neuroendocrine tumour of the breast. Eur J Obstet Gynecol Reprod Biol, 2004, 10, 115(2): 231-233.

12. Jundt G, Schulz A, Heitz PU, et al. Small cell neuroendocrine (oat cell) carcinoma of the male breast. Immunocytochemical and ultra-structural investigations. Virchows Arch A Pathol Anat Histopathol, 1984, 404: 213-221.

13. Latif N, Rosa M, Samian L, et al. An unusual case of primary small cell neuroendocrine carcinoma of the breast. Breast J, 2010, 16: 647-651.

14. Ersahin C, Bandyopadhyay S, Bhargava R. Thyroid transcription factor-1 and "basal marker"--expressing small cell carcinoma of the breast. Int J Surg Pathol, 2009, 17(5): 368-372.

15. Christie M1, Chin-Lenn L, Watts MM, et al. Primary small cell carcinoma of the breast with TTF-1 and neuroendocrine marker expressing carcinoma in situ. Int J Clin Exp Pathol, 2010, 3(6): 629-633.

16. Lopez-Bonet E, Alonso-Ruano M, Barraza G, et al. Solid neuroendocrine breast carcino-mas: Incidence, clinico-pathological features and immunohisto-chemical profiling. Oncol Rep, 2008, 20: 1369-1374.

17. Rovera F, Masciocchi P, Coglitore A, et al. Neuroendocrine carcinomas of the breast. Int J Surg, 2008, 6(Suppl 1): S113-115.

18. Zekioglu O, Erhan Y, Ciris M, et al. Neuroendocrine differentiated carcinomas of the breast: a distinct entity. Breast, 2003, 12: 251-257.

19. Makretsov N, Gilks CB, Coldman AJ, et al. Tissue microarray analysis of neuroendocrine differentiation and its prognostic significance in breast cancer. Hum Pathol, 2003, 34: 1001-1008.

20. Righi L, Sapino A, Marchio C, et al. Neuro-endocrine differentiation in breast cancer: established facts and unresolved problems. Semin Diagn Pathol, 2010, 27: 69-76.

21. Wei B, Ding T, Xing Y, et al. Invasive neuroendocrine carcinoma of the breast: a distinctive subtype of aggressive mammary carcinoma. Cancer, 2010, 116: 4463-4473.

22. Sapino A, Righi L, Cassoni P, et al. Expression of apocrine differentiation markers in neuroendocrine breast carcinomas of aged women. Mod Pathol, 2001, 14(8): 768-776.

23. Tian Z, Wei B, Tang F, et al. Prognostic significance of tumor grading and staging in mammary carcinomas with neuroendocrine differentiation. Hum Pathol, 2011, 42: 1169-1177.

24. Adams RW, Dyson P, Barthelmes L. Neuroendocrine breast tumours: breast cancer or neuroendocrine cancer presenting in the breast? Breast, 2014, 23(2): 120-127.

25. Yamaguchi R, Tanaka M, Otsuka H, et al. Neuroendocrine small cell carcinoma of the breast: report of a case. Med Mol Morphol, 2009, 42(1): 58-61.

26. Shin SJ, DeLellis RA, Ying L, et al. Small cell carcinoma of the breast: a clinicopathologic and immunohistochemical study of nine patients. Am J Surg Pathol, 2000, 24: 231-238.

27. Buttar A, Mittal K, Khan A, et al. Effective role of hormonal therapy in metastatic primary neuroendocrine breast carcinoma. Clin Breast Cancer, 2011, 11: 342-345.

第十二章

耳、鼻、喉神经内分泌疾病

2017 年版 WHO 分类中,根据神经内分泌癌的生物学行为及肿瘤组织学特征,将头颈部神经内分泌肿瘤分为以下三大类:高分化神经内分泌癌、中分化神经内分泌癌及低分化神经内分泌癌,后者包括小细胞神经内分泌癌(small cell neuroendocrine carcinoma,SmCNEC)和大细胞神经内分泌癌(large cell neuroendocrine carcinoma,LCNEC)两类[1]。

喉是头颈部神经内分泌肿瘤的常见发病部位。在喉部可以见到与支气管的 Kulchitsky 细胞相似或完全相同的细胞,这些细胞和支气管内的多潜能干细胞被认为是神经内分泌癌的起源细胞。鼻咽部神经内分泌肿瘤相对少见,主要报道类型为小细胞神经内分泌癌及大细胞神经内分泌癌。耳道神经内分泌肿瘤罕见,其中中耳道神经内分泌型腺瘤是相对常见的类型。眼部神经内分泌肿瘤极其罕见,仅为个案报道,多数病例为转移性神经内分泌癌。

第一节　喉神经内分泌疾病

一、喉高分化神经内分泌癌

喉高分化神经内分泌癌(well-differentiated neuroen-docrine carcinoma of larynx)是一种发生于喉的低度恶性的上皮性肿瘤,细胞从圆形到梭形。组织学、免疫组化和超微结构上呈神经内分泌分化,对应既往 WHO 喉神经内分泌肿瘤中的类癌。

【临床特征】 高分化神经内分泌癌是喉部最少见的神经内分泌肿瘤,约占喉部神经内分泌肿瘤 5%。多数发生在声门上区,常见于男性,男:女 = 3:1,绝大多数患者的年龄在 45~80 岁,平均 64 岁[2]。

喉高分化神经内分泌癌多数发生在喉的声门上部、杓会厌襞、杓状软骨(肌)或假声带附近。临床表现包括吞咽困难、声音嘶哑和咽喉疼痛,症状持续 3 周至 4 年。报道的病例中有一个患者出现了类癌综合征。

【病理所见】

1. **大体特征**　肿物最大径 0.5~3.0cm(平均 1.6cm),表现为黏膜下团块或息肉样团块。

2. **镜下特征**　显微镜下高分化神经内分泌癌是由圆形和(或)梭形细胞组成,细胞排列成小巢状、小梁状、大片状、腺样和(或)玫瑰花形。细胞质呈粉色,细胞核内可见点状或密集的染色质,核仁和有丝分裂少见(小于 2

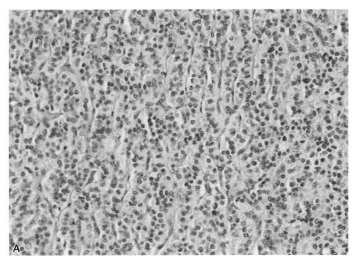
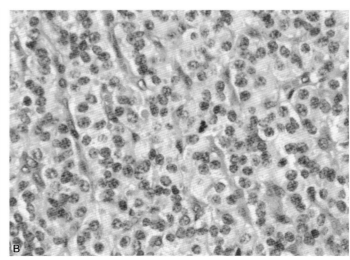

图 12-1　高分化神经内分泌癌
A.肿瘤细胞排列呈梁状(HE 染色,中倍放大);B.可见核分裂(HE 染色,高倍放大)

个/10个HPF），无坏死和细胞多形性，间质血管丰富，局部常呈纤维化和玻璃样变性（图12-1）。

极少数情况下，高分化神经内分泌癌可呈嗜酸性粒细胞性或嗜酸性粒细胞样形态，嗜酸性粒细胞性或嗜酸性粒细胞样的形态取决于超微结构中线粒体的存在（嗜酸性粒细胞性）或缺失（嗜酸性粒细胞样），少数可见黏蛋白甚至淀粉样物质。

3. 免疫组化　阳性率分别为突触素（100%）、CK（96%）、嗜铬素（94%）、降钙素（80%）、CEA（75%）、生长激素释放抑制因子（50%）、5-羟色胺（21%）、促肾上腺皮质激素（17%）。

4. 电镜　高分化神经内分泌癌含有大量的膜包被的、电子致密的神经内分泌颗粒，大小90~230nm。嗜酸细胞性的则可见细胞连接复合体和大量的线粒体。

【鉴别诊断】　参见中分化神经内分泌癌。

【治疗与预后】　由于该肿瘤相对缓慢的生长方式，推荐采用保守性外科手术治疗，化疗和放疗无效。由于肿瘤可以完全切除，切除范围应尽量保守，没有必要进行颈部淋巴结切除术[3]。

1项大宗报道结果显示，喉高分化神经内分泌癌的5年生存率为48.7%[4]。资料表明33%的喉部高分化神经内分泌癌患者有远处转移（肝、骨）[5]，1例患者治疗5年后死于该病，这意味着喉部高分化神经内分泌癌比肺部的类癌更具侵袭性，但严格复查后认为其中部分病例最好应归为中分化神经内分泌癌。

二、喉中分化神经内分泌癌

喉中分化神经内分泌癌（moderately-differentiated neuroendocrine carcinoma of larynx）是由圆形到梭形细胞组成的一种上皮性肿瘤，组织学、免疫组织化学及超微结构显示神经内分泌分化，与高分化神经内分泌癌比较，可见更多的核分裂及细胞异型性。对应既往WHO喉神经内分泌肿瘤中的不典型类癌。

【临床特征】　中分化神经内分泌癌的发病率比高分化神经内分泌癌高15倍，是喉部常见的神经内分泌肿瘤。常见于男性，男：女＝3:1，发病年龄36~83岁（平均61岁）。多数患者吸烟且程度严重。

喉中分化神经内分泌癌90%以上发生在喉的声门上部，位于杓会厌襞、杓状软骨或假声带的附件。常见症状为声音嘶哑、吞咽困难、咽喉疼痛和颈部肿块[6]。与此病相关的副肿瘤综合征罕见。

【病理所见】

1. 大体特征　肿瘤表现为黏膜下肿块或息肉样肿块，呈棕黄色、灰白色、粉色或出血，最大径0.2~4.0cm，

平均1.6cm。

2. 镜下特征　中分化神经内分泌癌是侵袭性肿瘤，生长方式多样，包括小巢状、片状、梁状、腺样和（或）以上方式同时出现，也可见囊腔，囊腔内肿瘤细胞呈乳头状突起，与高分化神经内分泌癌相比，中分化神经内分泌癌细胞较大，细胞核呈泡状，并有明显的核仁，核分裂（通常2~10个/高倍视野、明显的坏死）（图12-2）。还可以看到黏液变性、淀粉样变性、梭形和嗜酸细胞性即嗜酸细胞样细胞。

3. 免疫组化　阳性率分别为突触素（100%）、CK（96%）、嗜铬素（94%）、降钙素（80%）、CEA（75%）、生长激素释放抑制因子（50%）、5-羟色胺（21%）、促肾上腺皮质激素（17%）[7]。

4. 电镜　可见明显的膜包被的、电子致密的神经内分泌颗粒，大小70~420nm。有时还可见到细胞连接复合体、粗面内质网、线粒体、高尔基复合体和张力丝束。

【鉴别诊断】

1. 高分化神经内分泌癌　相比高分化神经内分泌癌，出现大细胞，明显的核仁、核分裂、坏死、多形性和血管淋巴管浸润。

2. 副神经节瘤　副节瘤的CK、CEA及降钙素阴性。

3. 恶性淋巴瘤　表达淋巴造血细胞的标记，神经内分泌标记阴性。

4. 甲状腺髓样癌　中分化神经内分泌癌和甲状腺髓样癌两者的免疫表型类似，对突触素、降钙素以及CEA均阳性，临床和影像学检测确认喉或甲状腺有无肿块对鉴别诊断提供帮助。转移性甲状腺髓样癌患者血清中降钙素水平几乎总是升高，而中分化神经内分泌癌患者血清降钙素水平是增高的，但也有罕见的中分化神经内分泌癌患者的血清降钙素是阴性，因此根据血清降钙素水平的高低来区别这两种肿瘤并非绝对可靠。最近认为甲状腺转录因子-1（TTF-1）在区分这两种肿瘤中有用，甲状腺髓样癌中TTF-1呈强阳性，且较广泛，而中分化神经内分泌癌TTF-1呈弱阳性，且较为局限。

5. 恶性黑色素细胞瘤　HMB45及酪氨酸酶阳性，而突触素和细胞角蛋白阴性。

【治疗与预后】　与高分化神经内分泌癌相似，中分化神经内分泌癌对化疗和放疗无效，应首选外科手术，根据肿瘤的部位，需采取部分或全喉切除术。由于颈部淋巴结转移率较高，即使临床上无颈部淋巴结转移，也应进行颈部淋巴结清除[8]。

中分化神经内分泌癌是侵袭性肿瘤，5年及10年生存率分别为48%、30%。43%的患者有颈部淋巴结转移，22%转移到皮肤及皮下组织，44%有其他远隔部位转移

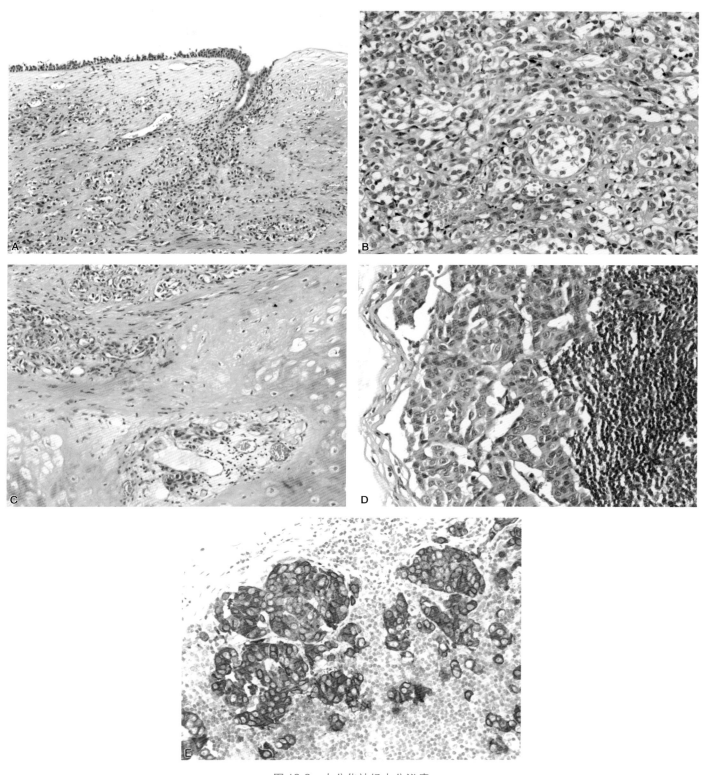

图 12-2　中分化神经内分泌癌

A. 喉复层纤毛柱状上皮黏膜下可见弥漫分布的肿瘤细胞（HE 染色，低倍放大）；B. 肿瘤细胞核呈泡状，可见明显的核仁（HE 染色，高倍放大）；C. 肿瘤侵犯喉甲状软骨（HE 染色，中倍放大）；D. 淋巴结转移性肿瘤（HE 染色，高倍放大）；E. 肿瘤细胞嗜铬素（CgA）免疫组化染色阳性（IHC 染色，高倍放大）

（特别是肺、肝、骨）[9]。不良的预后因素包括：发病时已有转移，切缘有肿瘤组织，血管淋巴管浸润及肿块大于1cm。DNA倍体检测对判断预后没有显著意义。

三、喉小细胞神经内分泌癌

喉小细胞神经内分泌癌（small cell neuroendocrine carcinoma of larynx）为高度恶性的上皮性肿瘤，由小圆形、椭圆形及梭形细胞组成，细胞显示神经内分泌分化。

【临床特征】　喉小细胞神经内分泌癌尽管占喉部神经内分泌肿瘤的第二位，但仍是少见的肿瘤，因为仅占喉癌的0.5%。常见于男性，男：女＝3：1，40岁以下的人群中罕见，患者多为严重吸烟者[10]。

喉小细胞神经内分泌癌可发生于喉的任何部位，但声门上部最常见。临床上，可出现与其他喉部肿瘤相关的症状和体征，症状和体征也取决于原发部位，声音嘶哑和吞咽困难是常见的症状，几乎半数的患者发病时即有颈部淋巴结转移。

发生副肿瘤综合征者罕见，个别病例可有库欣综合征、Eaton-Lambert综合征、Schwartz-Bartter综合征。少数病例显示血浆ACTH、前胃泌素和抗利尿激素水平升高。

【病理所见】

1. **大体特征**　肿物常表现为黏膜下溃疡性病变，与常见的鳞状细胞癌不易区分。

2. **镜下特征**　肿瘤由片状或带状的细胞组成，细胞排列紧密，细胞质不明显，细胞核呈圆形、卵圆形或梭形，染色质致密，无核仁。常见核分裂、坏死、凋亡、淋巴管、血管及神经周围浸润。血管壁周围核的挤压和DNA的沉积也常见，菊形团少见。黏膜常发生溃疡，但溃疡边缘处上皮无不典型增生。在极少数情况下，该病可能与鳞癌或腺癌有关。

3. **免疫组化**　与高分化神经内分泌癌及中分化神经内分泌癌相似，部分病例可表达TTF-1因子。

4. **电镜**　可见膜包被的、电子致密的神经内分泌颗粒，大小50~200nm，但与高分化神经内分泌癌及中分化神经内分泌癌相比，颗粒较少。

【鉴别诊断】

1. **高分化神经内分泌癌及中分化神经内分泌癌**　小细胞神经内分泌癌主要由短梭形细胞组成，细胞无核仁，核挤压、坏死和核分裂更常见；在小细胞神经内分泌癌中，TTF-1可阳性，而中分化神经内分泌癌中常阴性。

2. **基底样鳞状细胞癌**　典型的基底样鳞状细胞癌由基底样细胞和鳞状细胞组成，呈叶片状生长，中央为粉刺样坏死，可见明显的核仁，囊肿样区域和透明变性，神经内分泌标志物及TTF-1阴性。

3. **恶性淋巴瘤**　其LCA阳性，TTF-1阴性。

4. **肺转移性小细胞神经内分泌癌**　根据阴性的肺部影像学特点可与肺部原发性小细胞神经内分泌癌喉转移相鉴别。

5. **Merkel细胞癌**　该肿瘤CK20阳性。

【治疗与预后】　首选方法为化疗及放射治疗，不推荐进行手术治疗，即便病变处于早期阶段[11]。

SmCNEC预后较差、易于局部复发和远处转移。在被报道的20个病例中，12（60%）死于该病、3例（15%）无症状存活、4例（20%）带病存活和1例死于其他疾病。在一个肺外小细胞癌的研究中，有7例累及鼻窦，有14例原发于头颈部，它们的平均生存期仅仅为14.5个月。预后数据显示局部复发率约为45%，远处转移率为35%。常见的转移部位包括颈部淋巴结、肺、肝、骨髓和脊髓。

四、喉大细胞神经内分泌癌

喉大细胞神经内分泌癌（large cell neuroendocrine carcinoma of larynx）的细胞形态特征为细胞核增大，核仁明显，胞质中等量，免疫表型上表达神经内分泌标志物，例如嗜铬素、突触素等，在2005版WHO中将这种肿瘤归为不典型类癌，但因其高度恶性的临床特征，在2017版WHO中将其归类为低分化神经内分泌癌。

【临床特征】　喉大细胞神经内分泌癌的发病年龄9~88岁（平均61岁）。男性多见，报道的38例病例中，32例发生于男性。多数患者吸烟。

报道的38例大细胞神经内分泌癌病例中，受累部位分别为喉部（22例）、腮腺（6例）、口咽（3例）、鼻咽（3例）、鼻窦（3例）及下咽（1例）。临床症状与肿瘤发生部位及累及的范围相关，发生于鼻部患者可出现鼻出血、鼻腔阻塞症状。未见患者出现异位激素分泌或副肿瘤综合征的报道。

【病理所见】

1. **大体特征**　同小细胞神经内分泌癌。

2. **镜下特征**　细胞形态特征为细胞核增大，核仁明显，胞质中等量；核分裂数增多，超过10个/10个HPF；常见坏死；生长方式具有神经内分泌肿瘤的特征，例如呈器官样、小梁状、巢状、菊形团形成等。该肿瘤常出现神经及血管侵犯[12]。

3. **免疫组化**　与小细胞神经内分泌癌相似，表达神经内分泌标志物。

【鉴别诊断】

1. **中分化神经内分泌癌**　主要依据细胞核分裂数目进行鉴别，大细胞神经内分泌癌核分裂数>10个/10HPF

2. **非角化型鳞状细胞癌**　非角化型鳞状细胞癌表达

鳞状上皮标志物,不表达神经内分泌标志物。

【治疗与预后】 同小细胞神经内分泌癌,在 Lewis 等研究者总结的 10 例喉大细胞神经内分泌癌病例中,9 例患者发病时即为临床 IV 期,其中 60% 的患者死于该病[13]。

第二节 鼻神经内分泌疾病

鼻腔鼻窦的神经内分泌癌(sinonasal neuroendocrine carcinoma,NEC)少见,约占鼻窦部肿瘤总体的 5%[14]。鼻腔鼻窦的高分化神经内分泌癌和中分化神经内分泌癌都很少见,仅为个案报道。诊断标准与其他头颈部神经内分泌癌标准相同。小细胞神经内分泌癌(small cell carcinoma,neuroendocrine type,SCCNET)是鼻腔鼻窦神经内分泌肿瘤中最常见的组织学类型。

一、鼻小细胞神经内分泌癌

鼻小细胞神经内分泌癌(sinonasal small cell neuroendocrine carcinoma)为高度恶性的上皮性肿瘤,由小圆形、椭圆形及梭形细胞组成,细胞显示神经内分泌分化。

【临床特征】 鼻小细胞神经内分泌癌的发病年龄 26~77 岁,平均 49 岁,男女性别分布比例为 1:1~1.5:1,与吸烟、放射等因素无关。它起源于鼻腔或者副鼻窦,尤其是筛窦、上颌窦,可局限于这些部位。少数病例可侵犯鼻咽部、颅底、眼眶和大脑。影像学上表现为鼻窦局限性的软组织密度影,可伴有或不伴有邻近鼻窦的阻塞性密度影。一些肿瘤可出现一定程度的骨质破坏,侵犯眼眶、筛板或颅腔。

临床症状取决于肿物的侵犯程度,可出现间歇性鼻出血、鼻塞、进行性肿胀和畸形,眼球突出、视野缺损、脑神经麻痹和疼痛。

少数的小细胞神经内分泌癌可出现副肿瘤综合征,例如血肾上腺皮质激素或降钙素的升高。出现副肿瘤综合征特点时预示着疾病发生半年内患者的死亡。

【病理所见】

1. 大体特征 肿物常表现为黏膜下溃疡性病变,与常见的鳞状细胞癌不易区分。

2. 镜下特征 镜下形态学特点与肺小细胞癌相似(图 12-3)。肿瘤细胞位于黏膜下固有层内,表面黏膜上皮可完整或者伴有溃疡形成,但表面黏膜完整时,常不伴有不典型增生改变。一些病例中,肿瘤与浆黏液性腺体关系密切,似乎起源于它们。

3. 免疫组化 免疫组化染色抗体表达不一。绝大部分 CK 阳性,但可有阴性病例,阳性部位是核周复合体灶

状阳性。CD56 通常阳性,而对 NSE、S-100、Syn、CgA 表达不一。部分病例(约 40%)可表达 TTF-1。

所有肿瘤原位杂交检测 EBV 时为阴性。

4. 电镜 电镜下可出现或不出现神经内分泌颗粒。不同程度下出现细胞间连接,表现为缺乏或形成细胞桥粒。偶然情况下,可出现束状张力丝。

【鉴别诊断】 鉴别诊断主要包括鼻腔鼻窦其他小-圆细胞肿瘤。

1. 嗅神经母细胞瘤 是一个低级别的肿瘤,不出现显著的坏死和核分裂以及细胞的异型性,主要由小圆细胞组成,常形成菊形团和神经纤维样间质。免疫组化染色,细胞角蛋白染色及 TTF-1 染色阴性。

2. 横纹肌肉瘤 部分病例可局灶表达上皮标志物及神经内分泌标志物,但肌源性标志物阳性,例如 desmin、myogenin 和 MyoD1,该肿瘤多发生于年轻患者,肿瘤可出现 PAX3/7-FOXO1A 融合基因的表达。

3. 原始神经外胚叶肿瘤/尤因肉瘤 通常上皮标志物阴性,但弥漫表达 CD99,同时存在 EWS-FLI1 融合基因的改变,这个融合基因的产生与染色体转位相关:t(11:22)q(24:q12)。

4. 促纤维组织增生性小圆细胞肿瘤 罕见,可阳性表达上皮标志物及 desmin,但存在 EWSR1-WT1 融合基因改变。

5. 基底样鳞状细胞癌 神经内分泌标志(例如嗜铬素、突触素)阴性,如果活检组织较大时,可出现鳞状分化的区域。

6. 鼻腔鼻窦未分化癌 神经内分泌标志物阴性。

7. 转移性肺小细胞神经内分泌癌 虽然鼻腔鼻窦是肺小细胞神经内分泌癌的罕见转移部位,通过影像学以及细胞学来排除原发于肺部十分有必要。

【治疗与预后】 由于病例数少,尚未建立规范的治疗方法。在 MD Anderson 医院发表的一篇文章中,大约 50% 的患者的主要治疗方法为手术,大约 1/3 的患者接受了化学治疗。

虽然进行多科综合治疗,鼻腔鼻窦小细胞神经内分泌癌侵袭性高、预后较差。大约 35%~45% 的患者发生局部复发,20%~45% 患者可出现颈部淋巴结转移,20%~75% 患者出现远处转移,转移部位通常为肺、肝、骨和脑。平均中位生存期为 2~3 年,5 年存活率为 29%[15-17]。

二、鼻大细胞神经内分泌癌

鼻大细胞神经内分泌癌(sinonasal large cell neuroendocrine carcinoma)的细胞形态特征为细胞核增大,核仁明显,胞质中等量,免疫表型上表达神经内分泌标志物,例

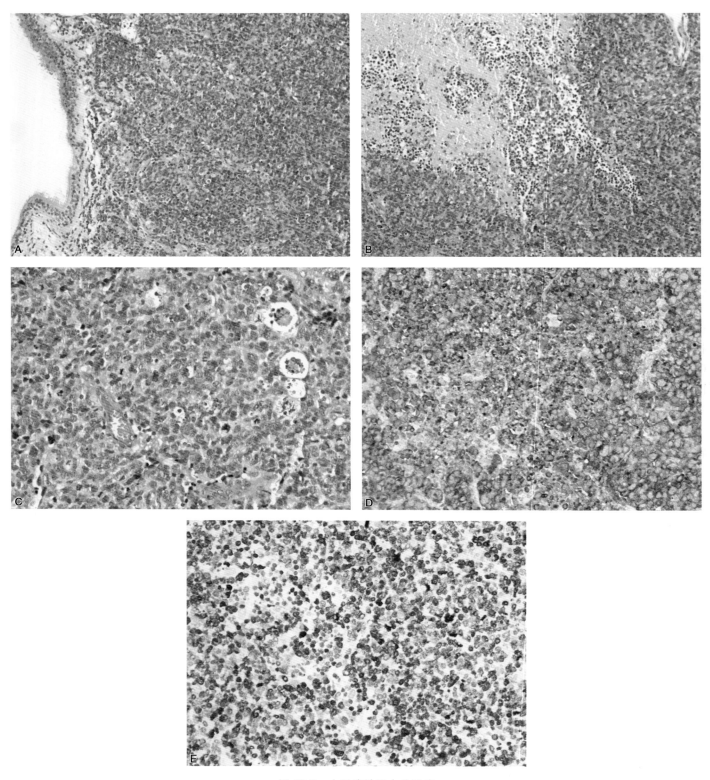

图 12-3　小细胞神经内分泌癌

A. 鼻黏膜下可见片状分布的肿瘤细胞（HE 染色，低倍放大）；B. 肿瘤细胞间可见大片坏死（HE 染色，低倍放大）；C. 可见较多核分裂及细胞凋亡（HE 染色，高倍放大）；D. CgA 免疫组化染色弥漫阳性（IHC 染色，高倍放大）；E. 肿瘤细胞增殖指数高，Ki-67 增殖指数约为 90%（IHC 染色，中倍放大）

如嗜铬素、突触素等,在 2005 版 WHO 中将这种肿瘤归为不典型类癌,但因其高度恶性的临床特征,在 2017 版 WHO 中将其归类为低分化神经内分泌癌。

【临床特征】 大细胞神经内分泌癌的发病年龄为 12~88 岁(平均 53 岁)。男性多见。症状与肿瘤发生部位及侵犯周围组织情况相关。未见报道患者出现异位激素分泌或副肿瘤综合征。

【病理所见】

1. **大体特征** 肿瘤体积较大,破坏性生长,可伴有出血及坏死。

2. **镜下特征** 细胞形态特征为细胞核增大,核仁明显,胞质中等量;核分裂数增多,超过 10 个/10 个 HPF;常见坏死;生长方式具有神经内分泌肿瘤的特征,例如呈器官样、小梁状、巢状、菊形团形成等。

3. **免疫组化** 与小细胞神经内分泌癌相似,表达神经内分泌标志物。

【鉴别诊断】 非角化型鳞癌:缺乏神经内分泌肿瘤的排列特点,例如缎带状、梁状、细胞巢周围细胞核栅栏状排列等。免疫组化标记物不同,鳞癌弥漫表达 P40、P63、CK5/6 等,而大细胞神经内分泌癌一般仅局限性表达 P63,不表达 CK5/6,表达神经内分泌标志物,例如嗜铬素、突触素等。

【治疗与预后】 针对局限性病例,手术治疗联合术后辅助放射治疗及化学治疗是最有效的治疗手段。当患者疾病累及多系统时,缓解性化学治疗或者支持性的对症治疗似乎更加适当。

鼻部大细胞神经内分泌癌与小细胞神经内分泌癌预后相当,比类癌及不典型类癌预后差。在一例鼻道神经内分泌肿瘤的报道中,不典型类癌、大细胞神经内分泌癌和小细胞神经内分泌癌的 5 年生存率分别为 83.3%、21.4% 和 20.8%[18]。

第三节　耳神经内分泌疾病

中耳神经内分泌腺瘤(neuroendocrine tumors of middle ear)是起源于中耳黏膜的良性腺性肿瘤,又称中耳腺瘤、中耳腺瘤样瘤和中耳类癌等,具有神经内分泌和黏液分泌双重分泌的特点。

【临床特征】 中耳神经内分泌腺瘤的发病年龄分布广泛,最常见于 20~80 岁,平均年龄 45 岁,男女比例相当[19]。

临床上,最常见的症状为单侧性、阻塞性听力丧失,也可发生耳塞、耳鸣以及眩晕。偶可出现疼痛、耳道流液和面神经麻痹,如果出现以上罕见症状,多提示临床恶性

生物学过程类癌综合征罕见[19]。

中耳神经内分泌腺瘤可发生中耳的任何部位,包括咽鼓管、乳突小房、听小骨、骨索神经等。中耳神经内分泌腺瘤影像学上表现为不含血管的软组织密度影,无破坏性生长、侵袭性生长或腐蚀性等特点。

【病理所见】

1. **大体特征** 表现为局限于中耳腔的肿物,鼓膜完整,肿物可延伸至乳突。罕见情况下,肿物可穿透鼓膜、延伸至外耳道,形成外耳道肿物。肿物大体形态为灰白色或棕红色、橡皮样或质地坚硬的肿块,切面无显著的出血改变。

2. **镜下特征** 镜下肿瘤无包膜,肿瘤细胞呈腺样、管状、及实性片状、小梁状、囊性、筛状排列,形态似类癌。管腔可单独存在或背靠背生长。管腔上皮细胞为单层立方或柱状上皮细胞,细胞胞质嗜酸性,细胞核圆形或卵圆形,富含染色质。细胞核仁可见,偏心分布。细胞可呈显著的浆细胞样外观,尤其是在实性区域显著,也可出现在腺样区域。细胞核周围的透明区域不明显。可出现显著的细胞异型性,但核分裂罕见。细胞间质成分稀疏,可为纤维性或黏液样细胞间质。

3. **免疫组化** 免疫组化染色 CK7、CK5.2、AE1/AE3 弥漫阳性,CK2 局灶弱阳性,可表达神经内分泌标记如 CgA、Syn、NSE 及多种多肽激素(人胰多肽、5-羟色氨、胰高血糖素、Leu-7)。Vimentin 可阳性。Desmin 和 Action 阴性。

【鉴别诊断】 包括鼓室球瘤、脑膜瘤和听神经瘤、继发于中耳炎的化生性腺体增生、耵聍腺腺瘤(有肌上皮、神经内分泌标记物阴性)及中耳腺癌。

【治疗与预后】 所有中耳神经内分泌腺瘤的主要治疗手段为完整手术切除。但肿瘤体积小、局限于中耳时可采用保守的手术方法,当肿瘤体积较大、累及范围广时,需采用广泛切除方法。

手术切除后肿瘤可发生复发,多与手术不完整切除有关。一些肿瘤发生局部侵犯并侵及重要组织结构时可导致患者死亡。

(师晓华)

参 考 文 献

1. Gale N, Poljak M, Zidar N: Update from the 4th Edition of the World Health Organization Classification of Head and Neck Tumours: What is New in the 2017 WHO Blue Book for Tumours of the Hypopharynx, Larynx, Trachea and Parapharyngeal Space. Head Neck Pathol, 2017, 11:23-32.

2. Ferlito A, Barnes L, Rinaldo A, et al. A review of neuroendocrine ne-

oplasms of the larynx:update on diagnosis and treatment. J Laryngol Otol,1998,112:827-834.

3. Ferlito A,Devaney KO,Rinaldo A. Neuroendocrine neoplasms of the larynx:advances in identification,understanding,and management. Oral Oncol,2006,42:770-788.

4. Soga J. Carcinoids and their variant endocrinomas. An analysis of 11842 reported cases. J Exp Clin Cancer Res,2003,22:517-530.

5. Laccourreye O,Brasnu D,Carnot F. Carcinoid (neuroendocrine) tumor of the arytenoid. Arch Otolaryngol Head Neck Surg, 1991, 117:1395-1399.

6. Wenig BM,Hyams VJ,Heffner DK. Moderately differentiated neuro-endocrine carcinoma of the larynx. A clinicopathologic study of 54 cases. Cancer,1988,62:2658-2676.

7. Woodruff JM,Senie RT. Atypical carcinoid tumor of the larynx. A critical review of the literature. ORL J Otorhinolaryngol Relat Spec, 1991,53:194-209.

8. van der Laan TP,Plaat BE,van der Laan BF. Clinical recommenda-tions on the treatment of neuroendocrine carcinoma of the larynx:A meta-analysis of 436 reported cases. Head Neck,2015,37:707-715.

9. Gillenwater A,Lewin J,Roberts D. Moderately differentiated neuro-endocrine carcinoma (atypical carcinoid) of the larynx:a clinically aggressive tumor. Laryngoscope,2005,115:1191-1195.

10. Gnepp DR. Small cell neuroendocrine carcinoma of the larynx. A critical review of the literature. ORL J Otorhinolaryngol Relat Spec, 1991,53:210-219.

11. Baugh RF,Wolf GT,Beals TF. Small cell carcinoma of the larynx:

results of therapy. Laryngoscope,1986,96:1283-1290.

12. Lewis JS Jr,Spence DC,Chiosea S. Large cell neuroendocrine carci-noma of the larynx:definition of an entity. Head Neck Pathol,2010, 4:198-207.

13. Lewis JS Jr,Ferlito A,Gnepp DR. Terminology and classification of neuroendocrine neoplasms of the larynx. Laryngoscope, 2011, 121: 1187-1193.

14. Renner G. Small cell carcinoma of the head and neck:a review. Se-min Oncol,2007,34:3-14.

15. Babin E,Rouleau V,Vedrine PO,et al. Small cell neuroendocrine carcinoma of the nasal cavity and paranasal sinuses. J Laryngol Otol,2006,120:289-297.

16. Pierce ST,Cibull ML,Metcalfe MS,et al. Bone marrow metastases from small cell cancer of the head and neck. Head Neck,1994,16: 266-271.

17. Khan M,Nizami S,Mirrakhimov AE,et al. Primary small cell neu-roendocrine carcinoma of paranasal sinuses. Case Rep Med,2014: 874719.

18. Kao HL,Chang WC,Li WY,et al. Head and neck large cell neuro-endocrine carcinoma should be separated from atypical carcinoid on the basis of different clinical features,overall survival,and patho-genesis. Am J Surg Pathol,2012,36:185-192.

19. Torske KR,Thompson LD. Adenoma versus carcinoid tumor of the middle ear:a study of 48 cases and review of the literature. Mod Pathol,2002,15:543-555.

第十三章

其他系统神经内分泌疾病

第一节　涎腺神经内分泌肿瘤

一、涎腺小细胞癌

涎腺小细胞癌(small cell carcinoma of the salivary glands)是罕见的恶性上皮性肿瘤,肿瘤由胞质少的间变的小细胞构成,核染色质细腻,有不明显的核仁。

【临床特征】　患者的典型表现是无痛性、迅速生长的肿块,病史数月。颈淋巴结肿大和面神经麻痹常见。异位激素产生所形成的副肿瘤综合征少见。该肿瘤占涎腺肿瘤的1%以下,约为涎腺恶性肿瘤的2%。多数患者诊断时的年龄大于50岁,但年轻患者也有报道。男性稍多见。

【病理所见】

1. 大体特征　大体上,肿瘤质硬、边界不清,常浸润周围的涎腺实质和邻近软组织。切面通常为灰白色,常伴坏死和出血。

2. 镜下特征　显微镜下,肿瘤的特征是片状、条索或不规则间变的细胞巢及不等量的间质。肿瘤细胞巢的外围细胞可呈栅栏状。偶见玫瑰花样结构。肿瘤细胞大小通常为成熟小淋巴细胞的2~3倍,细胞核圆形或椭圆形,胞质少,可见梭形或多边形细胞。核染色质呈细颗粒状,无核仁或核仁不明显。细胞界限不清,核分裂多。可见小灶性导管分化,也有鳞状分化区出现的描述。常见广泛的坏死、血管和周围神经浸润。

3. 免疫组化　多数病例的肿瘤细胞至少表达一种神经内分泌标志如突触素、嗜铬素A、CD57和CD56。但NSE免疫染色对于确定肿瘤的神经内分泌分化是不够的。多数小细胞癌角蛋白阳性,呈特征性的核旁点状阳性。多数肿瘤也呈上皮膜抗原阳性。与Merkel细胞癌相似,但与肺的小细胞癌不同,4例涎腺小细胞癌中的3例呈CK20阳性,S-100和HMB45阴性[1]。

4. 电镜　约1/3的小细胞癌中有膜包绕的神经内分泌颗粒,可见松散的胞质内细胞器,形成良好或不良的桥粒。也有报道出现多向分化的肌微丝样微丝。

【治疗与预后】　50%以上的肿瘤出现局部复发和转移。血行转移较颈淋巴结累及多见。大涎腺发生的小细胞癌的5年生存率约为13%~46%。原发性肿瘤>3cm、CK20阴性、神经内分泌标志免疫染色反应减弱者的总生存率较低。

二、涎腺大细胞癌

涎腺大细胞癌(large cell carcinoma of the salivary glands)是罕见的高度恶性涎腺上皮性肿瘤,由含丰富胞质的多形性细胞构成,无其他特殊类型肿瘤的特征。

【临床特征】　表现为快速生长的实性肿块,常与邻近组织固定。面神经麻痹和颈淋巴结肿大多见。多数发生在大涎腺,特别是腮腺。少数发生在小涎腺。多数患者在60岁以上,男女发病均等。

【病理所见】

1. 大体特征　大体上,肿瘤通常界限不清,实性。切面灰白色,出血易见。常侵犯至脂肪、肌肉组织和邻近涎腺组织。

2. 镜下特征　显微镜下,肿瘤由大的多形性细胞(大于30μm)构成,有丰富的嗜酸性胞质。有些肿瘤细胞有明显的黏附差的特点,与淋巴瘤相似。肿瘤细胞核呈多边形或梭形,核仁显著,染色质粗,呈泡状分布。细胞边界通常清楚,可以出现奇异的巨细胞,核分裂容易见到。肿瘤呈片状、梁状生长,有明显的坏死倾向。有些肿瘤细胞呈器官样、玫瑰花环样和外周栅栏样排列。可出现局部导管或鳞状分化。局部可见淋巴样细胞浸润,呈斑片样。常见周围神经和血管侵犯。

3. 免疫组化　有些肿瘤可能有一种神经内分泌标志为阳性,如嗜铬素A、突触素、CD57、PGP9.5或CD56。CD20阴性,Ki-67标记指数常高于50%。在2例大细胞神经内分泌癌的报道中,肿瘤细胞有弥漫的Bcl-2蛋白、表皮生长因子受体和周期素D1的表达,p21/waf1和

p27/kip1 的表达降低。对 5 例的研究发现有 4 例有弥漫的 TP53 核阳性[2]。

4. 电镜　肿瘤细胞偶尔有鳞状分化和腺样分化，而在光镜水平不明显。在报道的病例中部分可见神经内分泌颗粒，细胞之间有明显的桥粒样结构。

【**治疗及预后**】大细胞癌为侵袭性肿瘤，有局部复发、颈淋巴结转移和远处转移的倾向。肿瘤大小是预后指标，研究表明，所有肿瘤大于 4cm 的患者都死于远处转移。

第二节　胆囊和肝外胆管的神经内分泌肿瘤

发生于肝外胆管或胆囊的伴神经内分泌分化的肿瘤，包括神经内分泌瘤和神经内分泌癌。混合型腺神经内分泌癌同时具有内分泌和外分泌成分，并且每种成分均占瘤体的 30% 以上。分类如下：

1. 神经内分泌瘤（NET）

NET G1

NET G2

2. 神经内分泌癌（NEC）

大细胞 NEC

小细胞 NEC

3. 混合型腺神经内分泌癌（MANEC）

4. 杯状细胞类癌

5. 管状类癌

【**临床特征**】胆囊 NETs 多无特异性症状，多在胆囊切除标本中偶然发现。偶见反复上腹痛。肝外胆管 NETs 的典型症状包括胆绞痛和无痛性梗阻性黄疸。个别肝总管 NET 分泌胃泌素（胃泌素瘤），引起 Zollinger-Ellison 综合征。

NECs 的主要症状是腹痛，其他临床表现包括腹水、腹部肿块和黄疸。此外，已有 NECs 相关激素综合征的个案报道，1 例分泌 ACTH 的小细胞癌导致库欣综合征，另 1 例出现副肿瘤感觉性神经病。所有类型的神经内分泌肿瘤均多位于胆囊而非肝外胆管。NETs 和 NECs 可累及胆囊的各个部位（颈部、体部或底部）。肝外胆管 NETs 亦可起源于胆道系统的任何位置，包括肝总管、胆囊管和胆总管上段/下段；其中胆管汇合处（胆囊管、肝总管或左右肝管）和胰腺内远端胆总管是最常见的发病部位。NECs 多位于胆管远端，仅有 1 例胆囊管 NEC 的报道。胆管和胆囊的 NETs（类癌）很少见。在对 8305 例不同部位的类癌分析研究中，有 19 例胆囊类癌和 1 例胆道类癌，分别占 0.2% 和 0.01%。NETs 的平均发病年龄为 60 岁，无性别差异。NECs 占所有胆囊恶性肿瘤的 4%，略多见于女

性，平均发病年龄为 65 岁。肝外胆道系统和胆囊 NETs 的病因不明。NECs 可能与胆结石有关。

【**病理所见**】

1. 大体特征　大体上，胆囊 NETs 通常体积小（直径多<2cm）、呈灰白色或黄色的黏膜下结节或息肉，有时浸润肌壁。一些肿瘤带蒂，多发者偶见。NETs 直径 0.3～0.5cm，因此在胆囊大体检查时容易被遗漏。胆管 NETs 大多为小的黏膜下结节，伴不同程度纤维化。虽然大体上肿瘤界限清楚，但呈浸润性生长，类似于原发性胆管腺癌，瘤体平均直径 2cm，较少侵及周围组织。部分肿瘤的大体形态与胆管乳头状肿瘤相似，呈息肉样。

NECs 和 MANECs 表现为结节状肿物或弥漫浸润胆囊或胆管壁。胆囊和胆管 NECs 均可呈息肉样。平均直径 3cm，但肿瘤体积也可以很大，并广泛侵及肝及邻近组织。

2. 镜下特征及免疫组化

（1）神经内分泌瘤（neuroendocrine tumor，NET）：肿瘤细胞大小均一，核圆形或椭圆形，核仁不明显，胞质嗜酸性，瘤细胞排列呈多种形态，可呈实性巢状、小梁状及管状。肿瘤细胞免疫组化 CK、CgA、Syn、NSE 和一些肽类激素阳性，后者包括 5-羟色胺、胃泌素、胰多肽和生长激素抑制素。

胆囊透明细胞 NETs 镜下呈泡沫状，瘤细胞胞质丰富，内含脂质小泡。PAS 特殊染色阴性，即胞质内无糖原或黏液。这一亚型可散发，或伴 Vonhippel-Lindau（VHL）病。VHL 病相关 NETs 的 inhibin A 染色阳性，而散发者 inhibin A 阴性。

（2）神经内分泌癌（neuroendocrine carcinoma，NEC）：胆囊和肝外胆管 NECs 分为小细胞型和大细胞型。小细胞型的瘤细胞形态和生长方式均与肺小细胞癌相似。胆囊的小细胞癌比发生于肝外胆管者常见。

1）小细胞神经内分泌癌（small cell neuroendocrine carcinma，SmCNEC）：肿瘤由梭形或圆形细胞组成，排列成巢状、片状、索状或花环状，偶尔可见菊形团样结构和小管。高倍镜下可见特征性的核拥挤表现。广泛坏死和上皮下生长是其特点，坏死区域血管呈强嗜碱性染色。瘤细胞核圆形或椭圆形，深染，核仁不明显。一些病例可见少量的瘤巨细胞。偶尔可见局灶类似腺癌的腺样结构，或者鳞状分化。核分裂象常见，文献报道为 15～206（平均 75）个/10HPF。小细胞型 NECs 弥漫表达 NSE 和 Syn，常散在表达 CgA。此外，肿瘤细胞还表达上皮标志，如 AE1/AE3、EMA 和 CEA。一些肿瘤细胞可表达 5-羟色胺、生长抑素和 ACTH。83% 的病例中检测到 P53 过表达，67% 的病例检测到 pRb 丢失。超微结构发现少量的致密分泌颗粒[3]。

2）大细胞神经内分泌癌（large cell neuroendocrine carcinoma，LCNEC）：肿瘤由具有器官样生长方式的大细胞构成，常见排列呈玫瑰花环样，细胞核泡状，核仁明显，胞质多少不等（图13-1）。肿瘤细胞表达 CK、CgA 和 Syn。Ki-67 指数大于 50%。可有灶性腺癌成分[4]。

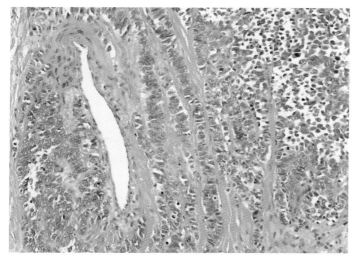

图 13-1 胆囊大细胞神经内分泌癌
肿瘤由具有器官样生长方式的大细胞构成（HE 染色，中倍放大）

3）混合性腺神经内分泌癌（mixed adeno-neuroendocrine carcinoma，MANEC）：MANECs 由腺癌或鳞癌混合 NET 或 NEC 而成，每种成分至少占肿瘤总体积的 30%（图13-2）。神经内分泌成分具有单纯 NET 或 NEC 的特征，呈实性和（或）小梁状结构，细胞嗜银性，内分泌标记阳性（CgA、NSE、CD56/NCAM、5-羟色胺和胃泌素）。腺癌成分由柱状细胞、杯状细胞和潘氏细胞形成管状、乳头状结构。鳞状成分表现为鳞状细胞巢，有时角化，与周围

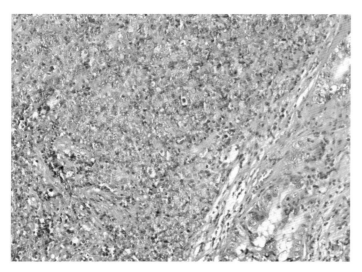

图 13-2 胆囊混合性腺神经内分泌癌
腺癌与 NEC 混合（HE 染色，中倍放大）

NEC 成分界限截然。有报道 1 例弥漫型 MANEC 由含黏液的印戒细胞和透明神经内分泌细胞混合而成。

【治疗与预后】相对于其他胃肠道部位，胆囊和胆管神经内分泌肿瘤没有 TNM 分期的分类规范。这可能是由于这些部位原发的 NETs 和 NECs 相对罕见。假定肿瘤的生物学特性差异不大，实际工作中可采用胆囊和胆管腺癌的 TNM 分类标准。

胆囊和胆管 NETs 的恶性生物学指标是区域或远处转移，和（或）局部侵袭性生长，包括固有层或深部浸润和神经侵犯。恶性行为的危险性主要取决于肿瘤大小。直径 0.3~0.5cm 的 NETs 通常不发生转移，而直径>2cm 的 NETs 常侵及肝脏和（或）转移。胆囊 NETs 出现区域或远处转移的概率分别为 44% 和 11%。美国国立癌症研究所"监测、流行病学和结果数据库"（Surveillance，Epidemiology and End Results，SeeR）数据的 5 年生存率为 41%。大约 1/3 的胆管 NETs 在诊断时已转移。积极的外科手术是治愈的唯一机会，因此是首选的治疗方法。5 年生存率为 60%~100%。

小细胞型和大细胞型 NEC 的预后差。约 40%~50% 的患者诊断时即为播散性病变。胆囊小细胞 NEC 对化疗和放疗的效果很好，文献报道采用肺小细胞癌的治疗方案可使生存率达到 1 年以上。

MANECs 的生物学行为类似于腺癌，因此临床上比 NETs 更具侵袭性。

第三节　肝神经内分泌肿瘤

（一）类癌

肝的类癌（carcinoid），可为单发或多发，绝大多数是由于胃肠道原发性肿瘤转移所致。然而，个别情况下，在长期临床或尸检没有其他部位肿瘤的情况下，肝内可见典型的类癌。小肠的原发性类癌可能很小，手术中被忽略在所难免，在此情况下或许可以将类癌视为肝内原发性肿瘤。实际上，鉴于正常肠道存在神经内分泌细胞以及胆囊和肝外胆管可发生类癌，肝发生原发性类癌也是可能的。事实上，在报道的肝类癌中有 1 例就位于肝内胆管。有些肿瘤胃泌素免疫反应呈阳性，并且伴有 Zollinger-Ellison 综合征，其他类癌所致的症状是由于血管活性肽产生过多所致。已报道比类癌分化更差的肝肿瘤仍可出现神经内分泌特征，这些肿瘤被称为神经内分泌癌。肝细胞肝癌中偶尔出现神经内分泌分化。

（二）副神经节瘤

肝副神经节瘤（paraganglioma）偶有报道。

第四节　皮肤神经内分泌肿瘤

一、Merkel 细胞癌

Merkel 细胞癌（Merkel cell carcinoma）是一种少见的呈上皮和神经内分泌分化的原发性皮肤肿瘤，肿瘤细胞与 Merkel 细胞有相似的形态学、免疫组织化学和超微结构特点，但在组织起源上的直接关联尚未得到证实。

【临床特征】　大多数肿瘤为孤立性病变，表现为无痛性、半球形结节或硬结样斑块，为红色、紫色或肉色，有时形成溃疡。一般为数周或数月内快速生长，大多数病变直径小于 2cm。大多数 Merkel 细胞癌位于日光照射部位皮肤，最常受累的部位是头颈部（50%）和四肢（40%），位于躯干和外阴者少于 10%，发生于黏膜表面者罕有报道。Merkel 细胞癌的解剖部位和地理分布提示日光照射是其主要的危险因素，器官移植者以及 HIV 感染者发病率相对较高则提示慢性免疫抑制对其发病起作用。Merkel 细胞癌主要见于成年人和老年人，儿童少见。据估计，Merkel 细胞癌的发病率在美国约为 470 例/年，最常见于高加索人，黑人中非常罕见。男性比女性更常见，男女发病率之比为 2.3:1。肿瘤一般发生于老年人日光照射部位皮肤，中位年龄是 69 岁。

【病理所见】

1. **镜下特征**　显微镜下，Merkel 细胞癌是一种小蓝细胞肿瘤，由大小一致、核呈圆形或卵圆形、胞质很少的细胞构成（图 13-3）。肿瘤细胞核膜清晰，染色质细，核仁一般不明显，核分裂象和核碎片很多。可见灶状梭形细胞分化。肿瘤以真皮为中心，常累及皮下脂肪，表皮内可见派杰样浸润，偶尔肿瘤细胞可完全局限于表皮，部分病例表皮形成溃疡。肿瘤在真皮内呈弥漫片状或实性巢状分布，缎带或彩带样小梁状结构主要见于肿瘤周边部，很少形成假菊形团。真皮偶尔表现为促纤维增生性反应。病变大者可出现灶状坏死，原发瘤周围常有血管淋巴管侵犯。Merkel 细胞癌伴发原位或浸润性鳞癌者并不少见，伴发病变可呈鳞状上皮和汗腺双向分化表型，甚至出现鳞状上皮、腺样和黑色素细胞三种分化表型。有时肿瘤内可见部分或完全退变的区域。

2. **免疫组化**　Merkel 细胞癌显示上皮和神经内分泌分化，肿瘤细胞表达低分子量 CK、EMA 和上皮标记 Ber-EP4。CK20 是 Merkel 细胞癌的敏感而相当特异的标记。低分子量 CK 和 CK20 阳性信号一般呈小点状位于核旁，也可呈帽状位于核旁或为胞质弥漫阳性。CK20 加 TTF-1 对于鉴别皮肤 Merkel 细胞癌（CK20 阳性，TTF-1 阴性）与肺小细胞癌（<10% 的病例为 CK20 阳性，TTF-1 阳性）很有帮助。CK20 和广谱 CK 对于检测前哨淋巴结内的微小隐性转移灶也很有帮助。肿瘤细胞表达的神经内分泌分化标志有嗜铬素 A、突触素、NSE、CD56（图 13-4）、生长抑素、降钙素、胃泌素等。Merkel 细胞癌还表达 CD117，将近 1/3 的肿瘤表达 CD99。肿瘤细胞 LCA 和 S-100 阴性[5]。

【鉴别诊断】　包括基底细胞癌、黑色素瘤、淋巴瘤、汗腺癌、低分化鳞状细胞癌、转移性神经母细胞瘤、原发性外周 PNET 及转移性神经内分泌癌。

【治疗与预后】　Merkel 细胞癌的治疗方法是肿瘤原发部位广泛切除加局部淋巴结清扫。放疗有效，可以作为辅助手段。转移性肿瘤可用化疗，局部复发提示预后不良。

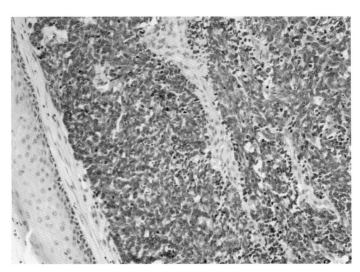

图 13-3　皮肤 Merkel 细胞癌
由大小一致、核呈圆形或卵圆形、胞质很少的细胞构成（HE 染色，中倍放大）

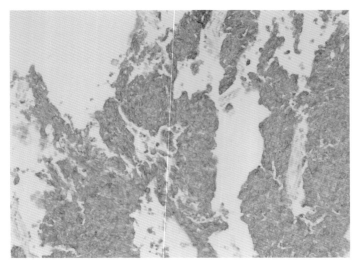

图 13-4　皮肤 Merkel 细胞癌
瘤细胞 CD56 阳性

二、其他神经内分泌肿瘤

在皮肤可以见到与肺相似的小细胞神经内分泌癌和大细胞神经内分泌癌。它们可能是 Merkel 细胞癌的形态学亚型，但要除外内脏肿瘤转移的可能。与其他典型的 Merkel 细胞癌相似，这些皮肤的神经内分泌癌可能表现出向骨骼肌或其他间叶方向分化的特征。

大多数文献报道的皮肤外周神经母细胞瘤也属于 Merkel 细胞癌，有些则与 Merkel 细胞癌完全不同，但肯定是神经源性的，另外一些属于 Ewing 肉瘤/PNET 家族。原发于皮肤的岛状和梁状类癌也有报道。这些应与内脏器官（尤其是肺的）类癌的皮肤转移鉴别。

（姜　英）

参 考 文 献

1. Liu M,Zhong M,Sun C. Primary neuroendocrine small cell carcinoma of the parotid gland：A case report and review of the literature. Oncol Lett,2014,8（3）：1275-1278.

2. Casas P,Bernáldez R,Patrón M,et al. Large cell neuroendocrine carcinoma of the parotid gland：case report and literature review. Auris Nasus Larynx,2005,32（1）：89-93.

3. Mahipal A,Gupta S. Small-cell carcinoma of the gallbladder：report of a case and literature review. Gastrointest Cancer Res,2010,4：135-136.

4. Mezi S,Petrozza V,Schillaci O,et al. Neuroendocrine tumors of the gallbladder：a case report and review of the literature. J Med Case Rep,2011,5：334.

5. Paul W. Harms,Angela M. B. Collie,Daniel H. Next Generation Sequencing of Cytokeratin 20-Negative Merkel Cell Carcinoma Reveals Ultraviolet Signature Mutations and Recurrent TP53 and RB1 Inactivation. HovelsonMod Pathol,2016,29（3）：240-248.

第十四章

多发性内分泌肿瘤

第一节　多发性内分泌肿瘤1型

多发性内分泌肿瘤（multiple endocrine neoplasia, MEN）1 型是常染色体显性遗传的疾病，是胚系基因 *MEN1* 突变导致的多发性、肿瘤性的内分泌器官的病变，这些器官包括甲状旁腺、胰腺内分泌部、十二指肠、垂体前叶，还有不常见的胃、肾上腺皮质、胸腺和肺。另外，各种非内分泌的病变也可以发生在皮肤、中枢神经系统和软组织[1]。

【同义词】　Werner 综合征；多发性内分泌腺瘤病 1 型；家族性 Zollinger-Ellison 综合征。

【发生率和患病率】　在大多数人群中，发生率为 1/40 000～1/20 000。大约 10% 的患者胚系基因 *MEN1* 突变是重新发生的突变，并无家族史。

【年龄分布和外显率】　MEN1 为常染色体显性遗传，具有年龄相关的外显率和变化多样的表现。男女两性患病概率均等，没有地域、种族或人种的差异。≥50% 患者临床原发甲状旁腺功能亢进出现在年龄 20 岁。*MEN1* 基因的外显率很高，一项研究中显示，在年龄 20 岁的突变基因携带者中发现有 MEN1 临床表现的比例为 43%，而在年龄 35 岁的突变基因携带者中为 85%，在 50 岁的突变基因携带者中为 94%。在其他的系列研究中，观察到年龄 60 岁的突变基因携带者的外显率为 100%。绝大多数的 MEN1 个体（90%）都有一个患病的父亲或母亲，尽管即使在同一个家系中，症状的出现可以变化多样。

【诊断标准】　新近诊断为 MEN1 相关病变（表 14-1）的个体，并且满足遗传性肿瘤相关的常见要求（年龄<50 岁，有家族史，多发的或复发的肿瘤，2 个或多个内分泌器官或系统受累），MEN1 的诊断应予以考虑。

本节主要介绍 MEN 1 型的特异性肿瘤和病变。

一、甲状旁腺功能亢进

【年龄分布和外显率】　甲状旁腺累及见于各年龄组，

表 14-1　在 MEN1 中各个器官改变的频率和临床特征

器官改变	频率	临床特征
甲状旁腺	≥90%	原发甲状旁腺亢进
微腺瘤病		
胰腺内分泌部	30%～75%	
多发性无功能微腺瘤		
无功能宏腺瘤		
功能性宏腺瘤		
胰岛素瘤	10%～30%	低血糖综合征
其他	少见	
十二指肠		
多发性胃泌素瘤	50%～80%	Zollinger-Ellision 综合征
垂体腺体	30%～40%	
腺瘤	70%	临床无症状、局部症状、垂体功能不全
泌乳素细胞腺瘤	常见	闭经、溢乳
生长激素细胞腺瘤	9%	肢端肥大症
促肾上腺皮质激素细胞腺瘤	4%	库欣综合征
其他	少见	
其他病变		
神经内分泌肿瘤（胸腺、胃、肺、小肠）	5%～10%	
皮肤（面部血管纤维瘤、胶原瘤、色素性病变）	40%～80%	
肾上腺皮质增生/肿瘤	20%～45%	
脂肪瘤	10%	
脊髓的室管膜瘤	少见	
软组织肿瘤	少见	

男女性别分布相同，大约 90%～95% 的 MEN1 患者中发生甲状旁腺的累及[2]。发展为出现甲旁亢生化指标异常的累及人群的比例随年龄而增长。在具有原发甲旁亢的<40 岁的个体中，MEN1 的发生率大约在 5%～13%。

【临床特征】 在多数患者中,原发甲旁亢是 MEN1 最早出现的临床表现。患者通常表现有多个甲状旁腺腺体的疾病,而非孤立性腺瘤,孤立性腺瘤是散发性原发甲旁亢的一个常见的特征。随着常规血清钙检测的应用,多数具有甲旁亢的 MEN1 患者并无症状,缺少长期或严重的高钙血症相关的典型症状:例如所谓的食欲下降、恶心、便秘(胃肠道症状)、结石(肾结石相关症状)、骨症状(骨痛和骨的相关症状)和神经精神症状(心理学和(或)中枢神经系统相关的症状)等。

【病理所见】 尽管多发异常的甲状旁腺腺体的改变常常导致甲状旁腺增生的诊断,近期分子检测的数据提示 MEN1 相关的多个甲状旁腺腺体病变是由多个单克隆的增生组成,构成了多发性的多个腺体的微腺瘤。因为多个甲状旁腺腺体的累及可以是不对称和不同时发生,因此多数 MEN1 患者并没有经历更常见的严格外科手术处理。在 12% 的病例中,由于异位或多出的甲状旁腺会导致纵隔复发,因此有经验的外科医生也考虑进行预防性的部分胸腺切除术。结果,在 MEN1 患者的全颈部和纵隔探查术中,外科病理医生经常被要求评估多个手术样本。因此,在 MEN1 相关甲旁亢的术中咨询过程中,诊断医生的作用通常是区分甲状旁腺腺体与可能被外科医生误认为甲状旁腺的其他结构。

单个腺体受累变化不一,但是通常在巨检中或多或少都有增大(>8mm)和重量的增加(>60mg)。组织学上,它们显示为多结节的增生,主要由主细胞构成,其次是由嗜酸细胞和(或)透明细胞构成。不像多数的散发性甲状旁腺腺瘤,MEN1 相关甲状旁腺增生缺乏非病变区甲状旁腺组织的特征性的萎缩性边缘。类似边缘样的区域可以出现在一些腺体中,但是,这些区域是富细胞性的而不是萎缩的。罕见的情况,可发生囊性变。细胞核的异型性、坏死以及显著的核分裂象并不常见。腺体可有间质纤维化和甚至不规则的边界,这些改变可以模仿一些其他因素相关的甲状旁腺增生的形态学特征,例如长期慢性肾衰或锂暴露、不典型甲状旁腺腺瘤和操作所引起的反应性改变(例如细针穿刺涂片和乙醇注射消融)。

几乎所有的 MEN1 相关的甲状旁腺肿瘤的生物学行为都是良性的,癌极其少见,恶性的诊断需要明确的证实浸润到周围器官、血管或神经周间隙,和(或)出现转移。在多发性内分泌肿瘤 4 型中,甲状旁腺的改变在组织学上无法与 MEN1 区分。患者表现出 MEN1 样的改变,但是缺乏胚系 *MEN1* 突变,因此应进行 *CDKN1B* 突变的检测。

二、垂体肿瘤

【年龄分布和外显率】 垂体肿瘤发生在大约 30%~40%(范围 10%~50%)的 MEN1 患者中。近期源于对 323 例年龄大于 16 岁的 MEN1 患者的常规筛查数据显示,外显率为 38%。与散发性肿瘤的患者(平均患者年龄:40 岁)相比,MEN1 的垂体腺瘤的患者倾向于更年轻(患者年龄均数±标准差:35.1±14.8 岁)。报道的最年轻的患者的发病年龄是 5 岁。

【临床特征】 女性,尤其是年轻女性,比男性更常见发生垂体肿瘤,女性占了 76% 的年龄小于 21 岁的患者,在大于 16 岁患者中女性占 63%;但是男性更容易出现宏腺瘤(大于 0.5cm),尤其是年轻的男性患者。垂体腺瘤在 17%(范围 10%~25%)的 MEN1 患者中作为首发症状出现,21% 的这类患者年龄小于 21 岁。泌乳素细胞腺瘤最常见,其次是非功能性腺瘤(占 15% 的病例)、生长激素细胞腺瘤(9%)、促肾上腺皮质激素细胞腺瘤(4%)和促甲状腺素细胞腺瘤。促性腺激素细胞的癌的报道例外。

有关治疗反应的数据是有争议的。早期的和儿科的报道显示,功能性垂体腺瘤对药物治疗和(或)外科治疗的反应不是最理想的,但是在荷兰 MEN1 成人患者的队列研究的数据显示,泌乳素细胞腺瘤对多巴胺激动剂的治疗反应好。

【病理所见】 外科切除的 MEN1 相关的功能性腺瘤(72%)与非功能性腺瘤(64%)的比例相似,但是 MEN1 相关的腺瘤更常为多发性的(多发性占 40%~5% 的患者,单发性占 0.1%),并且分泌多种激素(占 100%~39% 的患者),泌乳素和生长激素是最常检测到的两种激素[3]。与散发的病例相比,大多数肿瘤(760%~85%)是宏腺瘤,体积显著增大,常更具有侵袭性,具有较高的 Ki-67 增殖指数。MEN1 肿瘤比散发性腺瘤显示出有更多的 S-100 阳性的滤泡星形细胞。生长激素细胞或催乳生长激素细胞的增生已有描述,但并不常见;在一些病例中是由于有异位生长激素释放激素(GHRH)-分泌型神经内分泌肿瘤(NET)的发生,常见于胰腺。重要的是要注意鉴别在其他的情况下发生的多发的腺瘤和垂体增生。在一个非常年轻的 MEN1 患者的浸润性肿瘤中,检测到过表达肿瘤发生(*TPD52*、*FOS* 和 *SHC1*)和细胞生长(*GNAS*、*FOSB* 和 *SRF*)相关的基因,并有 E-cadherin 功能的丢失。未发现有基因型-表型之间的关联性。

三、十二指肠和胰腺病变

【年龄分布和外显率】 MEN1 相关的十二指肠和胰腺 NETs(PanNETs)的临床发病年龄高峰在 40~60 岁,但是任何年龄的患者均可患病。男女性别分布均等。MEN1 相关的 Zollinger-Ellision 综合征（ZES）占所有 ZES 病例的 20%~30%，MEN1 相关 ZES 患者通常比散发性 ZES 病例的年龄要年轻 10 岁。在一个尸检的研究中，胰腺肿瘤的外显率接近 100%。

【临床特征】 在大约 40% 的 MEN1 患者中观察到了十二指肠和（或）PanNETs 的临床症状。通过临床筛查法评估，具有临床表现的比例为 30%~75%。ZES 是最常见的激素综合征（出现在 60% 的病例中），其次为高胰岛素低血糖血症和其他少见的综合征，例如 GHRH 综合征和胰高血糖素瘤综合征。

【病理所见】 在几乎所有的 MEN1 患者 ZES 病例中，胃泌素过多都是源于多中心的 NETs，典型的位于十二指肠上部的黏膜和黏膜下层，有时会在溃疡的边缘。肿瘤通常小于 1cm，因此难于检测。在 80% 之多的病例中，肿瘤在十二指肠周和（或）胰腺周出现大的淋巴结的转移病灶，这些病灶之前认为是胃泌素瘤的原发灶。肝转移很罕见（占 3%~4% 的 MEN1 患者），发生在疾病进程的晚期。

组织学上，肿瘤分化好（1 级），显示为小梁状到假腺样的排列模式，主要是胃泌素染色阳性。罕见的情况下，生长抑素阳性的肿瘤也可发生于十二指肠。这些肿瘤与十二指肠隐窝和 Bruuner 腺中的胃泌素和生长抑素细胞局灶性增生相关，肿瘤在这个部位以小的单克隆性的结节形式而出现。与一个或几个宏肿瘤（大于 0.5cm）相关的弥漫性微腺瘤病是 MEN1 胰腺的典型特征。淋巴结和肝转移很罕见。定义转移风险的标准可能与散发性的 PanNETs 类似。大多数的多发性 NETs 具有小梁状-假腺样的排列模式，偶尔具有模糊不清的轮廓和高度硬化的间质。嗜酸性的和透明的细胞可以相互混杂。另外，有研究发现起源于胰岛、具有增生的胰高血糖素细胞成分的微小单激素的胰高血糖素细胞增生，是由特征性的 11q13 杂合性丢失的单克隆细胞组成，这种杂合性丢失显然是增生的细胞转化成肿瘤性增生所必需的。胰岛增生和内分泌细胞从导管中出芽生长都不是本病的特征。由于宏肿瘤引起导管狭窄所致的严重的阻塞性胰腺炎可以发生。

免疫组化染色显示许多肿瘤都是多种激素阳性的，典型的是以一种激素主导。最常见的是胰高血糖素阳性，其次是胰多肽、胰岛素和生长抑素，其他激素（例如降钙素）阳性罕见。胰高血糖素阳性的肿瘤可以是囊性的。胃泌素事实上从不表达。在 MEN1 相关低血糖综合征的病例中，宏腺瘤（偶尔伴有淀粉样物质）通常被发现表达胰岛素，并且是胰岛素过多的来源。非常罕见的是，宏腺瘤可以表达一种非胰腺的激素，例如，GHRH 导致的肢端肥大症、胰高血糖素导致的胰高血糖素瘤综合征、或 VIP 导致的水样泻、低钾血症和胃酸缺乏综合征（WDHA 综合征，也称 Verner-Morrison 综合征）。

四、其他病变

（一）肾上腺皮质病变

肾上腺皮质病变见于 20%~45% 的 MEN1 患者，包含增生以及肿瘤性病变。肿瘤常为双侧性、直径 ≤3cm、非功能性的。肾上腺皮质癌似乎罕见，也可以发现是双侧性的。孤立性的伴有醛固酮增多症或库欣综合征的病例有过报道。近期法国的一个研究中，715 例 MEN1 患者的肾上腺病变与散发性肾上腺肿瘤相比较，发现 MEN1 相关性肿瘤与原发醛固酮增多症的症状更相关，并且前者包含了更多的肾上腺皮质癌（13.8% vs 1.3%），但是未发现有基因型-表型之间的关联性。[68]Ga-DOTATATE PET/CT 对检测 MEN1 相关病变有帮助，在肾上腺中敏感性为 62.5%，特异性为 100%。

（二）皮肤病变

皮肤病变出现在 40%~80% 的 MEN1 患者中，胶原瘤和面部血管纤维瘤最为常见。不常见的病变有结节性脂肪瘤（通常为多中心的，外科治疗后无复发）、牛奶咖啡斑、碎屑样色素减退斑和多发性齿龈丘疹。仔细观察内分泌肿瘤患者的面部损害能够有利于 MEN1 的早期诊断。

在 MEN1 患者的一个小的系列研究中，观察到有原发恶性黑色素瘤，在一个散发的黑色素瘤中确定有 7 号外显子的无义突变，提示 *MEN1* 基因的改变参与了一小部分的黑色素瘤肿瘤发生。

（三）胸腺和支气管病变

在大约 5%~10% 的 MEN1 患者中观察到了这些肿瘤。胸腺 NETs（类癌）主要发生在男性，可以产生 ACTH，预后良好。它们占所有胸腺类癌的大约 25%。常见局部侵袭、复发和远处转移，无有效的治疗。

支气管类癌（典型和非典型）也属于 MEN1 肿瘤谱系，通常是无功能的。在近期一项包含 75 例、平均年龄为 47 岁的 MEN1 患者的研究中，男女性别分布均等，已知有甲状旁腺和胰腺-十二指肠病变，CT 扫描揭示在 6.7% 的病例中有典型的类癌（大多数 Ki-67 增殖指数 <2%）。切除的肿瘤常常与神经内分泌前体病变（所谓的小瘤和多灶性支气管内神经内分泌细胞增生，类似于在弥漫性特发性肺神经内分泌细胞增生中所描述的改变）相关。当这些患者的 CT 图像对微小肺结节（≥3mm）进行重新评估时，这些病变的发病率达 30%，提示肺神经内

分泌前体病变可常见于 MEN1。

（四）胃的病变

在 23% ~ 29% 的 MEN1 相关的 ZES 患者胃底黏膜中，发现了多发性 NETs（胃 NETs2 型）相关的肠嗜铬细胞样细胞的增生。肿瘤较小（<1cm），常常在完整的内镜切除后预后良好；大的肿瘤可以转移，需要外科处理，但是肿瘤相关的死亡罕见。

（五）中枢神经系统病变

脊髓室管膜瘤在 MEN1 患者中罕见，典型的发生于幕下颈段或腰段。他们迅速出现症状，需要外科处理。脑膜瘤和星形细胞瘤的不常见类型也能发生在 MEN1 患者中。

（六）软组织和乳腺病变

MEN1 患者已报道过的肿瘤有平滑肌瘤、肾的血管平滑肌脂肪瘤、胃肠道间质瘤、大的内脏和胸腔的脂肪瘤和来源于肾上腺神经节瘤的侵袭性恶性外周神经鞘瘤。在 6% 的 MEN1 女性患者中发现有乳腺癌，动物研究也已经证实了乳腺癌发生率的升高。然而，因为乳腺癌的发生率在普通人群中就很高，因此需要进一步的数据去证实与 MEN1 相关。

（七）其他病变

甲状腺的病变，之前显示为综合征的一部分，目前认为是巧合的事件，因为新近的研究显示 MEN1 患者中甲状腺病变的罹患率不高于非 MEN1 的个体。MEN1 基因携带者中，其他的鲜有报道的病变有双侧的颗粒细胞瘤、副神经节瘤、冬眠瘤、低身高（尤其在女性中）和纵隔生殖细胞瘤。

五、遗传学改变

1. **染色体定位、基因结构、基因表达和功能** *MEN1* 基因位于染色体 11q13，在基因组的基因致密区。MEN1 编码 menin，一种具有多个功能和相互作用的蛋白，也是一种肿瘤抑制基因。

2. **MEN1 突变、基因型-表型的关联性** MEN1 是从常染色体显性遗传获得，或者也可以重新发生突变获得。在 MEN1，所有的体细胞在 *MEN1* 的一个等位基因位点上有失活的突变，使患者在一定条件下发展为肿瘤，但是直到正常的 *MEN1* 等位基因也在组织的水平上发生了杂合性缺失，肿瘤才能形成。因此，杂合性缺失对于肿瘤形成至关重要，尽管其他因素也发挥作用。

MEN1 的突变发生在整个基因的全长序列中，无热点区，因此，没有显著的基因型-表型的关联性，少数有例外。总之，已报道的 *MEN1* 突变中 40% 为移码突变，无义突变和错义突变分别占 20% 和 25%。剩下的突变是剪切位点改变、框内突变和大基因片段的缺失，其中后者也包含了 11q13 染色体上的几个其他基因的改变。

六、预后和预测因素

MEN1 患者夭折风险升高，通常与病变和其并发症相关。主要死因是胸腺肿瘤（大多数发生于男性患者）和 PanNETs，还有侵袭性肾上腺肿瘤的罕见病例。女性、有 MEN1 家族史、新近诊断的病例都与低死亡风险相关。在肿瘤层面，预后因素与散发肿瘤的病例相同；肿瘤大小和组织学分级是最重要的参数。十二指肠小的 NETs 的患者的 15 年生存率接近 100%。

近期的研究提示存在高风险的 *MEN1* 突变。影响与 JUND 相互作用结构域的突变可与死亡风险升高相关，影响与 FOXN3（之前称为 CHES1）相互作用结构域的突变可与侵袭性 PanNETs 的风险升高相关。然而，这些发现需要进一步验证。

第二节　多发性内分泌肿瘤 2 型

多发性内分泌肿瘤 2 型（MEN2）是常染色体显性遗传的肿瘤综合征，由胚系 *RET* 基因的激活突变（功能获得）导致。经典型 MEN2A 是以甲状腺髓样癌（MTC）为特征，通常与嗜铬细胞瘤和（或）甲状旁腺肿瘤导致的甲状旁腺功能亢进相关。MEN2A 亚型包括 MEN2A 伴皮肤苔藓淀粉样变性、MEN2A 伴 Hirschsprung 病、家族性 MTC。MEN2B 罕见，特征是早期出现 MTC、患嗜铬细胞瘤高风险、特殊的体格表现，包括 Marfanoid 体型、口腔黏膜神经瘤、肠神经节瘤病和角膜有髓神经纤维（表 14-2）。

一、同义词

多发性内分泌肿瘤 2A 型：Sipple 综合征；多发性内分泌肿瘤 2B 型：Wagenmann-Froboese 综合征；黏膜神经瘤综合征；多发性神经内分泌肿瘤 3 型。

二、发生率和外显率

MEN2A 和 MEN2B 每年真实的发病率是未知的，但是估计分别为 1/1 973 500 及 1/38 750 000。MEN2 的外显率认为是 1/30 000。MEN2 的男女性别比为 1 : 1，在一些研究中报道女性轻微高一些。

三、诊断标准

MEN2 的诊断依据是 *RET* 基因胚系 DNA 的改变，这种改变被认为是致病性 MEN2 引起的突变。为了鉴别出索引患者（即先证者，是指第一个被发现的患此病的患者

表 14-2　遗传性甲状腺髓样癌相关的综合征:MEN2 的三种表型

	MEN2A	MEN2B	家族性甲状腺髓样癌
相对比率	35%~40%	5%~10%	50%~60%
临床发病时的平均年龄(岁)	25~35	10~20	45~55
常见 *RET* 突变的密码子	634、609、611、618、620、630、631	918、883	768、790、791、804、649、891、609、611、618、620、630、631
甲状腺髓样癌	>90%	>90%	>90%
嗜铬细胞瘤	30%~50%	50%	—
甲状旁腺功能亢进	15%~30%	—	—
肩胛骨间皮肤苔藓淀粉样变性	10%~15%	—	—
唇、舌、结膜的神经瘤;角膜的有髓纤维;肠的节细胞神经瘤病	—	98%~100%	
Marfanoid 体型	—	98%~100%	
肌肉骨骼的异常(例如弓形足、漏斗胸、脊柱侧凸等);尿道的节细胞神经瘤病和畸形	—	可变的	

或具有某种特征的成员)和能够对存在风险的家属做出及时诊断和治疗,每一例诊断为 MTC 的患者(无论年龄大小)和(或)缺乏特征性的伴随疾病或无家族史,都应进行 *RET* 基因突变检测分析。

任何一个具有下列情况的患者,MEN2 的临床诊断应予以高度怀疑(基因检测证实之前):①至少有 2 个与 MEN2 相关的肿瘤,②诊断为 MTC,并且有 1 个或更多的近亲患 MTC 或患另一种 MEN2 定义的肿瘤,或③诊断为具有 MEN2B 的临床特征的 MTC。需要注意的是原发甲状旁腺功能亢进不是 MEN2B 的一部分。仅出现 MTC 的患者之前被分类为家族性 MTC,然而,近期推荐建议把这些病例看作是 MEN2A 疾病谱中的一个亚型。

四、MEN2 型的特殊的肿瘤和病变

(一)甲状腺髓样癌

【年龄分布和外显率】大约 30% 的 MTC 与胚系 *RET* 基因的突变相关,表现为 MEN2A(包括家族性 MTC,作为其中的一个亚型)或 MEN2B[4]。MEN2 发展为 MTC 的多数个体,具有年龄相关性的和突变特异性的外显率。MEN2B 中的 MTC 与早期发病相关(最早可发生于 1 岁内),而 MEN2A 的病例经常发病较晚。

【临床特征】MTC 通常为 MEN2 的首发临床表现。从 C 细胞的增生进展为恶性肿瘤,有详细的报道这种进程具有年龄相关性。颈部淋巴结、肺、肝和骨是最常见的转移部位。在 MEN2A 中,转移通常发生在 MTC 发病几年后,而在 MEN2B 中,转移可以在诊断 MTC 时即已出现。

MTC 或者以临床疾病[可触及的甲状腺结节和(或)可触及的淋巴结病]或者以亚临床疾病出现,亚临床疾病是指患者有致病性 *RET* 突变但无症状,只有通过临床检测或早期甲状腺切除术来证实。有症状的患者可以有腹泻,或少见的由于 ACTH 或 CRH 分泌而形成的异位库欣综合征。在新发突变的 MEN2B 患者中,MTC 常诊断时即为晚期,因为在年轻患者中常分辨不出 MEN2B 的表型。降钙素和 CEA 是 MTC 最好的肿瘤标记物。临床 MTC 患者显示有降钙素和 CEA 水平的升高,但是对于显微镜下的 MTC 可以表现为基础的降钙素的水平正常。

【病理所见】C 细胞的"增生-肿瘤"这个进程是遗传性 MTC 的标志。当在几个灶(>50 个 C 细胞/低倍视野)中出现有的细胞簇(>6~8 个 C 细胞/簇)时,提示了 C 细胞增生的诊断。原发 C 细胞增生常常在 HE 切片中已能明显看出,因此,通常不必要计数。相对于那些在相关浸润性肿瘤中出现的病变,原发 C 细胞增生显示为滤泡内 C 细胞增生膨胀鼓起,同时伴不同程度的异型性,在此基础上的原发 C 细胞增生是能被识别出来的。浸润性癌的最早表现是 C 细胞穿透滤泡的基底膜进入甲状腺周围的间隙,这些滤泡呈扩张状,充满了 C 细胞;Ⅳ型胶原染色可用于确认这个现象。与转变成浸润性癌相关的有:充满了 C 细胞的滤泡失去器官样排列,在浸润性肿瘤细胞团周围出现促纤维样间质反应。

一组具有明显的散发型微小髓样癌的患者,缺乏胚系 *RET* 突变,通过五肽胃泌素诱导激活实验证实为异常,研究表明这些病变与原发 C 细胞增生相关。有证据支持在 MEN2 综合征和一些散发性微腺瘤的病例中,原发的 C 细胞增生构成了 C 细胞的甲状腺上皮内肿瘤。

所谓生理性的 C 细胞增生是指出现≥50 个 C 细胞/

低倍视野(LPF)(×100)。C 细胞(必须经免疫过氧化物酶染色确认)典型模式是成簇出现在腺体侧叶的上三分之二,但是在滤泡旁 C 细胞超过了它们正常的区域分布时,一些专家也诊断为 C 细胞增生。生理性 C 细胞增生能被观察到与散发性 MTC 和其他的一些类型病变相关,包括其他类型甲状腺肿瘤、Hashimoto 甲状腺炎、甲状腺功能减退、高胃泌素血症状态和高钙血症状态以及 PTEN 错构瘤综合征。不像原发 C 细胞增生,生理性 C 细胞增生不认为是 MTC 的前体。

(二)嗜铬细胞瘤

【年龄分布和外显率】　大约 40%~60% 的 MEN2 患者发展为嗜铬细胞瘤,具有年龄相关性的和突变特异性的外显率。肾上腺累及常在患者 30~40 岁时诊断的。

【临床特征】　嗜铬细胞瘤在 MEN2 综合征通常继MTC 之后发生。因此患者会有相关的家族史。存在危险因素的个体应该每年通过测血浆游离的甲氧基肾上腺素或尿中分馏的甲氧基肾上腺素进行筛查。与缺氧通路肿瘤相关的病例不同,MEN2 病例出现肾上腺素分泌或混合肾上腺素和非肾上腺素的分泌。致命性的事件也能发生,包括卒中和伴多发性微梗死的心肌梗死。例外的情况下,在 MEN2 中也报道过罕见的肾上腺外的副神经节瘤。

【病理所见】　肾上腺髓质从增生到肿瘤的进程以及所导致的双侧性和多灶性嗜铬细胞瘤是 MEN2 相关嗜铬细胞瘤的标志[5]。正常髓质位于肾上腺的头和体,厚度小于三分之一的腺体厚度。在当无皮质萎缩时肾上腺髓质超过三分之一的腺体厚度时,和(或)髓质出现于肾上腺尾部时,可以诊断为肾上腺髓质增生。结节状增生这个名词不再推荐使用。因为在分子水平,结节状增生这个病变不代表 MEN2 中的增生,因此,引入了微小嗜铬细胞瘤这个名词。MEN2 相关的嗜铬细胞瘤的形态学和免疫组化表现与散发病例是无法区别的。组合性嗜铬细胞瘤已有报道与 MEN2 相关。没有单一的参数可以预测肿瘤的恶性行为;只有发生转移时,才定义为恶性。然而,嗜铬细胞瘤有时能表达降钙素或降钙素基因相关肽。在这样的病例中,酪氨酸羟化酶阳性和细胞角蛋白阴性、CEA 阴性能用于从转移性髓样癌中鉴别出嗜铬细胞瘤。

(三)甲状旁腺功能亢进

【年龄分布和外显率】　大约 20%~30% 的 MEN2A 患者出现甲状旁腺功能亢进,而 MEN2B 与甲状旁腺疾病没有关联。与 MEN2 相关的甲状旁腺功能亢进显示出了高度的家族间的变异性、年龄相关性的和突变特异性的外显率,突变主要集中在 RET 第 634 号密码子突变的个体中。甲状旁腺疾病累及成年人,常为年龄大于 30 岁的成年人。

【临床特征】　甲状旁腺功能亢进很少作为 MEN2A 的初始症状被报道。类似于散发性甲状旁腺功能亢进的个体,多数患者被诊断为无症状的生化指标上的甲状旁腺功能亢进。

【病理所见】　单个腺体长度大于 6~8mm 和重量超过40~60mg 时,被认为是一个异常的甲状旁腺腺体。单个甲状旁腺腺体增大、周围围绕一圈萎缩的边缘,如果切除腺体可达到生化指标上治愈,这时通常被认为是腺瘤;而多发的、增大的、富细胞的甲状旁腺腺体是与甲状旁腺增生相关。然而,在分子水平,甲状旁腺增生与多个腺体的腺瘤这两者的潜在遗传易感性背景相一致。MEN2 相关的甲状旁腺功能亢进的术中咨询,外科病理学家是要去确认组织为甲状旁腺,并明确其为一个异常的腺体。MEN2 相关甲状旁腺功能亢进与良性甲状旁腺增生相关;然而,甲状旁腺癌的个案在这个综合征中也有报道。

(四)其他疾病的特点

1. Hirschsprung 病　Hirschsprung 病是一个先天性疾病,以肠肌层(Auerbach)和黏膜下层(Meissner)丛内神经节细胞的完全消失(神经节细胞缺乏症)为特征,累及胃肠道的长度变化不一,主要在乙状结肠和直肠。伴Hirschsprung 病的 MEN2A 主要只与 RET 第 10 号外显子的突变相关,主要是影响半胱氨酸残基的第 620 号密码子突变。

2. 皮肤苔藓淀粉样变性　皮肤苔藓淀粉样变性是一种与强烈瘙痒相关的皮肤疾病,是继发性的皮肤改变,由于反复搔刮引起的皮肤淀粉样沉积。病变典型位于后背肩胛骨间的区域,主要与 634 密码子突变相关。

五、遗传学

MEN2 基因座定位于 10q11.2,随后,在 MEN2A、MEN2B 和家族性 MTC(FMTC)的先证者中发现了 RET 原癌基因的胚系获得性突变(表 14-3)。MEN2A 中发现的特征性突变谱系包括半胱氨酸密码子 609、611、618 或 620(10号外显子)或 634(11 号外显子)其中之一的错义突变。大约 85% 的 MEN2A 个体携带密码子 634 的突变。基因型-表型分析显示密码子 634 突变与嗜铬细胞瘤和甲状旁腺功能亢进相关。尤其是 C634R 突变与发展为经典的三联征:MTC-嗜铬细胞瘤-甲状旁腺功能亢进紧密相关。

胚系 M918T 和 A883F 突变分别发生于大约 95%~97% 和 2%~3% 的 MEN2B 患者中,这两种突变是 MEN2B 特异的,两者从未在 MEN2A 或 FMTC 中被报道。基因型相关的 MEN2 外显率变化不一。每一种器官转化成肿瘤具有不同的界值,界值最高的器官是甲状旁腺腺体,界值最低的是甲状腺的 C 细胞(MTC 的前体细胞)。

表 14-3　与 MEN2 表型相关的最常见的 *RET* 受体突变,以及甲状腺切除的危险度分级

外显子	密码子/突变	MTC	+PHAEO	+PHPT	+CLA	+HSCR	MEN2B
10	C609R/G/F/S/Y	MOD	MOD	MOD		MOD	
	C611R/G/F/S/W/Y	MOD	MOD	MOD		MOD	
	C618R/G/F/S/Y	MOD	MOD	MOD		MOD	
	C620R/G/F/S/W/Y	MOD	MOD	MOD		MOD	
11	C630R/F/S/Y	MOD		MOD			
	C634R/G/F/S/W/Y	H	H	H	H		
13	E768D	MOD					
	L790F	MOD	MOD				
14	V804L/M	MOD	MOD	MOD	MOD		
15	A883F	H	H				H
	S891A	MOD	MOD	MOD			
16	M918T	HST	HST				HST

注:美国甲状腺协会(ATA)制订:中度危险(MOD)、高度危险(H)、极高危险(HST)。
MTC:甲状腺髓样癌;PHAEO:嗜铬细胞瘤;PHPT:原发性甲状腺旁腺亢进;CLA:皮肤苔藓淀粉样变性;HSCR:Hirschsprung 病。
在极高危险组,推荐患者在 1 岁前进行甲状腺切除;在高度危险组,推荐患者在 5 岁前进行甲状腺切除;对于中度危险组,甲状腺切除的时间需要通过降钙素水平和参考父母/患者来确定。

六、遗传学咨询

MEN2 综合征是以常染色体显性遗传的方式高度外显的疾病。发病与年龄相关,有强的基因型-表型的关联性;对出现的特异性 *RET* 突变的了解能帮助患者预测临床疾病起病的年龄,尤其是对 MTC。重新发生的基因突变很少发生在 MEN2A 的患者中,而重新发生的基因突变占了 MEN2B 患者的绝大多数(≥90%)。MEN2A 中最常见的突变是密码子 634,其次是密码子 609、611、618 和 620,而 M918T 突变发现存在于>95% 的 MEN2B 的患者中。

七、预后和预测因素

(一)甲状腺髓样癌

遗传性 MTC 患者的预后好于散发性 MTC 患者。I、II、III 和 IV 期患者 10 年生存率分别为 100%、93%、71% 和 21%。差的生存率直接与年龄大(诊断时)、肿瘤体积大、淋巴结转移和远处转移相关。在 MEN2 患者中,10 年生存率 MEN2B 患者是 75.5%,而 MEN2A 患者是 97.4%。整体生存率受 MEN2B 患者 MTC 起病早和诊断晚而影响。个体突变相关的风险水平在表 14-3 所示。

切除之后,生化指标上的治愈(例如检测不到基础的降钙素水平)预示 10 年生存率为 97.7%。短的降钙素和 CEA 倍增时间与更具侵袭性的临床过程相关。MTC 可有罕见的去分化和不产生降钙素和 CEA,这些都提示了预后差。

MTC 的主要预防措施是预防性的甲状腺切除。对于

RET 突变检测为阳性的个体,所有的突变类型均推荐甲状腺全切;有 MEN2A 相关的高风险突变(*RET* 基因 634 密码子)的患者 5 岁前就应该进行全切,MEN2B 的患者在 1 岁前就应全切。对于具有 RET 的其他一些密码子突变的患者,在患者低龄时进行外科干预可能不是那么必要(表 14-3)。

在进行了早期甲状腺切除的患者中,当患者基础降钙素水平>40pg/ml,中央颈部区的解剖部位通常保留,但是在临床可疑淋巴结转移的情况下,还是推荐切除中央颈部区淋巴结。只有在影像学或临床可疑转移的情况下,侧颈部淋巴结区域才应切除,值得注意的是在一个已进行了常规甲状腺切除的患者中,侧颈部淋巴结病变的可能性会很小。

多数外科医生对于 MTC 患者推荐中央区域颈部淋巴结切除,因为小的淋巴结可藏匿转移性的肿瘤。只有在影像学或临床可疑转移时,才切除侧区淋巴结。术后的筛查建议依赖于病理结果。病理提示只有 C 细胞增生的患者不需要术后进一步筛查。手术时明显为 MTC 的个体,术后筛查在仅有前体病变、没有 MTC 的情况下,进行降钙素检测,包括前两年内每 3~6 个月一次,术后 2~5 年内每 6 个月一次,之后每年一次。

应用 RET 和其他受体的小分子激酶抑制剂对 MEN2 相关 MTC 的靶向性治疗方法目前正用于补充经典的外科治疗。vandetanib 和 cabozantinib 这两种抑制剂已获准用于治疗局部进展和转移的 MTC,已经发现它们可显著改善患者的无进展生存,尽管它们对患者的整体生存率的影响还不是那么令人信服的。

（二）嗜铬细胞瘤

作为 MEN2 一部分的嗜铬细胞瘤几乎总是良性的，有<1%的病例报道为恶性。因此，MEN2 患者的预后主要由他们的 MTC 临床病程决定的。然而，嗜铬细胞瘤的患者有高风险发展为高血压危象和卒中或心肌梗死，这些在外科手术时均可致命。因此，在外科手术前需要排除存在嗜铬细胞瘤；如果有，必须要首先处理嗜铬细胞瘤。

在 MEN2 中，嗜铬细胞瘤罕见会在 MTC 之前出现。任何患病个体在术前都应排除嗜铬细胞瘤，以避免发生致命的高血压危象。

（三）甲状旁腺功能亢进

MEN2A 相关的原发性甲状旁腺功能亢进通常为轻度的；然而，严重的情况在罕见病例中也可见到。甲状旁腺肿瘤和 MEN2A 的筛查包括每年的血液检测降钙素和原甲状旁腺激素水平，这些检测常常在诊断之初就进行。一旦腺瘤或多个腺瘤的诊断成立，必须要进行患病甲状旁腺腺体的外科切除。甲状旁腺功能亢进在 MEN2B 中不需要筛查，因为 MEN2B 不累及甲状旁腺。

第三节　多发性内分泌肿瘤 4 型

多发性内分泌肿瘤 4 型（MEN4）是常染色体显色遗传的肿瘤综合征，由胚系 CDKN1B 突变导致，表型类似于多发性内分泌肿瘤 1 型（MEN1），典型病变是神经内分泌肿瘤，特别是甲状旁腺腺体、垂体和胰腺的肿瘤。

一、同义词

多发性内分泌肿瘤 1 型样综合征。

二、发病率和患病率

至今，CDKN1B 基因中有 16 种胚系碱基突变在患者中被检测出，这些患者具有各种各样的内分泌肿瘤的组合：一些患者有 MEN1 样的表型（MEN4），其他患者有散发性疾病的表现或仅有垂体腺瘤。MEN4 的发生率和患病率极低。在美国的一组 192 例可疑 MEN1、但无 MEN1 基因突变的队列研究中，CDKN1B 基因的潜在致病性胚系突变的患病率约为 1.5%（在 192 例中有 3 例）。在意大利的一个用同样的标准筛选的队列研究中，患病率为 3.7%（27 例患者中有 1 例）。

三、年龄分布和外显率

在一个三代家系中观察到该病的遗传模式符合常染色体显性遗传。由于综合征很罕见，外显率的计算就不是那么可信；然而，在一些家系中，先证者的亲属的基因

突变阳性，但没有表现出内分泌疾病，提示 CDKN1B 突变可以不完全外显。MEN4 患者最常见的表现是原发性甲状旁腺功能亢进，它的诊断时的年龄似乎晚于 MEN1 的患者，平均报道的患者年龄为 56 岁（在 MEN1 中为 20～25 岁）。尽管已发表的数据有限，但原发甲状旁腺功能亢进似乎在 MEN4 中有一个很高的外显率，已发现在 12 例/16 例的 MEN4 患者中外显（75%）。其中确诊为垂体腺瘤的有 6 例/16 例患者（37.5%），4 例患者发展为分泌生长激素的腺瘤，并有肢端肥大症的特征，1 例发展为分泌促肾上腺皮质激素腺瘤的患者有库欣病，1 例患者发展为非功能性腺瘤，另 1 例患者血催乳素水平升高（可疑催乳素释放激素腺瘤）。有趣的是，这组 16 例突变阳性的患者中 15 例为女性。

四、诊断标准

诊断 MEN4 没有专门的指南。CDKN1B 相关的肿瘤没有明显的特征去区别具有其他遗传背景的肿瘤。显示有 MEN1 特征、但是没有 MEN1 突变的患者，应该进行 CDKN1B 突变检测。

五、MEN4 型的特异性肿瘤和病变

在 MEN4 中报道过很多肿瘤，最常见的是甲状旁腺、垂体和胰腺的神经内分泌肿瘤，还有其他部位发生的神经内分泌瘤（例如宫颈、支气管和胃）[6]。

六、遗传学

（一）基因功能

人 CDKN1B 基因定位于染色体 12p13，有两个外显子，编码区长 2.4kb。CDKN1B 编码 p27（也称 p27^{Kip1}），是一个细胞周期素依赖性激酶抑制剂，主要功能是控制细胞从 G1 期到 S 期的进程[7]。p27 与细胞周期素 E/CDK2 和细胞周期素 A/CDK2 复合体的结合阻止了细胞周期。

（二）基因突变

至今，在 CDKN1B 中的 16 种胚系碱基突变已经被证实与各种内分泌肿瘤的形成有关。所有已证实了的基因突变均以杂合性的方式存在，与显性遗传的模式相一致。16 种已鉴定的胚系改变，4 个位于 CDKN1B 的 5' 非翻译区，另外 12 个在编码区序列内。MEN4 相关 CDKN1B 突变使 p27 蛋白的数量减少，抑制了它结合到其他蛋白元件，或使 p27 错误的定位到细胞质中，最终损坏了蛋白的调节细胞分裂的能力。在 MEN4 中没有基因型-表型之间的关联性。

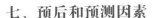

七、预后和预测因素

MEN4 患者的预后依赖于他们出现的哪一种肿瘤以及肿瘤后来的发展。目前不可能去准确预测具有 *CDKN1B* 突变的患者将会患哪一种肿瘤。在所有的 MEN 综合征中，经典的预后差的因素包括功能性激素综合征、局部或远处肿瘤蔓延、侵袭性和（或）大的肿瘤以及需要多次外科切除。

（于双妮）

参 考 文 献

1. Ricardo V. Lloyd, Robert Y. Osamura, Gunter Kloppel. WHO Classification of Tumours of Endocrine Organs, 4th Edition, 243-254.
2. Schernthaner Reiter MH, Trivellin G, Stratakis CA. MEN1, MEN4, and Carney Complex: Pathology and Molecular Genetics. Neuroendocrinology, 2016, 103: 18-31.
3. de Laat JM, Dekkers OM, Pieterman CR, et al. Long-Term Natural Course of Putuitary Tumors in Patients With MEN1: Results From the Dutch MEN1 Study Group (DMSG). J Clin Endocrinol Metab, 2015, 100: 3288-3296.
4. Baloch ZW, LiVolsi VA. C-Cells and their Associated Lesions and Conditions: A Pathologists Peerspective. Turk Patoloji Derg, 2015, 31 Suppl 1: 60-79.
5. King KS, Pacak K. Familial pheochromocytomas and paragangliomas. Mol Cell Endocrinol, 2014, 386: 92-100.
6. Lastoria S, Marciello F, Faggiano A, et al. Role of (68) Ga-DOTATATE PET/CT in patients with multiple endocrine neoplasia type 1 (MEN1). Endocrine, 2016, 52: 488-94.
7. Sherr CJ, Robers JM. Inhibitors of mammalian G1 cyclin-dependent kinases. Genes Dev, 1995, 9: 1149-1163.